E. Nagel ■ A.C. van Rossum ■ E. Fleck ■ (Hrsg.)

Kardiovaskuläre Magnetresonanztomographie

E. Nagel   A. C. van Rossum   E. Fleck   (Hrsg.)

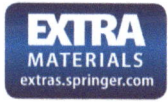

Kardiovaskuläre Magnetresonanz- tomographie

Methodenverständnis und praktische Anwendung

Mit 152 Abbildungen in 252 Teilabbildungen
und 20 Tabellen

EXTRA
MATERIALS
extras.springer.com

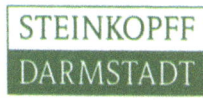

STEINKOPFF
DARMSTADT

Dr. EIKE NAGEL
Deutsches Herzzentrum Berlin
Kardiologie – CMR
Augustenburger Platz 1
13353 Berlin

Professor Dr. ALBERT C. VAN ROSSUM
Department of Cardiology
VU University Medical Center
De Boelelaan 1117
1081 HV Amsterdam, Niederlande

Professor Dr. ECKART FLECK
Deutsches Herzzentrum Berlin
Kardiologie/Innere Medizin
Augustenburger Platz 1
13353 Berlin

Additional material to this book can be downloaded from http://extras.springer.com.

ISBN 978-3-642-63291-4   ISBN 978-3-642-57535-8 (eBook)
DOI 10.1007/978-3-642-57535-8

Vorwort

Die Abklärung kardialer Fragestellungen folgt gewöhnlich einer eingeführten Vorgehensweise, die wir als Stufendiagnostik einsetzen. Hierbei werden unterschiedliche Verfahren zu unterschiedlichen Zeitpunkten und mit teilweise sehr unterschiedlichen Rahmenbedingungen angewendet. Die Interpretation des Gesamtergebnisses erfolgt dann über eine – mentale – Integration der jeweiligen Einzelbefunde, ohne dass wir eine unmittelbare Vergleichbarkeit der angewandten Verfahren zur Verfügung hätten. Daraus resultiert zwangsläufig eine nur begrenzte Präzision.

Die Magnetresonanztomographie erlaubt die Darstellung hochaufgelöster dreidimensionaler Strukturen und nutzt darüber hinaus diese Information als Grundlage für die Funktionsdiagnostik. Während sich diese Möglichkeiten in der Vergangenheit als zu aufwändig darstellten (im Wesentlichen wegen der benötigten Zeit), hat sich dieser Status in den letzten Jahren vollständig gewandelt. Dank schneller Gradienten, optimierter Sequenzen und benutzerfreundlicher Oberflächen ist die Magnetresonanztomographie heute ein schnelles Verfahren, das sich deshalb auch optimal für den Einsatz bei kardiologischen Patienten eignet. Neben der anatomischen Abbildung können vor allem die wichtigen Funktionen des Herzens in allen Aspekten erfasst werden. Dies betrifft die globale und regionale Pumpfunktion, die regionale Wandbewegung, die Myokardperfusion, die Definition der myokardialen Vitalität und den Koronarfluss. All diese Parameter müssen oft auch unter Stressbedingungen analysiert werden, um z.B. eine Myokardischämie unter Belastung zu erfassen. Dabei ist die Kombination dieser Aussagen mit den zugrunde liegenden anatomischen Bedingungen für die Beurteilung von besonderem Vorteil.

Die Magnetresonanztomographie entwickelt sich zusehends zum wichtigsten Verfahren der nichtinvasiven Erfassung des Zustands des Herzens und findet in der klinischen Routine zunehmende Verbreitung. Es wird deshalb immer bedeutsamer, nicht nur die Technik zu optimieren und zu überprüfen, sondern auch eine breite Gruppe von Anwendern mit der Methode vertraut zu machen und in die speziellen Erfordernisse der kardiovaskulären Untersuchungen einzuführen.

Das vorliegende Buch soll den Einstieg in dieses komplexe Gebiet erleichtern und eine Hilfe bei der Indikationsstellung, täglichen Anwendung und Befundung kardiologischer Patienten geben. Viele Bildbeispiele, auch bewegte Sequenzen auf der ergänzenden CD-ROM, erleichtern dabei die Anschaulichkeit.

Berlin, im März 2002   DIE HERAUSGEBER

Zum Konzept dieser Publikation

„Magnetresonanztomographie des Herzens" besteht aus einem Buch und einer ergänzenden CD. Dabei lässt sich das Buch als eigenständiges Werk lesen und ist schon an sich reich bebildert. Die CD bietet jedoch eine Erweiterung der Bebilderung mit Funktionsdarstellungen, dreidimensionalen Datensätzen, Farbabbildungen und Fallbeschreibungen. Die Gliederung der CD entspricht der des Buches, im Text sind jeweils Hinweise auf weiterführende CD-Bilder eingefügt und am Ende jedes Kapitels finden sich Hinweise auf Fallbeispiele etc., die als eigenständige Erweiterung des Textteils zu sehen sind.

Inhaltsverzeichnis

Teil B | Indikationen

Teil C | Neue Verfahren

Autorenverzeichnis

Priv.-Doz. Dr. Frank M. Baer
Universitätsklinikum Köln
Innere Medizin III
Joseph Stelzmann Str. 9
50931 Köln

Professor Dr. Peter Boesiger
IBTZ
ETH Zürich
Gloriastr. 35
8092 Zürich, Schweiz

Dr. Axel Bornstedt
Deutsches Herzzentrum Berlin
Kardiologie – CMR
Augustenburger Platz 1
13353 Berlin

Dr. René Botnar
Cardiovascular Division
Beth Israel Deaconess Medical Center
330 Brookline Avenue
Boston, MA 02215, USA

Dr. Friedrich Cavagna
Bracco Imaging s.p.a.
Via Egidio Folli 50
20134 Milano, Italien

Dr. Jozo Crnac
Universitätsklinikum Köln
Innere Medizin III
Joseph Stelzmann Str. 9
50931 Köln

Dr. W. G. van Dockum
Department of Cardiology
University Hospital VU
De Boelelaan 1117
1081 HV Amsterdam, Niederlande

Dr. David Firmin
Magnetic Resonance Imaging
Royal Brompton & Harefield
Sydney Street
London, SW3 6NO, United Kingdom

Dr. Peter Gatehouse
Magnetic Resonance Imaging
Royal Brompton & Harefield
Sydney Street
London, SW3 6NO, United Kingdom

Dr. Olaf Grebe
Universitätsklinik Ulm
Innere Medizin II
Oberer Eselsberg
89081 Ulm

Priv.-Doz. Dr. Paul R. Hilfiker
MRI am Privatspital Bethanien
Toblerstr. 51
8044 Zürich, Schweiz

Dr. Michael Jerosch-Herold
University of Minnesota
School of Medicine
Center for Magnetic Resonance Research
Box 292 UMHC
420 Delaware Street S.E.
Minneapolis, MN 55455, USA

Dr. Christoph Klein
Deutsches Herzzentrum Berlin
Kardiologie – CMR
Augustenburger Platz 1
13353 Berlin

Dr. Holger Langreck
Deutsches Herzzentrum Berlin
Kardiologie – CMR
Augustenburger Platz 1
13353 Berlin

Dr. Heiko Mahrholdt
Abteilung für Kardiologie und Pulmologie
Robert-Bosch-Krankenhaus
Auerbachstr. 110
70376 Stuttgart

Dr. J. T. Marcus
Dept. of Clinical Physics and Informatics
University Hospital VU
De Boelelaan 1117
1081 HV Amsterdam, Niederlande

Dr. Olaf M. Mühling
Medizinische Klinik und Poliklinik I
Klinikum der Universität München
Marchioninistr. 15
81377 München

HEIKE MÜLLER
Deutsches Herzzentrum Berlin
Kardiologie – CMR
Augustenburger Platz 1
13353 Berlin

Dr. EIKE NAGEL
Deutsches Herzzentrum Berlin
Kardiologie – CMR
Augustenburger Platz 1
13353 Berlin

Professor Dr. STEFAN NEUBAUER
Department of Cardiovascular Medicine
John Radcliffe Hospital
Headley Way
Headington
Oxford OX3 9DU, United Kingdom

Dr. INGO PAETSCH
Deutsches Herzzentrum Berlin
Kardiologie – CMR
Augustenburger Platz 1
13353 Berlin

Dr. KLAAS P. PRÜSSMANN
IBTZ
ETH Zürich
Gloriastr. 35
8092 Zürich, Schweiz

JANINA REBAKOWSKI
Deutsches Herzzentrum Berlin
Kardiologie – CMR
Augustenburger Platz 1
13353 Berlin

Professor Dr. ALBERT C. VAN ROSSUM
Department of Cardiology
VU University Medical Center
De Boelelaan 1117
1081 HV Amsterdam, Niederlande

Dr. BERNHARD SCHNACKENBURG
Philips Medizinsysteme
Röntgenstr. 24–26
22335 Hamburg

Dr. JÜRG SCHWITTER
Universitätsspital Zürich
Departement für Kardiologie
Rämistr. 100
8091 Zürich, Schweiz

Professor Dr. UDO SECHTEM
Abteilung für Kardiologie und Pulmologie
Robert-Bosch-Krankenhaus
Auerbachstr. 110
70376 Stuttgart

Dr. MATTHIAS STUBER
Cardiovascular Division
Beth Israel Deaconess Medical Center
330 Brookline Avenue
Boston, MA 02215, USA

Dr. OLIVER WEBER
IBTZ
ETH Zürich
Gloriastr. 35
8092 Zürich, Schweiz

Dr. MARKUS WEIGER
IBTZ
ETH Zürich
Gloriastr. 35
8092 Zürich, Schweiz

Dr. DOMINIK WEISHAUPT
Universitätsspital Zürich
Departement für Radiologie
Rämistr. 100
8091 Zürich, Schweiz

Dr. NORBERT M. WILKE
University of Minnesota
School of Medicine
Center for Magnetic Resonance Research
Box 292 UMHC
420 Delaware Street S.E.
Minneapolis, MN 55455, USA

Teil A | Grundlagen

Kapitel 1 Physikalische Grundlagen der MR-Bildgebung

Bernhard Schnackenburg

1.1 Magnetische Resonanz (MR)[1]

Um die physikalischen Grundlagen für medizinisch-diagnostische Zwecke verständlich darzustellen, werden im Folgenden stark vereinfachte Modelle benutzt. Hinweise auf weiterführende Literatur sind am Ende des Kapitels zu finden.

Grundlage der MR-Bildgebung ist die bereits 1946 von Felix Bloch und Edward Purcell unabhängig voneinander experimentell nachgewiesene magnetische Resonanz von Atomkernen (Nobelpreis 1952). In der medizinischen Diagnostik wird das Resonanzsignal des Wasserstoffkerns zur Bildgebung benutzt. Wasserstoff ist im Gewebswasser und im Fett enthalten und deshalb im menschlichen Körper reichlich vorhanden. Der Kern des Wasserstoffs besteht aus nur einem Teilchen, dem positiv geladenen Proton. Durch Eigenrotation (dem sogenannten Spin) erzeugt das Proton ein Magnetfeld, das dem eines kleinen Stabmagneten ähnelt (Abb.1.1). In biologischem Gewebe haben diese Magnetfelder normalerweise beliebige, zufällig verteilte Richtungen, so dass nach außen keine magnetische Wirkung auftritt. In einem äußeren Magnetfeld (B_0) richten sich diese Magnetfelder jedoch wie Kompassnadeln parallel zu diesem Feld aus. Im Gleichgewicht entsteht dadurch in der Summe aller Magnetfelder der Protonen eine makroskopische Magnetisie-

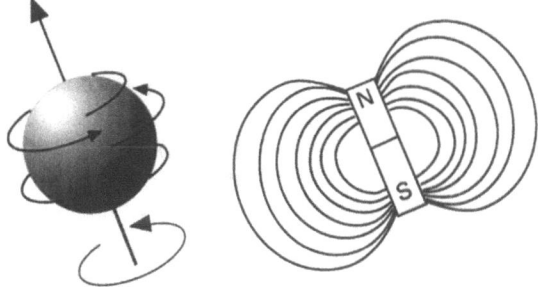

Abb. 1.1. Der Kern des Wasserstoffatoms ist positiv geladen und rotiert um seine eigene Achse. Durch die Rotation bewegt sich die Ladung im Kreis und erzeugt ein Magnetfeld, ähnlich dem eines Stabmagneten, der entlang der Rotationsachse ausgerichtet ist

rung[2], die jedoch nicht messbar ist, solange sie parallel zum äußeren Magnetfeld ausgerichtet ist. Wenn diese Magnetisierung aus dem Gleichgewicht gebracht wird und ihre Richtung einen Winkel mit der Magnetfeldrichtung von B_0 bildet, dann vollführt die Magnetisierung eine Kreiselbewegung (Präzession, Abb. 1.2). Die Frequenz der Kreiselbewegung ist die Larmorfrequenz $\omega_0 = \gamma \times B_0$. Sie ist proportional zur Stärke des Magnetfeldes B_0, da γ, das gyromagnetische Verhältnis, konstant ist ($\gamma = 42{,}6$ MHz/T für Protonen). Deshalb ist die Larmorfrequenz und damit auch das MR-Signal bei verschiedenen Feld-

---

[1] Eigentlich: Nuclear Magnetic Resonance (NMR); das „N" wird jedoch in der Medizin weggelassen.

[2] Das Verhalten von einzelnen Atomkernen, das hier sehr vereinfacht dargestellt wurde, kann eigentlich nur mit Hilfe der Quantenmechanik beschrieben werden. Da jedoch auch in sehr kleinen Volumenelementen sehr viele Atomkerne enthalten sind, kann der Summeneffekt aller Kerne – die makroskopische Magnetisierung – betrachtet werden. Dieser Summeneffekt lässt sich mit den leichter verständlichen Methoden der klassischen Physik behandeln.

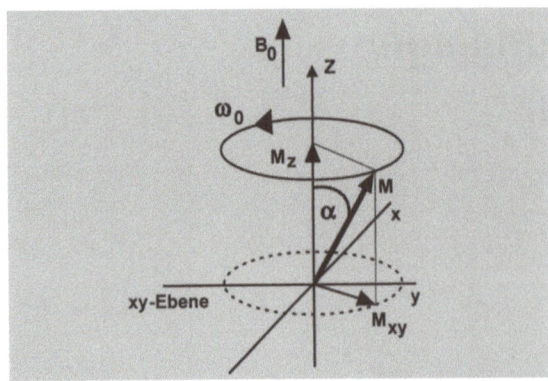

Abb. 1.2. Nach der Auslenkung der Magnetisierung aus ihrem Gleichgewichtszustand steht die Magnetisierung M in einem Winkel α zur Richtung des Magnetfeldes B_0 und präzediert mit der Larmorfrequenz ω_0 um die z-Achse. Der Magnetisierungsvektor M kann in zwei Komponenten zerlegt werden: eine longitudinale Komponente entlang der z-Achse, M_z, und eine transversale Komponente, M_{xy}

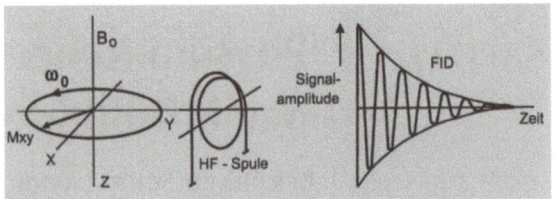

Abb. 1.3. Die rotierende Transversalmagnetisierung M_{xy} erzeugt ein magnetisches Wechselfeld, das in einer Empfangsantenne (*HF-Spule*) durch Induktion eine Spannung erzeugt, das MR-Signal. Das durch Relaxation zerfallende Signal wird als *FID* (Free Induction Decay) bezeichnet

stärken unterschiedlich. Die Größe dieser Magnetisierung hängt von der Dichte der Protonen im Gewebe ab. Das äußere, statische Magnetfeld wird z. B. durch einen zylindrischen, supraleitenden Magneten erzeugt, in dessen Öffnung der Patient liegt. Das Magnetfeld ist in diesem Fall in Längsrichtung des Zylinders orientiert (z-Richtung). Die zur Messung notwendige Auslenkung der Magnetisierung aus ihrer Gleichgewichtslage erfolgt durch Einstrahlen eines Hochfrequenz (HF)-Impulses. Man nennt diesen Vorgang auch Anregung. Die Frequenz des HF-Impulses muss dabei gleich der Larmorfrequenz ω_0 sein (sog. Resonanzbedingung), da sonst kein messbarer Effekt erzielt wird. Die Einstrahlung der Hochfrequenz erfolgt über geeignete Antennen, z. B. eine einfache Drahtschleife oder eine aufwendig gebaute Hochfrequenzspule. Dabei wird dem biologischen Gewebe Energie zugeführt. Abhängig von der Dauer bzw. Amplitude des HF-Pulses wird die Magnetisierung um einen bestimmten Winkel aus ihrer feldparallelen Lage gedreht (z. B. um die y-Achse). Der gedrehte Magnetisierungsvektor kann in zwei Komponenten zerlegt werden: eine longitudinale Komponente M_z in Richtung des Magnetfeldes und ein transversale Komponente M_{xy} quer zum Magnetfeld in der xy-Ebene, die mit der Larmorfrequenz um die z-Achse rotiert (siehe Abb. 1.2). Einen HF-Puls, der die Magnetisierung um 90°

dreht, d. h. die Längsmagnetisierung komplett in eine Magnetisierung quer zum Hauptmagnetfeld überführt (Transversalmagnetisierung), wird als 90°-Puls bezeichnet. Die durch den HF-Impuls erzeugte Tranversalmagnetisierung erzeugt durch ihre Rotation mit ω_0 ein hochfrequentes magnetisches Wechselfeld, das in einer Empfangsspule eine messbare Spannung induziert – das MR-Signal (Abb. 1.3).

1.2 | Relaxation

Unmittelbar nach der Anregung beginnt die Rückkehr der Magnetisierung in ihre Ausgangslage. Damit ist eine Abnahme des MR-Signals verbunden, für die zwei unabhängige Relaxationprozesse verantwortlich sind.

Der erste Prozess beruht darauf, dass die Kerne die bei der Anregung aufgenommene Energie wieder an ihre Umgebung abgeben. Man bezeichnet die Umgebung in Anlehnung an die Festkörperphysik auch als Gitter und den Gesamtprozess als Spin-Gitter-Relaxation. Nach einem 90°-Impuls ist die Längskomponente M_z gleich Null und kehrt als Folge der Spin-Gitter-Relaxation wieder in ihre Gleichgewichtslage parallel zu B_0 zurück. Dieser Vorgang erfolgt exponentiell. Die Geschwindigkeit hängt von einer für das jeweilige Gewebe charakteristischen Zeitkonstante, der longitudinalen Relaxationzeit T1 ab (Abb. 1.4). Die T1-Zeit ist die Zeit, bei der die longitudinale Magnetisierung etwa 63% ihres Ausgangswertes erreicht hat. Nach Ablauf von $3 \times T1$ ist M_z auf ca. 95% angestiegen. Gewebe

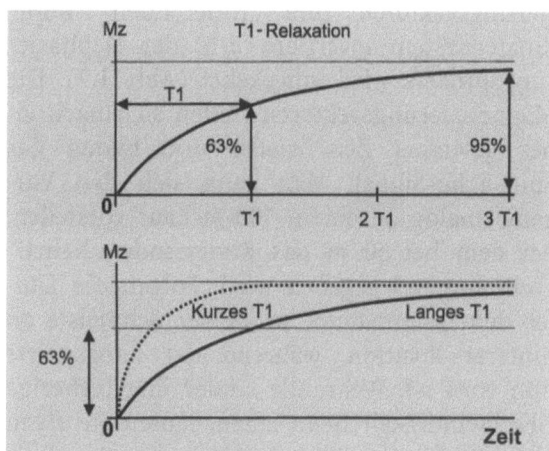

Abb. 1.4. Die T1-Relaxation bewirkt die Zunahme der longitudinalen Magnetisierung M_z, nachdem diese z.B. durch einen 90°-Puls auf Null reduziert wurde. Die Zeit, in der M_z auf 63% des Ausgangswertes anwächst, nennt man die longitudinale Relaxationszeit T1 (*oben*). Gewebe mit einer kurzen T1-Zeit (*gestrichelte Kurve unten*) erreichen den Ausgangswert schneller als Gewebe mit einem langen T1 (*durchgezogene Kurve unten*)

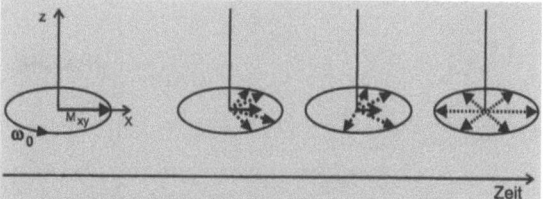

Abb. 1.5. Nachdem alle Magnetisierungsvektoren durch den 90°-Puls anfangs in die gleiche Richtung umgeklappt wurden, verursachen zeitliche und räumliche Larmorfrequenzunterschiede (Spin-Spin-Wechselwirkung) ein Auffächern oder Dephasieren der Magnetisierungsvektoren. Das Koordinatensystem rotiert mit der dem äußeren Magnetfeld entsprechenden Larmorfrequenz ω_0. Die Frequenzunterschiede sind als vorauseilende bzw. nachlaufende Vektoren (*gestrichelt*) zu erkennen. Die Summe der Magnetisierungsvektoren (*durchgezogene Linie*) wird hierdurch schnell kleiner (T2-Relaxation)

mit einer kurzen T1-Zeit erreichen schneller ihre Gleichgewichtsmagnetisierung als Gewebe mit einer langen T1-Zeit. Die Rückkehr von M_z durch Spin-Gitter-Relaxation zieht auch eine Abnahme der Quermagnetisierung nach sich.

Der zweite Relaxationsprozess bewirkt jedoch eine schnellere Abnahme der Transversal- oder Querkomponente M_{xy}, als erwartet. Ursache hierfür sind kleine Inhomogenitäten des Magnetfeldes, die durch Wechselwirkungen der Protonen untereinander während des Resonanzvorganges (Spin-Spin-Wechselwirkung) entstehen. Die Larmorfrequenz, die proportional zum Magnetfeld ist, ist dadurch nicht immer und überall gleich groß. Diese Unterschiede der Larmorfrequenz bewirken eine Dephasierung (Auffächerung) der Transversalkomponente. Um diesen Prozess verständlich darstellen zu können, bedient man sich eines „rotierenden" Koordinatensystems. Das Koordinatensystem dreht sich dabei mit der Larmorfrequenz ω_0, die dem homogenen Magnetfeld B_0 entspricht, im Uhrzeigersinn um die z-Achse (vergleichbar einem Karussell, auf dem der Betrachter mitfährt). Nach dem 90°-Impuls ist die Transversalkomponente zunächst entlang der x-Achse des „rotierenden" Koordinatensystems orientiert, um dann

durch die Spin-Spin-Wechselwirkung zu dephasieren, d.h. „langsamere" Magnetisierungsvektoren (kleinere Larmorfrequenz) befinden sich hinter der mit ω_0 rotierenden x-Achse, „schnellere" Magnetisierungsvektoren sind vor der x-Achse lokalisiert (Abb. 1.5). Dadurch wird das Signal, das der Summe aller Magnetisierungsvektoren entspricht, kleiner. Dieser Vorgang verläuft ebenfalls exponentiell und wird durch eine Zeitkonstante, der transversalen Relaxationszeit T2, beschrieben. Bei Erreichen der T2-Zeit ist die Transversalkomponente auf ca. 37% ihres Ausgangswertes abgefallen, und nach $3 \times T2$ hat M_{xy} nur noch einen Wert von ca. 5% (Abb. 1.6). Das messbare MR-Signal in der Empfangsspule, das von der Quermagnetisierung durch Induktion erzeugt wird, ist dann ebenfalls auf 5% des Ausgangswertes abgefallen.

Die T1-Zeiten in biologischen Geweben liegen in der Größenordnung von einer Sekunde, die T2-Zeiten sind etwa um den Faktor 10 kleiner, d.h. sie betragen ca. 0,1 s (Tabelle 1.1).

Zusätzlich zur T2-Relaxation wird die Transversalmagnetisierung durch jede Inhomogenität des Magnetfeldes dephasiert. Man berücksichtigt dies durch die Relaxationzeit T2* (T2*<T2). Ein Hauptteil dieser zusätzlichen Inhomogenitäten tritt an Gewebebegrenzflächen (z.B. Gewebe/Luft) auf, da verschiedene Gewebe bzw. Stoffe unterschiedliche Magnetisierbarkeit (Suszeptibilität) aufweisen. Das mit T2* abklingende MR-Signal nennt man FID (Free Induction Decay).

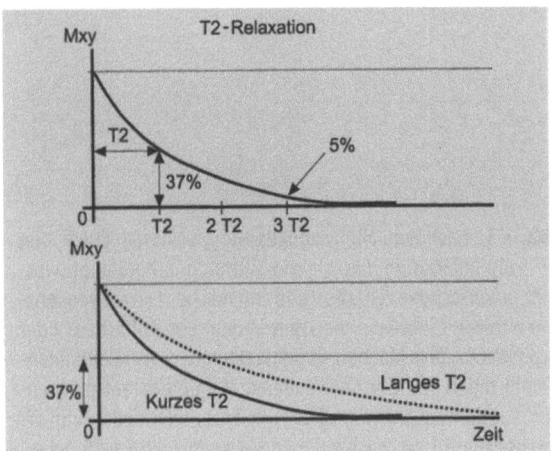

Abb. 1.6. Die T2-Relaxation bewirkt eine Abnahme der Transversalmagnetisierung M$_{xy}$ und läuft meist schneller ab als die T1-Relaxation. Die Zeit, in der 63% der mit einem Anregungspuls erzeugten Magnetisierung wieder verschwunden ist, nennt man die transversale Relaxationszeit T2 (*oben*). Gewebe mit einem kurzen T2 (*durchgezogene Kurve unten*) relaxieren schneller als Gewebe mit langem T2 (*gestrichelte Kurve unten*)

Tabelle 1.1. Einige T1- und T2-Relaxationszeiten bei 1,5 Tesla

Gewebe	T1 [ms]	T2 [ms]
■ Leber	490	43
■ Muskel	870	50
■ Niere	650	58
■ Milz	780	62
■ Fett	260	84
■ Weiße Substanz	790	92
■ Graue Substanz	920	101
■ Blut	1200	100
■ Zerebrospinale Flüssigkeit	2400	160

1.3 | Spin-Echo

Die durch statische Inhomogenitäten des Magnetfeldes (z.B. an Gewebegrenzflächen) entstandene Dephasierung der Transversalmagnetisierung kann mit dem sogenannten Spin-Echo rückgängig gemacht werden. Dazu wird in einem definierten zeitlichen Abstand nach der Anregung ein 180°-Impuls eingestrahlt. Dieser Impuls dreht den Fächer der bereits dephasierten Transversalmagnetisierung um 180° (der Fächer wird gespiegelt). Dadurch wird die relative Lage der Magneti-

sierungsvektoren zum „rotierenden" Koordinatensystem invertiert, d.h. der Dephasierungsprozess wird umgekehrt (Abb. 1.7). Die Magnetisierungsvektoren treffen sich nach einer gewissen Zeit wieder und bilden das Spin-Echo-Signal. Man kann sich den Vorgang analog zu einem 100-m-Lauf vorstellen, bei dem bei 50 m das Kommando „Kehrt!" (180°-Impuls) gegeben wird. Folgen die Läufer dem Kommando, so ist der Schnellste an hinterer Position, während der Langsamste nun vorn ist. Wenn alle Läufer ihre bisherige Geschwindigkeit beibehalten, laufen sie dann gleichzeitig (in Phase) über die Startlinie (Echomaximum), um danach wieder auseinander zu laufen (zu dephasieren). Die Zeit zwischen 90°-Impuls und dem Maximum des Spin-Echo-Signals wird mit TE (Echozeit) bezeichnet (der 180°-Impuls wird bei TE/2 appliziert). Die durch die Spin-Spin-Wechselwirkung entstandenen, zeitlich nicht konstanten Inhomogenitäten können durch den 180°-Impuls nicht rephasiert werden. Dadurch ist das

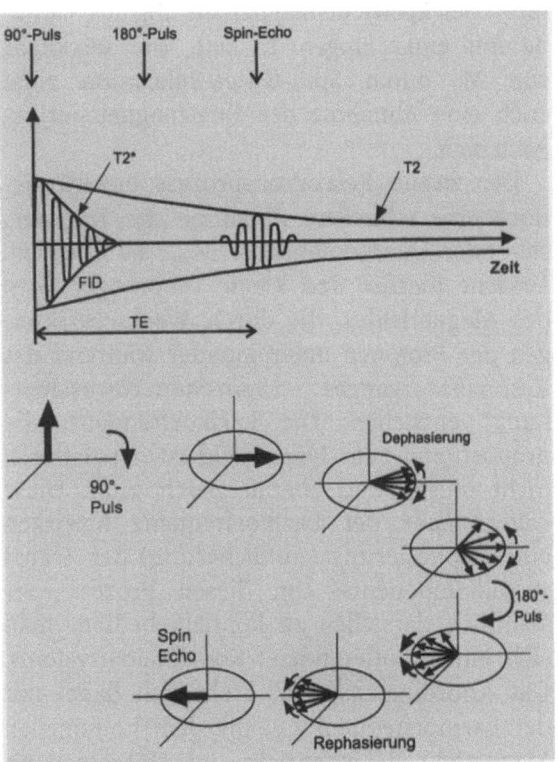

Abb. 1.7. Der 180°-Echopuls sorgt dafür, dass die dephasierten Magnetisierungsvektoren wieder zusammenlaufen und ein Spin-Echo erzeugen. Nachdem das Signal durch Magnetfeldinhomogenitäten verschwindet (*T2*-Effekte*), erreicht es zum Zeitpunkt des Spin-Echos (*TE*) wieder ein Maximum

Spin-Echo-Signal aufgrund der T2-Relaxation kleiner als die Anfangsamplitude des FID-Signals. Es können auch mehrere 180°-Impuse gegeben werden, um mehrere Spin-Echos zu erzeugen, die dann mit ihrer Amplitude entsprechend der T2-Relaxation abnehmen.

1.4 | Bildentstehung

Um ein Bild zu erzeugen ist es notwendig, die MR-Signale räumlich zuzuordnen. Dazu sind zwei Schritte erforderlich: Erstens muss dafür gesorgt werden, dass die Anregung nur in einer Schicht bzw. einem Volumen erfolgt, und zweitens müssen die Signale so kodiert werden, dass daraus ein zwei- bzw. dreidimensionales Bild berechnet werden kann.

1.4.1 2D-Bildentstehung

Für die Schichtselektion und die Ortskodierung des Signals werden zusätzlich zum statischen und auch homogenen Magnetfeld B_0 räumlich und zeitlich variable Magnetfelder, die sogenannten Gradientenfelder, benötigt. Diese Gradientenfelder werden in drei senkrecht aufeinanderstehenden Richtungen (x, y, z) durch die Gradientenspulen erzeugt und mit G_x, G_y und G_z bezeichnet. Sie bewirken eine kurzzeitige, lineare Änderung des Magnetfeldes entlang einer beliebigen Richtung[3]. Wird zum Beispiel kurzzeitig der Gradient in der x-Richtung (G_x) angeschaltet, dann wird das Gesamtmagnetfeld für diese Zeit zur positiven x-Richtung hin größer und zur negativen x-Richtung hin kleiner als B_0. Infolgedessen variiert entlang dieser Richtung auch die Larmorfrequenz.

Zur Schichtselektion wird während des Sendens des HF-Impulses ein Gradient z. B. in z-Richtung (entspricht der Körperlängsachse) angeschaltet (Abb. 1.8). Das Gesamtmagnet-

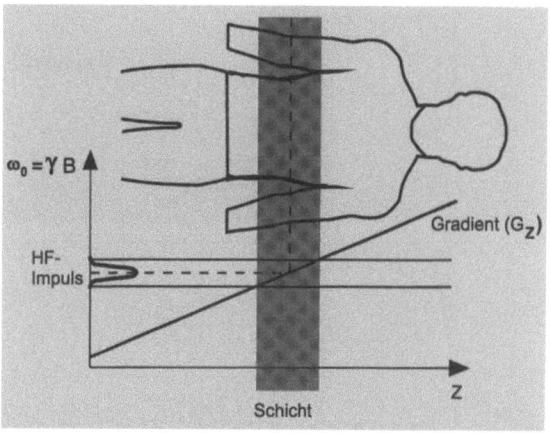

Abb. 1.8. Zur Schichtselektion wird während der Anregung senkrecht zu der gewünschten Schichtorientierung ein Magnetfeldgradient eingeschaltet. Dadurch wird die Larmorfrequenz ortsabhängig. Die Resonanzbedingung ist nur dort erfüllt, wo die Frequenzen des HF-Pulses mit der Larmorfrequenz übereinstimmen

feld und damit auch die Larmorfrequenz wird dann zum Kopf des Patienten größer und zu den Füßen hin kleiner. Der HF-Impuls hat nur dort eine Wirkung, wo die Frequenz des Impulses gleich der Larmorfrequenz ist. Da ein HF-Impuls immer einen Bereich von Frequenzen[4] enthält, der zwischen zwei Grenzfrequenzen liegt, wird im Ergebnis eine Schicht definierter Dicke angeregt. Unmittelbar nach der Anregung wird der Schichtselektionsgradient wieder ausgeschaltet.

Die Grundidee der Ortskodierung in der angeregten Schicht besteht in der Zerlegung der Bildinhalte – der Spindichteverteilung – in einzelne Ortsfrequenzkomponenten. Man kann sich den Vorgang analog der Fourierzerlegung von Funktionen vorstellen (Abb. 1.9). Eine Rechteckfunktion kann man sehr grob durch eine Sinusfunktion bzw. -schwingung beschreiben. Fügt man der einen Funktion weitere Schwingungen angepasster Amplituden und Frequenzen hinzu und addiert sie, so wird die Beschreibung der Rechteckfunktion immer genauer. Mit anderen Worten: Die Rechteckfunktion (das Bild, Dimension: m) kann man aus vielen Einzelschwingungen (Ortsfrequenzkomponenten, Dimensi-

---

[3] In den Abbildungen findet man zwei unterschiedliche Darstellungen der Gradienten: 1. Durch Gradienten bewirkte Magnetfeldänderungen in Abhängigkeit vom Ort (z. B. Abb. 1.8), 2. Gradientenstärke in Abhängigkeit von der Zeit (z. B. Abb. 1.14).

[4] Man bezeichnet einen Bereich von Frequenzen auch als Frequenzband. Die Grenzfrequenzen des Bandes definieren die Bandbreite.

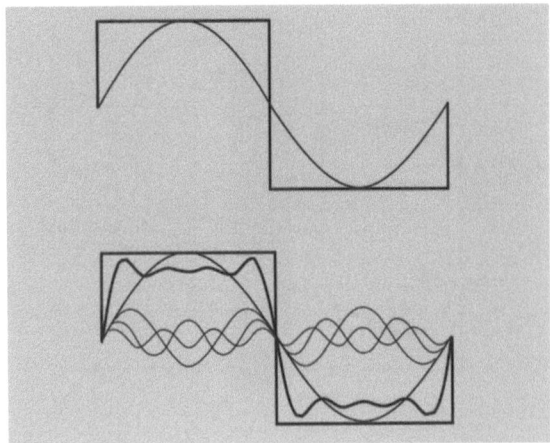

Abb. 1.9. Eine Rechteckfunktion lässt sich grob durch eine Sinusschwingung beschreiben (*oben*). Die Addition von z. B. vier weiteren, in Frequenz und Amplitude angepassten Schwingungen (*dünne Kurven*) verbessert die Beschreibung (*unten, dicke Kurve* = Summe der vier Schwingungen)

on: 1/m) berechnen. Für die MR-Bildgebung muss diese Zerlegung der Informationen in Ortsfrequenzkomponenten in zwei Richtungen erfolgen. Auch dafür werden die Magnetfeldgradienten eingesetzt.

Das MR-Signal, d. h. die in der Empfangsspule durch Rotation der Transversalmagnetisierung induzierte Spannung, lässt sich durch eine Sinusfunktion beschreiben. Eine Sinusfunktion wird durch die Amplitude, die Frequenz (Anzahl der Schwingungen pro Zeit) und die Phase (Lage des Nulldurchganges der Schwingung bezüglich der Zeitachse) charakterisiert. Der Abstand des Nulldurchganges zweier Schwingungen wird als Phasendifferenz oder Phasenwinkel bezeichnet (Abb. 1.10 a). Frequenz und Phase können verändert werden, um Informationen zur Ortskodierung zu erhalten. Durch Einschalten eines Gradienten kann die Frequenz entlang der Richtung des Gradienten verändert werden. Infolge der unterschiedlichen Frequenzen entstehen auch Phasendifferenzen (Abb. 1.10 b). Nach Abschalten des Gradienten sind zwar die Frequenzen wieder gleich, da das Magnetfeld wieder überall gleich ist, die entstandenen Phasendifferenzen bleiben jedoch bestehen.

Der erste Schritt der Ortskodierung ist die sogenannte Phasenkodierung. Nach der Anregung wird in eine Richtung des Messfeldes (z. B. y-Richtung) kurzzeitig ein Gradient bestimmter Stärke angeschaltet. Das Gesamt-

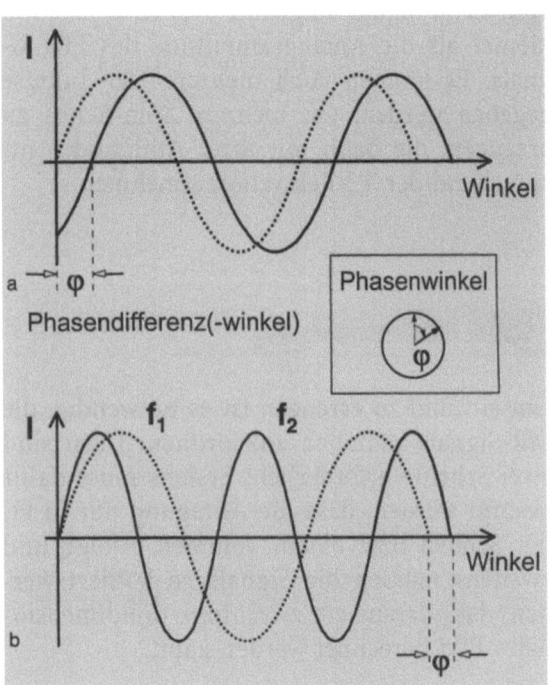

Abb. 1.10. a Der Abstand des Nulldurchganges zweier Schwingungen wird als Phasendifferenz (-winkel) bezeichnet. Eine alternative Darstellung liefert das Kreisdiagramm (Kasten). **b** Schwingungen mit unterschiedlichen Frequenzen weisen Phasendifferenzen auf

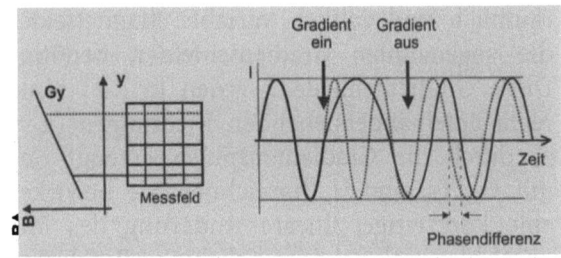

Abb. 1.11. Prinzip der Phasenkodierung: Nach der Anregung sind alle Magnetisierungsvektoren in Phase. Durch Einschalten eines Phasenkodiergradienten entstehen entlang seiner Richtung Larmorfrequenzunterschiede, die zu Phasendifferenzen führen. Nach Abschalten des Gradienten ist die Larmorfrequenz wieder gleich, die Phasendifferenzen bleiben jedoch bestehen

magnetfeld wird dadurch beispielsweise links im Körper größer, rechts kleiner. Die Magnetisierung präzediert demzufolge, solange der Gradient angeschaltet ist, links schneller, rechts langsamer. Dadurch entstehen entlang der y-Richtung Phasendifferenzen, die nach Abschalten des Gradienten bestehen bleiben (Abb. 1.11). Die Sinusschwingungen mit ihren unterschiedlichen Phasenlagen entlang der y-Achse addieren sich zu einer Gesamt-

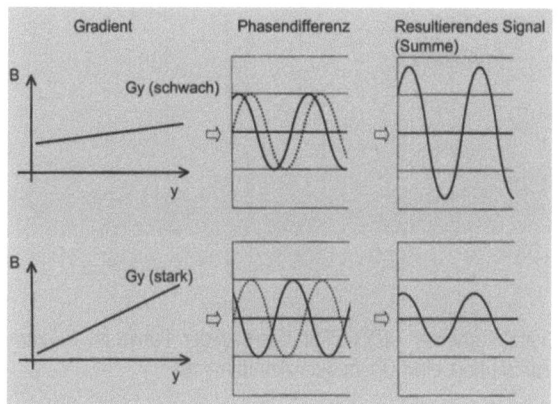

Abb. 1.12. Ein schwacher Phasenkodiergradient führt zu kleinen Phasendifferenzen (*oben*). Das resultierende Signal ist groß. Dagegen bewirkt ein starker Gradient (*unten*) große Phasendifferenzen und ein kleines resultierendes Signal

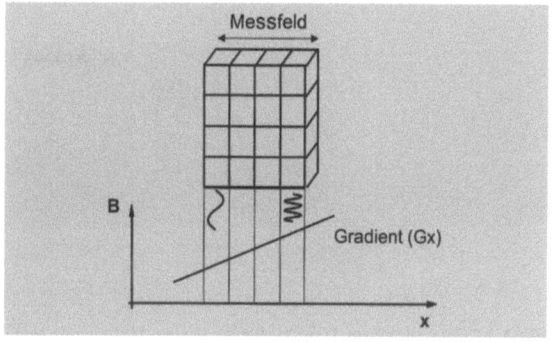

Abb. 1.13. Während der Erfassung des Signals wird ein Gradient zur Frequenzkodierung eingeschaltet. Die Larmorfrequenz variiert entlang seiner Richtung, und das resultierende Signal enthält viele verschiedene Frequenzkomponenten

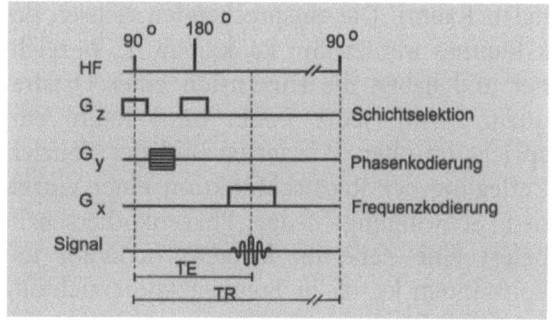

Abb. 1.14. Schema der Ortskodierung am Beispiel einer Spin-Echo-Sequenz: Zuerst erfolgt die schichtselektive Anregung, dann die Phasenkodierung und gleichzeitig mit der Messung des Signals die Frequenzkodierung. Zwischen Phasen- und Frequenzkodierung wird der schichtselektive 180°-Puls zur Rephasierung der durch Inhomogenitäten entstandenen Dephasierungen geschaltet. (*TE* Echozeit, *TR* Repetitionszeit)

schwingung. Die Amplitude der Gesamtschwingung ist abhängig von der Stärke des Gradienten (je stärker der Gradient, desto niedriger ist die Amplitude; Abb. 1.12). Nach der Phasenkodierung enthält das Signal dadurch eine Information über die y-Richtung, die von der jeweiligen Stärke des Phasenkodiergradienten abhängt. Es handelt sich dabei um eine der Stärke des Phasenkodiergradienten entsprechende Ortsfrequenzkomponente in y-Richtung.

Nach der Phasenkodierung wird das Signal gleichzeitig mit einem Gradienten entlang der zweiten Richtung des ausgewählten Messfeldes gemessen (a.p.- bzw. x-Richtung), d.h. die Larmorfrequenz ist während der Messung anterior höher als posterior (Abb. 1.13). Als Folge davon enthält das MR-Signal viele verschiedene Frequenzkomponenten. Man nennt diesen Schritt der Kodierung auch Frequenzkodierung. Eine exakte Analyse des unter Gradienteneinfluss aufgenommenen Signals zeigt, dass es sich bei den Komponenten genau genommen um Ortsfrequenzkomponenten handelt. Dabei stimmt die Anzahl der gemessenen Ortsfrequenzkomponenten mit der gewählten Messmatrix (kurz: Matrix) überein. Aus diesen Ortsfrequenzkomponenten kann analog der oben beschriebenen Fourier-Zerlegung durch die Fourier-Transformation ein Bild berechnet werden.

Während bei einer Messung für die Frequenzkodierrichtung alle Ortsfrequenzkomponenten gemessen werden, liegt für die Pha-

senkodierrichtung nur eine – der Stärke des Gradienten entsprechende – Ortsfrequenzkomponente vor. Um alle für die Phasenkodierrichtung erforderlichen Ortsfrequenzkomponenten zu erhalten, muss die oben beschriebene Messung – Anregung, Phasenkodierung, Frequenzkodierung – mit jeweils geänderter Stärke des Phasenkodiergradienten wiederholt werden. Die notwendige Anzahl von Messungen (Phasenkodierschritte) entspricht der Größe der Matrix. Der zeitliche Abstand zweier aufeinanderfolgender Messungen wird als Repetitionszeit (TR) bezeichnet (Abb. 1.14). Die zunächst noch analogen Signale jeder Messung werden in einem Analog-Digital-Converter (ADC) digitalisiert und im Systemrechner in einer sogenannnten Rohdatenmatrix abgelegt (Abb. 1.15). Diese

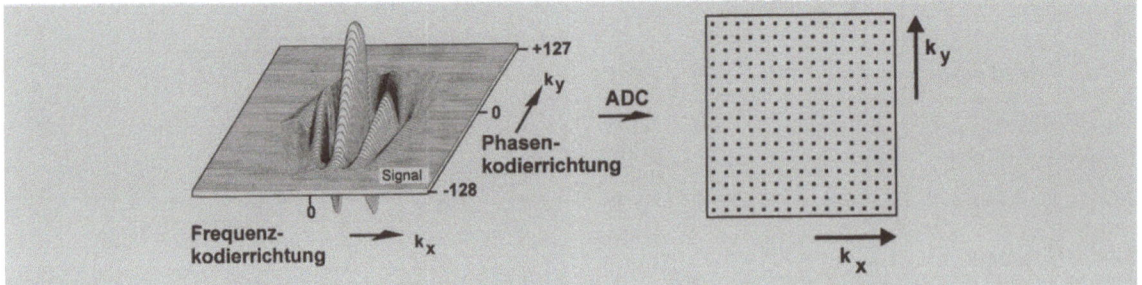

Abb. 1.15. Die analogen Signale der einzelnen Messungen mit unterschiedlicher Phasenkodierung (k_y) werden im Analog- Digital-Converter (*ADC*) digitalisiert. Jeder Punkt im k-Raum repräsentiert eine Ortsfrequenzkomponente

Rohdatenmatrix nennt man auch k-Raum (hier eigentlich eine Ebene, mathematisch spricht man jedoch von einem zweidimensionalen Raum). Die entsprechenden Achsen des k-Raumes werden mit k_x, k_y bzw. k_z bezeichnet und haben die Dimension einer Ortsfrequenz (1/m). Jeder Punkt im k-Raum entspricht im oben skizzierten Bild der Fourier-Zerlegung der Rechteckfunktion einer einzelnen Schwingung. Jeder Phasenkodierschritt liefert eine Zeile im k-Raum (k-Linie) mit konstantem k_y, da in Frequenzkodierrichtung (x) alle Ortsfrequenzkomponenten (k_x) im Signal enthalten sind (siehe Abb. 1.15). Der Wert von k_y korreliert mit der Stärke des Phasenkodiergradienten. In der Mitte des k-Raumes sind Daten mit niedrigen Ortsfrequenzen und hohen Amplituden (Abb. 1.16). Diese Daten ergeben nach der Rekonstruktion durch die sogenannte 2D-Fourier-Transformation ein kontrastreiches, aber unscharfes Bild der großen Strukturen. Dagegen enthalten die äußeren Daten des k-Raumes (hohe Ortsfrequenzen) die Informationen, die für die Schärfe des Bildes verantwortlich sind.

1.4.2 3D-Bildentstehung

Für die 3D-Variante wird bei der selektiven Anregung ein Volumen (eine dicke Schicht) angeregt. In Schichtrichtung (z. B. z-Richtung) wird nun gleichzeitig mit der Phasenkodierung in y-Richtung ebenfalls eine Phasenkodierung durchgeführt, d. h. nach der Anregung wird auch in z-Richtung kurzzeitig ein Gradient definierter Stärke angeschaltet, der eine Ortsfrequenzkomponente in dieser Richtung erzeugt. Für die 3D-Messung benötigt man zusätzlich Messungen mit jeweils unterschiedlicher Stärke des Gradienten in Schichtrichtung, um alle erforderlichen Ortsfrequenzkomponenten zu bestimmen. Die Anzahl der zusätzlichen Messungen entspricht der Anzahl von Schichten. Die Bilder werden dann durch die 3D-Fourier-Transformation berechnet.

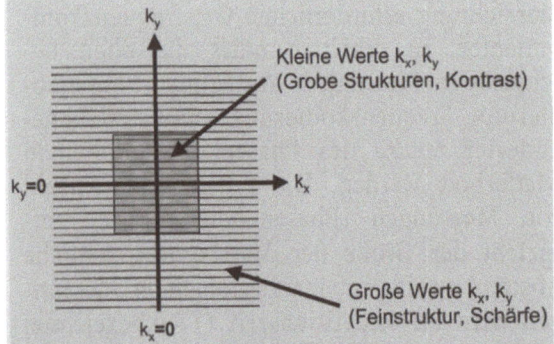

Abb. 1.16. In der Mitte des k-Raumes sind die niedrigen Ortsfrequenzen lokalisiert. Sie ergeben nach der Fourier-Transformation ein kontrastreiches, aber unscharfes Bild. Die äußeren k-Raum-Werte enthalten die hohen Ortsfrequenzen, die für die Schärfe des Bildes verantwortlich sind

1.5 Bildauflösung, Signal-zu-Rausch-Verhältnis (SNR) und Messzeit

Die Auflösung eines MR-Bildes innerhalb der angeregten Schicht wird vom Messfeld (field of view, FOV) und von der Matrix bestimmt (Auflösung = Messfeld/Matrix). Die Auflösung kann in jeder Richtung (Frequenzkodier- und Phasenkodierrichtung) anders sein (z. B. bei einer asymmetrischer Matrix). Man nennt die Auflösung in der Schicht auch Pixelgröße. Für die 3D-Auflösung, die sogenannte Voxelgröße, muss die Schichtdicke als dritte Größe berücksichtigt werden.

Leider empfängt man mit dem Signal der angeregten Wasserstoffatomkerne auch Störsignale, das Rauschen. Ein Teil des Rauschens wird in den Empfangsspulen und der Empfangselektronik erzeugt. Die überwiegende Rauschquelle bei hohen Magnetfeldern (B>0,5 T) sind jedoch die bewegten Ladungsträger im menschlichen Körper. Sie erzeugen störende elektromagnetische Felder, die sich dem Signal als Rauschen überlagern. Das Größenverhältnis vom Signal zum Rauschen wird als Signal-zu-Rausch-Verhältnis (*signal-to-noise-ratio*, SNR) bezeichnet. Das SNR hängt von sehr vielen Parametern ab, von denen hier nur einige angeführt werden sollen. Das SNR ist beispielsweise direkt proportional zur Voxelgröße, d.h. die Vergrößerung der Schichtdicke oder des Messfeldes führen zu einer Verbesserung des SNR. Allerdings muss man dabei eine Verschlechterung der Auflösung in Kauf nehmen. Man kann das SNR auch verbessern, indem man die Signale mehrfach misst und dann mittelt. Das Rauschen macht das Signal manchmal etwas größer, manchmal etwas kleiner, so dass der Mittelwert des Signals um so weniger vom Sollwert abweicht, je mehr Messungen gemittelt werden. Nachteil dieser Methode ist die Verlängerung der Messzeit.

Die Messzeit eines MR-Bildes ist das Produkt aus Matrix, Repetitionszeit (TR) und Anzahl der Mittelungen. Für 3D-Messungen kommt ein weiterer Faktor hinzu: die Anzahl der Schichten.

Höher aufgelöste Bilder kann man entweder durch eine größere Matrix bei unverändertem Messfeld oder durch ein kleineres Messfeld bei unveränderter Matrix erhalten. Im ersteren Fall ist die Messzeit schon allein wegen der größeren Matrix höher. In beiden Fällen wird jedoch auf Grund der kleineren Voxel das SNR schlechter. Dies kann durch mehrere Mittelungen verbessert werden, was wiederum zu einer längeren Messzeit führt.

Obwohl bei den Messmethoden und bei den Empfangsspulen viel für die Messzeitverkürzung bzw. die Verringerung des Rauschens getan wurde, bleibt eine MR-Aufnahme immer ein Kompromiss zwischen Messzeit, SNR und Auflösung.

Literatur

Siehe Kapitel 3, S. 23

KAPITEL 2 Pulssequenzen

BERNHARD SCHNACKENBURG

Als Pulssequenz wird eine bestimmte Variante von Amplitude, Zeitdauer und Zeitpunkt der Hochfrequenz- und Gradientenimpulse bezeichnet, die zur Messung eines MR-Bildes verwendet wird. Verschiedene Pulssequenzen unterscheiden sich z.B. in Messzeit, Kontrastverhalten, Artefaktverhalten und Signal-Rausch-Verhältnis. Im Folgenden werden neben den klassischen Pulssequenzen besonders die für die kardiovaskuläre Diagnostik wichtigen Sequenzen behandelt.

2.1 | Spin-Echo-Sequenz

Die Spin-Echo-Sequenz (SE) gehört zu den ältesten für die Bildgebung verwendeten Pulssequenzen. Sie besteht aus einem schichtselektiven 90°-Impuls gefolgt von einem ebenfalls schichtselektiven 180°-Impuls, der das Spin-Echo erzeugt (siehe Kap. 1.3). Zwischen beiden Impulsen wird mittels Gradienten die Phasenkodierung durchgeführt. Das Spin-Echo-Signal (Maximum bei TE) wird nach dem 180°-Impuls bei angeschaltetem Frequenzkodiergradienten gemessen (siehe Abb. 1.14, S. 9). Zur Bestimmung aller k_y-Werte (k-Linien) muss das Spin-Echo mehrmals mit verschieden starken Phasenkodiergradienten gemessen werden. Der Abstand zwischen zwei aufeinanderfolgenden Messungen (Abstand 90°–90°-Impuls) ist die Repetitionszeit TR. Bei EKG-getriggerten, d.h. mit dem Herzschlag synchronisierten Aufnahmen wird TR in Herzschlägen angegeben.

Das MR-Signal hängt von mindestens drei Faktoren ab: Spindichte, T1- und T2-Relaxationszeit. Durch geeignete Wahl der Pulssequenzparameter TE und TR kann man den Einfluss dieser Faktoren auf das MR-Signal bzw. den Kontrast steuern. Über die Länge von TR kann der Einfluss der T1-Relaxationszeit auf den Kontrast im Bild bestimmt werden. Ist TR lang ($TR > 3 \times T1$), so verbleibt genügend Zeit, damit die Magnetisierung vollständig relaxieren kann. Die Längsmagnetisierung verschiedener Gewebe enthält dann nur noch Unterschiede in der Spindichte. In Abhängigkeit von der Echozeit (TE) erhält man entweder einen Spindichtekontrast (TE = kurz) oder – bei langen Echozeiten – einen T2-Kontrast. Bei kurzen TR-Zeiten kann die Magnetisierung nicht vollständig in ihre Ausgangslage zurückkehren. Dadurch entstehen vor jedem 90°-Impuls T1-bedingte Unterschiede in der Größe der Längsmagnetisierung, d.h. die Vektoren der verschiedenen Gewebe sind unterschiedlich lang. Wird nach dem 90°-Impuls das Signal bei einer kurzen Echozeit (kein T2-Einfluss) gemessen, wird der Kontrast im Wesentlichen von den T1-Unterschieden bestimmt. Die TR-Zeiten liegen zwischen 500 ms und 3000 ms. Die Messzeit pro Bild liegt damit im Bereich einiger Minuten (Messzeit = TR × Matrix).

2.2 | Gradienten-Echo-Sequenz

Abbildung 2.1 zeigt das Schema der Gradienten-Echo-Sequenz (GRE). Es gibt zwei wesentliche Unterschiede zur Spin-Echo-Sequenz: Der Winkel des Anregungspulses ist kleiner als 90° (5° bis 60°), und das Echosignal wird ohne 180°-Impuls erzeugt. Der kleinere Flipwinkel (a) des Anregungspulses hat den Vorteil, dass nicht die komplette Längsmagnetisierung „verbraucht" wird. Die Rela-

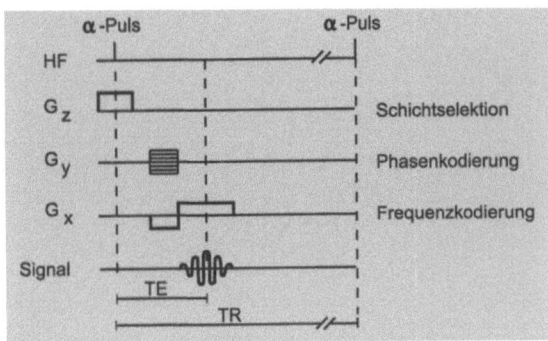

Abb. 2.1. Pulssequenzschema einer Gradienten-Echo-Sequenz: Der Pulswinkel des Anregungspulses a ist kleiner als 90°, es wird ein Gradienten-Echo durch Umschaltung des Frequenzkodiergradienten erzeugt. (*TE* Echozeit, *TR* Repetitionszeit)

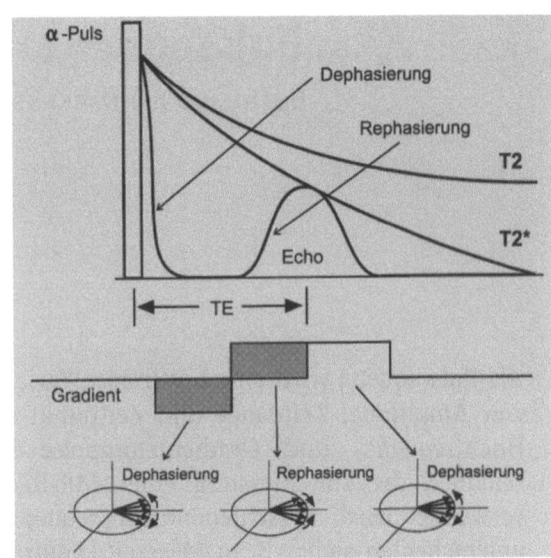

Abb. 2.2. Das Gradienten-Echo wird durch Umschalten des Frequenzkodiergradienten erzeugt. Der erste (negative) Teil des Gradienten führt zu einer Dephasierung. Der positive Teil des Gradienten bewirkt zunächst eine Rephasierung (bis zur Echozeit *TE*), danach dann wieder eine Dephasierung. Das Echomaximum erreicht die T2*-Relaxationskurve

xation nimmt nicht so viel Zeit in Anspruch wie nach einem 90°-Impuls. Man kann daher wesentlich kürzere TR-Zeiten wählen. Nach jedem Anregungspuls (a-Puls) entsteht ein FID-Signal, das mit T2* abfällt. Das Echo wird durch eine Richtungsumkehr bzw. Vorzeichenumkehr des Frequenzkodiergradienten erzeugt. Zunächst wird der Gradient in „negative" Richtung geschaltet, d. h. das Magnetfeld und damit die Larmorfrequenz ist beispielsweise links niedriger als rechts. Dadurch entsteht zusätzlich zu T2- und T2*-Effekten eine gradientenbedingte Dephasierung der Transversalmagnetisierung. Nach einer gewissen Zeit wird der Gradient in „positive" Richtung umgeschaltet. Nun ist das Magnetfeld links höher als rechts. Die Magnetisierungsvektoren werden rephasiert. Durch die Rephasierung entsteht das Gradienten-Echo, das sein Maximum dort aufweist, wo Dephasierungs- und Rephasierungseffekte sich gerade aufheben (Abb. 2.2). Im Echomaximum zeigen alle Magnetisierungsvektoren in die gleiche Richtung, um danach wieder zu dephasieren. Die durch statische Inhomogenitäten entstandenen Dephasierungen (T2*-Effekte) können durch das Gradienten-Echo nicht rückgängig gemacht werden, da die statischen Inhomogenitäten nicht das Vorzeichen wechseln können. Demzufolge erreicht das Echomaximum nur die T2*-Kurve statt der T2-Kurve und ist damit kleiner als beim Spin-Echo. Der Einfluss von Inhomogenitäten wird mit zunehmender Echozeit größer.

Bei der Gradienten-Echo-Sequenz werden die Kontraste im Wesentlichen über den Flipwinkel und die Echozeit gesteuert, da für TR aus Messzeitgründen ein kleiner Wert angestrebt wird. Bei kleinen Flipwinkeln nimmt die Längsmagnetisierung kaum ab, so dass die T1-Relaxation nur eine geringe Rolle spielt. Dadurch ist auch das Signal nicht von T1 abhängig. Mit langer Echozeit lassen sich dann T2*-Kontraste erzielen. Für T1-Kontraste wird ein relativ hoher Flipwinkel (stärkerer T1-Einfluss) und ein kurze Echozeit (wenig T2*-Einfluss) gewählt.

Wenn die Repetitionszeit (TR) jedoch kleiner oder gleich der T2-Relaxationszeit wird, entsteht auf Grund der dann noch vorhandenen Transversalmagnetisierung ein zusätzliches Echosignal, das berücksichtigt werden muss. Es handelt sich dabei um ein Spin-Echo, das nach zwei aufeinanderfolgenden a-Pulsen entsteht, ähnlich wie nach einer 90°–180° Pulsfolge, nur viel kleiner. Das Spin-Echo, dessen Maximum genau zum Zeitpunkt des a-Pulses auftritt, überlagert sich dem FID (Abb. 2.3). Das Summensignal ist dann sowohl von T2 (Spin-Echo) als auch, je nach Wahl von Flipwinkel und TE, von T1 bzw.

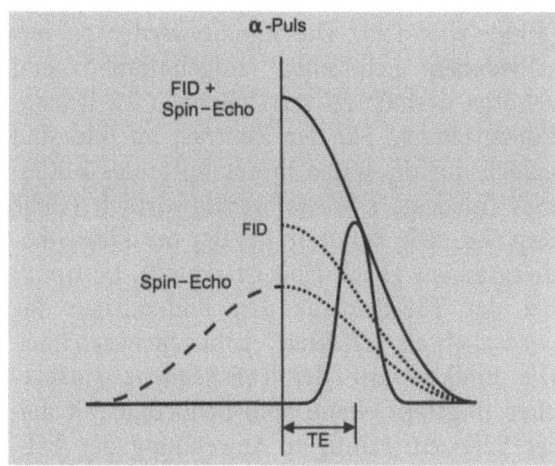

Abb. 2.3. Für TR<T2 entsteht bei Gradienten-Echo-Sequenzen zusätzlich zum FID ein Spin-Echo, dessen Maximum zum Zeitpunkt des HF-Pulses auftritt. Das Summensignal aus Spin-Echo (T2-Einfluss) und FID (T1- bzw. T2*-Einfluss) ergibt einen Mischkontrast

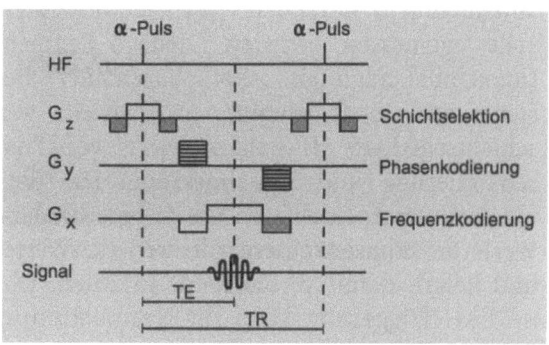

Abb. 2.4. Pulssequenzschema einer Balanced-FFE-Sequenz. Alle durch Gradienten entstandenen Dephasierungen werden rephasiert (dunklere Flächen). Dadurch ist die Transversalmagnetisierung vor jeder Anregung (α-Puls) in Phase, und es entsteht zusätzlich zum FID ein Spin-Echo

T2* (FID) abhängig. Soll unter diesen Bedingungen ein T1-Kontrast erreicht werden, so muss das Spin-Echo unterdrückt werden. Eine Möglichkeit der Unterdrückung ist ein Dephasierungsgradient vor jedem α-Puls, der die noch vorhandene Transversalmagnetisierung zerstört und damit das Auftreten des Spin-Echos verhindert. Man nennt den Vorgang auch „Spoiling". Dieser Sequenztyp wird von verschiedenen Geräteherstellern unterschiedlich bezeichnet (z.B. T1-FFE, spoiled GRASS, FLASH). Mit dieser Sequenz lässt sich natürlich auch ein T2*-Kontrast erzielen, wenn ein niedriger Flipwinkel (weniger T1-Einfluss) mit einer langen Echozeit kombiniert wird.

Mit Gradienten-Echo-Sequenzen lassen sich wesentlich kürzere Messzeiten als bei der Spin-Echo-Sequenz erreichen.

2.2.1 Messung von FID und Spin-Echo (z.B. Balanced FFE, TrueFISP, Fiesta)

Eine interessante Variante der Gradienten-Echo-Sequenz mit TR<T2 ist die gleichzeitige Messung von FID und Spin-Echo. Um optimale Ergebnisse zu erzielen, werden bei diesem Sequenztyp alle Gradienteneffekte kompensiert, d.h. Dephasierungsanteile („negative" Gradienten) werden mit Rephasierungsgradienten („positive" Gradienten) rückgängig gemacht und umgekehrt (Abb. 2.4). Dadurch ist die noch bestehende Transversalmagnetisierung vor jedem α-Puls in Phase (alle Vektoren zeigen in die gleiche Richtung) und führt bei einem hohen Flipwinkel (50°–70°) zu einem maximalen Spin-Echo-Signal.

Für kurze Echozeiten (geringer T2*-Einfluss) ist das Summensignal aus FID und Spin-Echo von T1 (FID-Anteil) und T2 (Spin-Echo-Anteil) abhängig. Besonders Flüssigkeiten (z.B. Blut) haben auf Grund ihres großen T2/T1-Verhältnisses bei dieser Sequenz eine hohe Signalintensität. Darüber hinaus ist die Sequenz besonders unempfindlich gegenüber Fluss (Bewegung im Allgemeinen und fließendes Blut im Besonderen führt oft zu Artefakten im MR-Bild). Durch ihren hohen Blut-Myokard-Kontrast ist die Sequenz besonders für Wandbewegungsstudien geeignet.

2.2.2 Segmentierte („multi shot") Gradienten-Echo-Sequenz

Bei EKG-getriggerten Aufnahmen (siehe Abschn. 5.2, S. 31 f.) sollen häufig mehrere oder auch einzelne, bestimmte Herzphasen abgebildet werden. Um scharfe Bilder einzelner Herzphasen zu erhalten, ist die Aufnahmezeit pro Phase limitiert (<50 ms). In dieser kurzen Zeit können jedoch in Abhängigkeit von TR und Auflösung oft nur einige der notwendigen k-Linien gemessen werden, d.h. es wird nur ein Segment erfasst. Um alle Segmente aufzunehmen, muss über mehrere RR-Intervalle gemessen werden. Jedes Segment (manchmal auch als „shot" bezeichnet) besteht aus einer definierten Anzahl von schichtselektiven HF-Pulsen, gefolgt von Phasenkodierung und Signalmessung. Die Segmente unterscheiden sich durch verschiedene Werte des Phasenkodiergradienten (k_y-Werte) und liefern damit verschiedene k-Linien. Ohne EKG-Triggerung kann die Segmentierung dazu genutzt werden, um in den Pausen zwischen den einzelnen Segmenten (Shots) Vorpulse einzustrahlen, die den Kontrast beeinflussen (siehe Kap. 2.5).

2.3 | Turbo-Spin-Echo-Sequenz

Die Turbo-Spin-Echo-Sequenz (TSE) ist eine beschleunigte Variante der Spin-Echo-Sequenz. Es werden nach dem 90°-Anregungspuls statt einem Spin-Echo durch eine Folge von 180°-Pulsen mehrere Echosignale mit jeweils unterschiedlicher Phasenkodierung erzeugt, d. h. statt einer k-Linie werden mehrere k-Linien gemessen (Abb. 2.5). Die Anzahl der 180°-Pulse wird auch als Turbofaktor bezeichnet. Die Messzeit kann im Vergleich zum Spin-Echo um den Turbofaktor verkürzt werden. Im Extremfall können nach einer Anre-

gung alle k-Linien aufgenommen werden (Single-shot-TSE). Die Signale werden zu verschiedenen Echozeiten aufgenommen und gehören deshalb zu verschiedenen T2-Relaxationszuständen. Für den Kontrast im Bild sind jedoch nur die Daten in der Mitte des k-Raumes (niedrige k-Werte) verantwortlich (siehe Kap. 1.4). Die Echozeit, bei der der Phasenkodiergradient gleich Null ist ($k_y = 0$), bestimmt bei der TSE-Sequenz den Bildkontrast. Sie wird auch als „effektive" Echozeit bezeichnet. Die Bildkontraste der TSE-Sequenz entsprechen ungefähr einem Spin-Echo-Bild mit dieser Echozeit. Häufigste Anwendung der TSE-Sequenz sind Aufnahmen mit T2-Kontrast, da mit hohen Turbofaktoren gearbeitet werden kann und die Messzeitreduktion am größten ist.

2.4 | Echo-Planar-Imaging

Ebenso wie TSE ist das Echo-Planar-Imaging (EPI) eine Sequenz, bei der nach einer Anregung mehrere unterschiedlich phasenkodierte Echos (k-Linien) erzeugt werden. Es handelt sich beim EPI um eine Reihe von Gradientenechos („echotrain"). Der Frequenzkodiergradient wird abwechselnd mit positivem und negativem Vorzeichen angeschaltet. Die Ma-

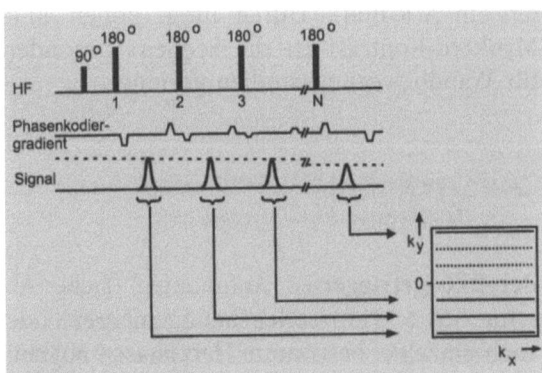

Abb. 2.5. Bei der TSE-Sequenz werden nach dem 90°-Puls durch eine Folge von 180°-Pulsen mehrere Echo-Signale mit unterschiedlicher Phasenkodierung erzeugt, d. h. es können pro Anregung mehrere k-Linien gemessen werden. Der Bildkontrast wird von der Echozeit bestimmt, bei der das Signal mit dem Phasenkodiergradienten $G_y = 0$ ($k_y = 0$) gemessen wird

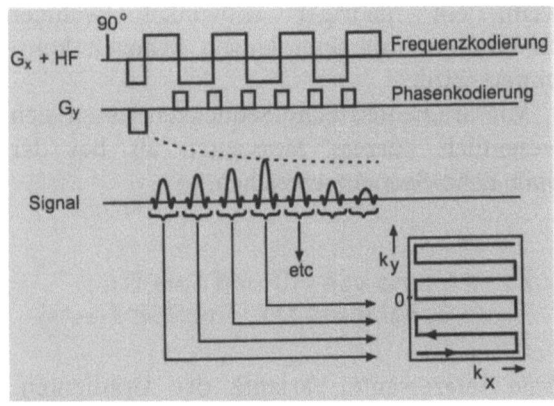

Abb. 2.6. Beim Echo-Planar-Imaging wird der Frequenzkodiergradient abwechselnd mit positivem und negativem Vorzeichen geschaltet. Dadurch entsteht eine Reihe von Gradientenechos (Echotrain). Der Wert des Phasenkodiergradienten G_y wird in der Umschaltphase des Frequenzkodiergradienten G_x geändert

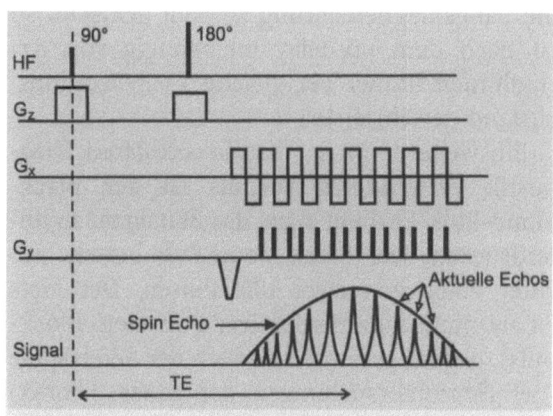

Abb. 2.7. Beim Spin-Echo-EPI wird nach der Anregung (90°-Puls) ein 180°-Puls eingestrahlt, der ein Spin-Echo (T2-Kontrast) erzeugt. Dieses Spin-Echo wird mit einer Folge von Gradientenechos (Echotrain) ausgelesen. Das kontrastbestimmende Gradientenecho ($k_y = 0$) wird in der Mitte des Spin-Echos gemessen

gnetisierungsvektoren werden dadurch abwechselnd dephasiert und rephasiert (siehe Kap. 2.2). Dort wo sich Dephasierung und Rephasierung aufheben, entstehen die Gradientenechos (Abb. 2.6). Die Länge des Echotrains wird durch T2* limitiert, da bei Gradientenechos die Dephasierungseffekte von Magnetfeldinhomogenitäten nicht rückgängig gemacht werden. Um Artefakte (Verzerrungen und Auslöschungen) durch diese Inhomogenitäten zu minimieren, müssen die Gradientenechos in einer Zeit aufgenommen werden, die nicht länger als T2* sein sollte (ca. 50–100 ms). Bei der Single-shot-Technik werden alle erforderlichen k-Linien (üblich 100–128) nach einer Anregung (90°-Puls) gemessen (TR = ∞). Das Echo innerhalb des Echotrains, das mit dem Phasenkodiergradienten Null ($k_y = 0$) aufgenommen wurde, bestimmt den Bildkontrast hinsichtlich des T2*-Einflusses. Je länger TE, desto stärker der T2*-Kontrast. Der Einfluss von T1 auf den Bildkontrast kann durch einen entsprechenden Vorpuls (siehe Kap. 2.5) gesteuert werden. Für einen T2-Kontrast wird eine SE-Sequenz (90°- und 180°-Puls) verwendet, bei der zur Singalerfassung ein Echotrain (Gradientenechos) genutzt wird. Wenn die kontrastbestimmende Echozeit (TE, bei der $k_y = 0$ ist) des Echotrains mit dem TE der SE-Sequenz übereinstimmt, sind alle T2*-Dephasierungen durch den 180°-Puls rephasiert, und das Signal hängt von T2 ab (Abb. 2.7).

Für EPI-Bilder mit einer höheren Auflösung (höhere Matrix bei gleichem Messfeld) wird das Multi-Shot-EPI verwendet, das aus mehrfachen Anregungen mit kürzeren Echotrains besteht (segmentiertes EPI). Dadurch wird neben der besseren Auflösung auch die Stärke der Artefakte minimiert. Beim Multi-shot-EPI hat der Parameter Repetitionszeit (TR) wieder endliche Werte. Kurze TR-Zeiten bewirken einen T1-Einfluss im Bild, während lange TR-Zeiten den T1-Einfluss eleminieren.

2.5 | Vorpulse

Alle Basispulssequenzen (SE, GRE, TSE, EPI) können durch sogenannte Vorpulse erweitert werden, die vor dem eigentlichen Anregungspuls gesendet werden. Die Vorpulse können aus einem oder mehreren HF-Pulsen, zum Teil auch in Kombination mit Gradientenschaltungen (Schichtselektion, Dephasierung...), bestehen und verschiedenen Zwecken dienen, beispielsweise der Kontrastbeeinflussung, Fettsignalunterdrückung oder Blutsignalunterdrückung.

Zur Verstärkung des T1-Kontrastes kann ein 180°-Puls (Inversionspuls) eingesetzt werden. Die Längsmagnetisierung wird invertiert, und die T1-Relaxation beginnt nicht bei Null, wie nach einem 90°-Puls, sondern bei –1, d.h. der Kontrastbereich wird verdoppelt. Die Stärke des T1-Kontrastes kann durch den Abstand des Inversionspulses zum Anregungspuls, der sogenannten Inversionszeit (TI), gesteuert werden (Abb. 2.8). Außerdem kann TI so gewählt werden, dass die Magnetisierung eines Gewebes bei der Anregung gleich Null ist und somit das Signal des entsprechenden Gewebes verschwindet. So kann mit einer kurzen TI-Zeit das Fettsignal unterdrückt werden (z.B. STIR-Sequenz) oder mit einer langen TI-Zeit das Liquorsignal (z.B. FLAIR-Sequenz). Ein Inversionspuls kann mit allen Basispulssequenzen kombiniert werden. Bei segmentierten Gradienten-Echo-Sequenzen wird der Abstand zwischen Inversionspuls und der kontrastbestimmenden k-Linie ($k_y = 0$) des Shots auch als „prepulse-delay" (pp-delay) bezeichnet.

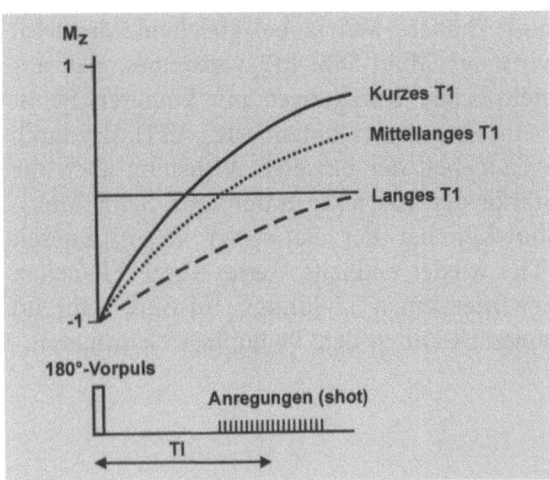

Abb. 2.8. Ein 180°-Puls invertiert die Magnetisierung (M_z). Die Inversionszeit TI ist der zeitliche Abstand zwischen dem 180°-Puls und der Messung der kontrastbestimmenden k-Linie innerhalb eines „shot". Mit TI kann sowohl der T1-Kontrast beeinflusst als auch das Signal eines Gewebes unterdrückt werden (wenn TI dem Nulldurchgang der Magnetisierung des zu unterdrückenden Gewebes entspricht)

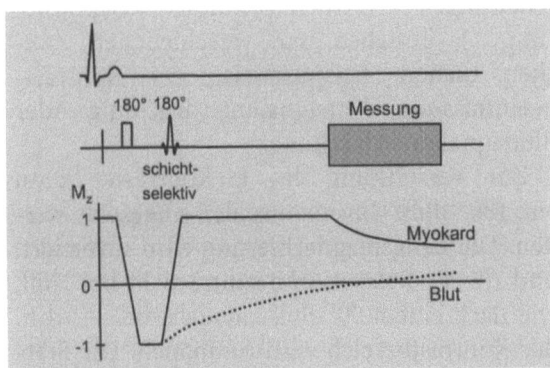

Abb. 2.9. Der Black-blood-Puls besteht aus zwei aufeinanderfolgenden 180°-Pulsen (nicht schichtselektiv/schichtselektiv). Danach ist die Magnetisierung außerhalb der Messschicht invertiert (z. B. für Blut). Die Messung der kontrastbestimmenden Daten ($k_y = 0$) der Schicht wird dann durchgeführt, wenn die Blutmagnetisierung ihren Nulldurchgang hat, d. h. Blut kein Signal gibt

Durch einen 90°-Puls kann ebenfalls eine Verstärkung des T1-Kontrastes erreicht werden. Bei EKG-getriggerten (mit dem Herzschlag synchronisierten) Messungen hängt der Relaxationszustand der Längsmagnetisierung vom RR-Abstand ab und ist deshalb bei arrhythmischen Patienten durch verschieden lange RR-Intervalle unterschiedlich. Wird in der Systole ein 90°-Puls gesendet und damit

die Längsmagnetisierung zu Null gemacht, so ist nach dem pp-delay unabhängig von Arrhythmien immer der gleiche T1-Relaxationszustand gewährleistet.

Ein weiterer in der kardiovaskulären Diagnostik verwendeter Vorpuls ist der Black-blood-Puls. Er dient dazu, das Blutsignal zu unterdrücken. Der Black-blood-Puls besteht aus einer Folge von zwei 180°-Pulsen. Der erste ist ein nicht schichtselektiver Puls (sog. Blockpuls), der im gesamten Bereich der Sendespule (bei Herzuntersuchungen der ganze Thorax) die Magnetisierung invertiert. Der zweite 180°-Puls, der unmittelbar nach dem ersten gesendet wird, ist schichtselektiv und dreht die Magnetisierung in der Messschicht wieder zurück (Abb. 2.9). Die Magnetisierung des in die Messschicht hineinfließenden Blutes beginnt zu relaxieren und ist nach einem von TR (bzw. der Herzfrequenz) abhängigen Delay gleich Null. Wenn zu diesem Zeitpunkt die kontrastrelevanten Messwerte der eigentlichen Sequenz gemessen werden, so ist das Blutsignal unterdrückt. Der Black-blood-Puls wird häufig bei TSE-Sequenzen eingesetzt (T1- und T2-Kontrast).

Durch einen speziellen Vorpuls (z. B. SPIR) kann das Fettsignal unterdrückt werden. Mit einem frequenzselektiven 90°-Puls kann ausschließlich die Magnetisierung des Fettes angeregt werden[1]. Die nun vorhandene Transversalmagnetisierung wird durch einen Gradienten dephasiert, so dass Fett weder eine Längs- noch eine Transversalmagnetisierung besitzt. Bei der darauffolgenden Anregung kann deshalb nur noch die Magnetisierung des Wassers in die Transversalebene geklappt werden

Literatur

Siehe Kapitel 3, S. 23

---

[1] Gewebswasser- und Fettprotonen haben eine geringfügig unterschiedliche Larmorfrequenz (bei 1,5 T ca. 220 Hz), da die Bindungselektronen der Moleküle das äußere Magnetfeld unterschiedlich abschirmen. Dadurch wird das Magnetfeld am Ort des Wasserstoffatomkerns, das die Larmorfrequenz bestimmt, für verschiedene Moleküle unterschiedlich modifiziert. Man bezeichnet den Unterschied in der Larmorfrequenz auch als chemische Verschiebung.

KAPITEL 3 Methoden der Magnetresonanzangiographie

BERNHARD SCHNACKENBURG

Die Vorhersage der Signalintensität von Blut im MR-Bild ist äußerst schwierig, da das Blutsignal von sehr vielen Faktoren abhängt. Dies sind einerseits technische Faktoren wie:

- Sequenztyp (SE, GRE, ...),
- Sequenzparameter (TR, TE, Flipwinkel, ...),

andererseits geometrische und physiologische Faktoren wie:

- Flussrichtung bezüglich der Bildebene (senkrecht zur bzw. innerhalb der Bildebene),
- Flussgeschwindigkeit (arteriell, venös, systolisch, diastolisch),
- Pulsation,
- Flussprofil (laminar, turbulent).

In Abhängigkeit von diesen Faktoren kann sich Blut signallos (schwarz) oder signalreich (weiß) darstellen. In der MR-Angiographie (MRA) werden überwiegend Techniken eingesetzt, die ein signalreiches MR-Bild des Blutes erzeugen. Die wichtigsten auf Gradientenechotechniken basierenden Methoden der MRA sind die Inflow- oder auch Time-of-flight-Angiographie (Inflow-MRA), die Phasenkontrastangiographie (PCA) und die kontrastmittelgestützte MR-Angiographie (CE[1]-MRA), wobei die CE-MRA in den letzten Jahren immer mehr an Bedeutung zugenommen hat.

3.1 | Inflow-MRA

Bei Gradientenechosequenzen mit hohem Flipwinkel (30°–60°) und kurzen Repetitions-

zeiten ($TR \ll T1$) wird die Längsmagnetisierung von statischem Gewebe durch wiederholte Anregungen vermindert. Durch hohe Flipwinkel wird viel Längsmagnetisierung „verbraucht", und die kurze Repetitionszeit erlaubt nur wenig T1-Relaxation. Man bezeichnet diesen Vorgang auch als Sättigung. Infolge der Sättigung der Längsmagnetisierung ist das Signal des statischen Gewebes klein. Wenn ein Blutgefäß senkrecht durch die Schicht verläuft, dann fließt ständig „frisches" ungesättigtes Blut (vorher nicht angeregt, volle Längsmagnetisierung) in die angeregte Schicht und gibt ein maximales Signal. Voraussetzung ist, dass die Geschwindigkeit (v) des Blutes so hoch ist, dass innerhalb eines TR-Intervalls das gesamte Blut wieder aus der Schicht geflossen ist ($v \times TR >$ Schichtdicke), da sonst gesättigtes (signalarmes) Blut in der Schicht zurückbleibt (Abb. 3.1). Insgesamt entsteht dadurch ein hoher Kontrast zwischen dem fließendem Blut und dem gesättigten statischen Gewebe. Kombiniert man viele sich überlappende Einzelschichten oder setzt 3D-Techniken ein, können mit der Inflow-MRA auch größere Volumina abgedeckt werden.

Man kann durch eine zusätzliche Sättigungsschicht auf einer Seite des Volumens entweder das Venensignal oder das Arteriensignal unterdrücken, da in den meisten Körperregionen venöses und arterielles Blut in entgegengesetzter Richtung fließen (siehe Abb. 3.1). Diese Sättigungsschicht wird durch einen schichtselektiven 90°-Puls erzeugt, der die Längsmagnetisierung zerstört. Die entstandene Transversalmagnetisierung wird durch einen Gradienten dephasiert. Das Blut, das aus dieser Sättigungsschicht in das Aufnahmevolumen fließt, hat keine Längsmagnetisierung, so dass nach der Anregung kein Signal entstehen kann.

---
[1] CE = Contrast Enhanced.

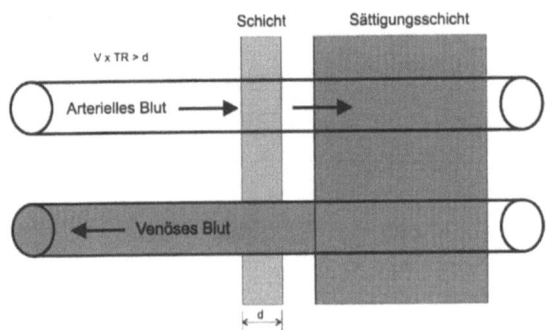

Abb. 3.1. Fließendes Blut verlässt innerhalb von TR die Messschicht, wenn $v \times TR > d$ ist (v Geschwindigkeit, d Schichtdicke). Dadurch strömt ständig ungesättigtes Blut in die Messschicht und gibt ein maximales Signal, während das statische Gewebe durch viele HF-Pulse gesättigt wird, d.h. wenig Signal liefert. Wenn venöses und arterielles Blut in entgegengesetzte Richtungen fließen, kann das Blutsignal einer Richtung (hier Venen) durch eine Sättigungsschicht unterdrückt werden

Wenn Blutgefäße nicht senkrecht zur Schicht, sondern im Extremfall langstreckig innerhalb der Schicht verlaufen, wird die Blutmagnetisierung durch viele HF-Pulse ebenfalls gesättigt, und das Blutsignal nimmt ab. Die Signalabnahme als Folge von Sättigungseffekten kann zur Vortäuschung von Stenosen führen. Bei der 3D-Technik, d.h. Volumenanregung, gibt es sogar Sättigungseffekte, wenn das Gefäß senkrecht zu den Schichten verläuft, da während der gesamten Passage des Blutes durch das Volumen HF-Pulse gesendet werden, die die Magnetisierung verbrauchen. Dadurch ist das Blut beim Eintritt in das 3D-Volumen heller als an der Stelle, an der das Blut das Volumen verlässt. Diesen unerwünschten Effekt kann man beispielsweise dadurch minimieren, dass man das Volumen in kleinere Subvolumina aufteilt, in denen die Sättigung jeweils geringer ist.

3.2 | Phasenkontrastangiographie

Die Phasenkontrastangiographie basiert darauf, dass sich Gradientenfelder (verschieden starke Magnetfelder in verschiedenen Körperregionen) unterschiedlich auf statisches Gewebe und fließendes Blut auswirken. Ein Gradient bewirkt in jedem Fall durch die ver-

schiedenen Larmorfrequenzen eine Dephasierung der Magnetisierung. Die Stärke der Dephasierung ist für statisches Gewebe und Blut unterschiedlich, da statisches Gewebe einen konstanten Wert des Magnetfeldes spürt, während Blut auf Grund seiner Bewegung unterschiedlich starken Magnetfeldern ausgesetzt ist. Die Dephasierung kann man auch als Phasenwinkel angeben (Null entspricht der positiven x-Achse). Der Phasenwinkel von statischem Gewebe ändert sich unter Einfluss eines Gradienten linear, der Phasenwinkel von Blut mit laminarem Fluss dagegen quadratisch (siehe Abb. 3.2). Die Phasenänderung des statischen Gewebes kann durch einen entgegengesetzt orientierten Gradienten gleicher Stärke und Dauer wieder rückgängig gemacht werden, da dadurch eine gleich große, jedoch entgegengesetzte Phasenänderung erzeugt wird. Die Magnetisierung des statischen Gewebes ist danach wie vorher in x-Richtung orientiert (Phasenwinkel = Null). Die beschriebene Gradientenschaltung (positiv/negativ) wird als bipolarer Gradient bezeichnet. Durch die Eigenbewegung des Blutes ist es jedoch mit einem bipolaren Gradienten nicht möglich, die entstandenen Phasenänderungen wieder rückgängig zu machen (Abb. 3.2 A). Dadurch ist der Phasenwinkel des Blutes nach einem bipolaren Gradienten verschieden von Null und proportional zur Geschwindigkeit des Blutes. Dieser Effekt kann dazu genutzt werden, die Flussgeschwindigkeit des Blutes zu bestimmen (siehe Kap. 4) oder die Blutgefäße darzustellen.

Für die Darstellung der Blutgefäße wird eine der DSA[2] vergleichbare Subtraktionstechnik verwendet, um das Signal des statischen Gewebes zu unterdrücken. Zunächst wird ein flussunempfindliches Bild aufgenommen. Dazu wird durch eine spezielle Gradientenkombination (zwei aneinandergesetzte bipolare Gradienten der Folge, z.B. positiv-negativ-negativ-positiv) die Phasenänderung des fließenden Blutes ebenfalls rückgängig gemacht (Abb. 3.2 B). Danach werden Aufnahmen mit flussempfindlichen (bipolaren) Gradienten in jeder Raumrichtung (x, y, z) gemacht (Abb. 3.3). Das statische Gewebe hat in allen vier Messungen den Phasenwinkel Null, Blut nur

---

[2] DSA = Digitale Subtraktionsangiographie.

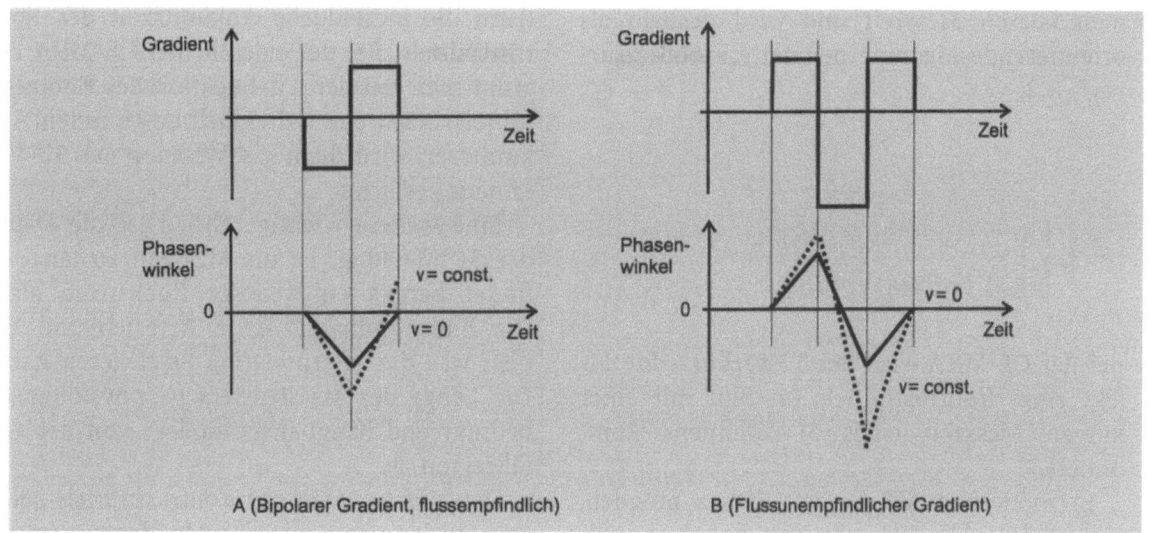

Abb. 3.2. A Ein bipolarer Gradient bewirkt für fließendes Blut (gestrichelte Kurve) eine Änderung des Phasenwinkels, während sich für statisches Gewebe (durchgezogene Kurve) Dephasierung und Rephasierung gerade aufheben (Phasen-

winkel = Null); **B** eine spezielle Gradientenschaltung bewirkt, dass sich Dephasierungs- und Rephasierungseffekte sowohl für fließendes Blut als auch für statisches Gewebe aufheben

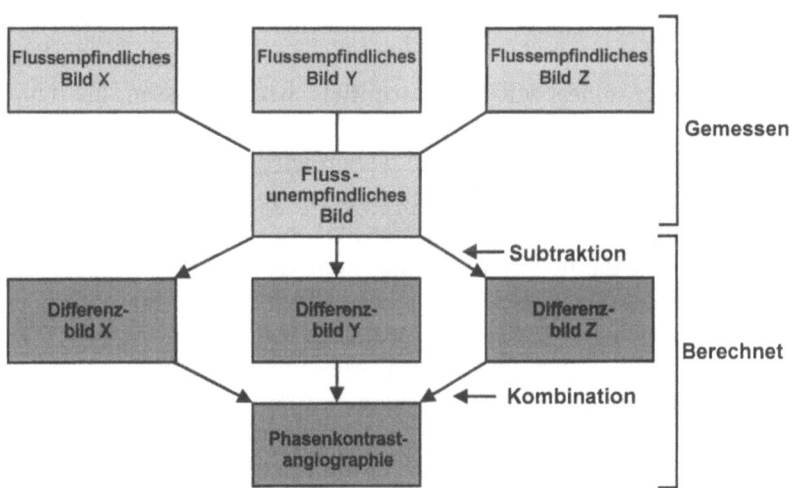

Abb. 3.3. Bei der PCA werden drei flussempfindliche Bilder (x-, y-, z-Richtung) und ein flussunempfindliches Bild gemes-

sen und dann voneinander subtrahiert. Die Kombination der drei Differenzbilder ergibt das Angiogramm

in der flussunempfindlichen Aufnahme. Bei der Subtraktion der flussempfindlichen Aufnahmen von der flussunempfindlichen Aufnahme bleibt deshalb das Signal des fließenden Blutes übrig.

Durch die vier verschiedenen Aufnahmen ist die PCA mit einer relativ langen Messzeit verbunden. Man erhält dafür aus der Addition der vier Messungen zusätzlich zur Gefäßdarstellung ein morphologisches Bild mit T1-Kontrast.

Für die Darstellung der Gefäße mittels der PCA-Methode wird bevorzugt die 3D-Gradientenechotechnik zur Abdeckung großer Volumina eingesetzt. Da die PCA eine effiziente Unterdrückung von statischem Gewebe ermöglicht, kann man jedoch sogar bei der Aufnahme einer dicken Einzelschicht (einige cm) ein verwertbares Angiogramm erhalten. Es kann aber zu Verlusten bei der Darstellung kleiner Gefäße kommen. Die 2D-Technik hat den Vorteil einer im Vergleich zu 3D-Aufnahmen kurzen Messzeit und wird deshalb als orientierende Messung benutzt („scout", „survey", …).

3.3 | Kontastmittelgestützte MR-Angiographie

Bei der CE-MRA wird der T1-verkürzende Effekt eines Kontrastmittels im Blut mit einer kurzen Messzeit eines 3D-Volumens kombiniert.

In modernen MR-Geräten ist es möglich, ein größeres 3D-Volumen mit hoher räumlicher Auflösung in ca. 10–20 s aufzunehmen. Dazu werden gespoilte Gradientenechoseqenzen (T1-Kontrast) mit kurzen TR-Zeiten (2–4 ms) eingesetzt. Die sehr kurzen TR-Zeiten führen zu einer starken Sättigung sowohl des statischen Gewebes als auch des Blutes, so dass es bei insgesamt kleinen Signalen wenig Unterschiede zwischen Blut und statischem Gewebe gibt.

Der Einsatz eines MR-Kontrastmittels bewirkt eine drastische Verkürzung der T1-Zeit des Blutes (siehe Kap. 23). Infolge dessen wird der Sättigungseffekt im Blut minimiert, so dass das Blut eine hohe Signalintensität aufweist und sich damit gut vom statischem Gewebe abgrenzt. Entscheidend für diese Technik ist die richtige zeitliche Zuordnung von Kontrastmittelinjektion (i.v.) und Messung, da bei der ersten Kreislaufpassage („firstpass") des Kontrastmittels die Konzentration und damit die T1-Verkürzung am größten ist. Misst man zu früh nach der Injektion, ist das Kontrastmittel noch nicht im Zielvolumen, d.h. es gibt keinen Kontrast. Misst man zu spät, so ist das Kontrastmittel bereits zu stark verdünnt, und der Kontrast ist nur noch gering. Um den richtigen Zeitpunkt zu bestimmen, kann ein Testbolus verwendet werden. Dazu wird gleichzeitig mit der Injektion einer kleinen Menge des Kontrastmittels (1 ml) die wiederholte Messung einer Schicht im Zielvolumen mit hoher zeitlicher Auflösung gestartet. Entweder man verfolgt diese Messung durch Echtzeitrekonstruktion am Bildschirm oder man misst ausreichend lange (ca. 1 min). Die Auswertung der Messung ergibt

dann die individuelle Ankunftszeit des Kontrastmittels. Bei der eigentlichen CE-MRA beginnt man mit der i.v.-Injektion des Kontrastmittels. Nach der individuell bestimmten Ankunftszeit wird dann die Messung des 3D-Volumens gestartet.

Eine weitere wichtige Größe ist die Dauer der 3D-Messung. Ist die Messzeit zu lang, so findet bereits ein venöser Rückstrom statt. Die Bilder enthalten dann Arterien und Venen, was die Interpretation erschweren kann. Die Länge des Messfensters ist physiologisch bedingt und hängt insbesondere von der Gefäßregion ab.

Die Injektionszeit des Kontrastmittels sollte etwa so lang sein wie das Messfenster (minimal 2/3 der Messzeit), um während der gesamten Messzeit eine gleichbleibende Konzentration des Kontrastmittels im Volumen zu gewährleisten. Wenn außerdem die kontrastrelevanten k-Linien zu Beginn der Aufnahme gemessen werden, wird zusätzlich das Venensignal unterdrückt. Zum Ende der Messzeit, wenn möglicherweise der venöse Rückstrom einsetzt, werden dann nämlich k-Linien gemessen, die hauptsächlich Informationen über die Schärfe des Bildes enthalten.

3.4 | Nachverarbeitung von MRA-Daten

Unabhängig von der verwendeten Methode der MRA erhält man nach der Rekonstruktion eine Serie von Einzelschichten, die jeweils nur Teile der Gefäße enthalten. Diese Einzelbilder können zur besseren Orientierung als Film (Cine-mode) dargestellt werden. Zusätzlich können die Datensätze auch nachverarbeitet und dreidimensional dargestellt werden.

Einen räumlichen Eindruck kann man durch eine Serie von Projektionen unterschiedlicher Projektionswinkel gewinnen. Zur Erzeugung solcher Projektionen benutzt man die „maximale Intensitäts-Projektion" (MIP), d.h. die das Volumen durchsetzenden Projektionsstrahlen übertragen die maximale Intensität (Gefäßsignal) auf die Projektionsebene (Abb. 3.4).

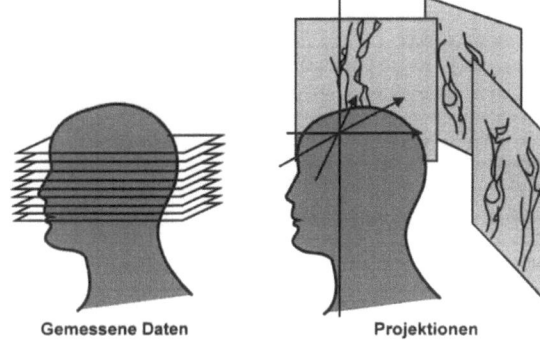

Gemessene Daten   Projektionen

Abb. 3.4. Bei der MIP-Projektion wird der 3D-Datensatz von verschiedenen Richtungen mit Projektionsstrahlen durchsetzt. Diese übertragen die maximale Intensität (meist das Gefäßsignal) auf die Projektionsebene

Eine weitere Möglichkeit besteht darin, die Tiefeninformation in geeigneter Weise auf der Oberfläche der dargestellten Gefäße zu kodieren (3D-Oberflächenrekonstruktion).

Nicht zuletzt kann bei 3D-Datensätzen auch die nachträgliche Berechnung von Schichten anderer Orientierungen, beispielsweise senkrecht zum Gefäß, zusätzliche Informationen liefern (multiplanare Reformatierung = MPR).

Literatur zu Kapitel 1–3

1. Elster AD (1994) Questions and Answers in Magnetic Resonance Imaging. Mosby-Year Book, St. Louis
2. Köchli VD, Marincek B (1998) Wie funktioniert MRI? Eine Einführung in Physik und Funktionsweise der Magnetresonanzbildgebung. Springer, Berlin Heidelberg
3. Reimer P, Parizel PM, Stichnoth F-A (1999) Klinisches MR-Imaging. Springer, Berlin Heidelberg
4. Reiser M, Semmler W (1997) Magnetresonanztomographie. Springer, Berlin Heidelberg
5. Rinck PA (1993) Magnetic Resonance in Medicine, Blackwell Scientific Publications, Oxford
6. Vlaardingerbroek MT, den Boer JA (1999) Magnetic Resonance Imaging, Theory and Practice. Springer, Berlin Heidelberg

KAPITEL 4 Methoden der Flussmessung

PETER GATEHOUSE und DAVID FIRMIN

4.1 | Einführung

Der Blutfluss wird von vielen Faktoren, wie z. B. dem Zustand des Vaskularbetts, der Myokardfunktion, der Pulsatilität sowie der Gefäßgeometrie und -compliance, beeinflusst. Um die Zusammenhänge zwischen Blutfluss und kardiovaskulären Erkrankungen besser verstehen zu können, gibt es verschiedene Methoden zur Bestimmung des Flusses in vivo. Die meisten dieser Methoden sind jedoch entweder invasiv oder gar destruktiv, so dass ein Bedarf an einer flexiblen und präzisen nichtinvasiven Technik zur In-vivo-Blutflussmessung besteht [2, 8, 22, 27, 28]. Mit der Magnetresonanztomographie können zwei Effekte genutzt werden, die das MR-Signal beeinflussen, nämlich Time-of-flight-Effekte (siehe Kap. 2) und Phasenverschiebungen. Da die meisten klinischen Anwendungen auf Phasenkontrasttechniken beruhen [17, 21, 26], die auf kommerziellen MR-Geräten verfügbar sind und sich durch eine hohe Genauigkeit und Robustheit auszeichnen, wird dieses Kapitel ausschließlich auf die Phasenkontrasttechniken eingehen.

Als alternative nichtinvasive Methode zur Bestimmung des Blutflusses steht der Doppler-Ultraschall zur Verfügung; die Magnetresonanztomographie hat jedoch eine Reihe von Vorteilen. Insbesondere die freie Schichtorientierung erlaubt die Messung des Flusses in jeder Richtung. Durch die gleichzeitige Bestimmung der Geschwindigkeit für alle Pixel in der Abbildungsebene ist es möglich, auch das Flussvolumen zu erfassen, da sowohl die mittlere Flussgeschwindigkeit als auch die Fläche des Gefäßes zur Verfügung stehen. Dies ist mit der Dopplerechokardiographie insbesondere bei komplexen Flussmustern nur einge-

schränkt möglich. Mit einer einzigen Messung können die Geschwindigkeitskomponenten des Flusses in allen drei räumlichen Dimensionen zeitlich aufgelöst erfasst werden, so dass diese Technik besonders zur exakten Analyse des Flusses in menschlichen kardiovaskulären Systemen geeignet ist [16, 19]. Dies ist besonders wichtig, da der Blutfluss in den Herzhöhlen, in torquiert verlaufenden Gefäßabschnitten oder im Bereich von Gefäßgabelungen sehr komplex sein kann und Flussanteile in verschiedenen Richtungen enthält. Ein bisheriger Vorteil der Dopplermessungen ist die Darstellung der Blutgeschwindigkeit in Echtzeit, dies ist jedoch für die Magnetresonanztomographie in naher Zukunft ebenfalls zu erwarten.

4.2 | Grundlagen der Phasenkontrastgeschwindigkeitsmessung

Die Methode der Phasenkontrastgeschwindigkeitsmessung basiert auf dem Prinzip, dass nach einer RF-Anregung das Signal von Gewebe, das sich entlang der Richtung eines Gradienten bewegt, eine bewegungsabhängige Phasenverschiebung erfährt. Da das MR-Signal aus drei Komponenten (Frequenz, Amplitude und Phase) besteht, die zur Bildrekonstruktion verwendet werden, ist es möglich, mit Hilfe spezieller Sequenzen Phasenverschiebungen zu erkennen. Hierzu wird ein bipolarer Gradient genutzt, der für eine bestimmte Zeit geschaltet und nach einem gewissen Intervall erneut für die gleiche Dauer in entgegengesetzter Richtung eingeschaltet wird. Ein solcher Puls hat auf unbewegtes Gewebe keinen Einfluss, bei bewegtem Gewebe produziert dieser bipolare Puls jedoch eine geschwindigkeitsabhängige Phasenverschiebung des Signals (Abb. 4.1.)

Da nicht nur die Flussgeschwindigkeit, sondern auch andere Faktoren eine Phasenverschiebung induzieren können, werden üblicherweise zwei Bilder mit verschiedenen Gradientenschaltungen erstellt, wobei nur bei einer Messung der bipolare Gradient genutzt wird. Die resultierenden Phasen werden für jeden Pixel voneinander subtrahiert und so die nichtgeschwindigkeitsabhängigen Phasenverschiebungen, die in beiden Bildern enthalten sind, genullt (Abb. 4.2.) Dieses Subtraktionsverfahren wird als Phasenkontrasttechnik bezeichnet.

Durch entsprechende Einstellung der Gradienten kann die Blutflussgeschwindigkeit in allen drei Raumrichtungen gemessen werden [23]. Dabei wird durch Messung in der schichtselektiven Richtung die Geschwindigkeit durch die Ebene hindurch bestimmt („through plane velocity"), während eine Flusssensitivität in Frequenz- oder Phasenkodierrichtung den vertikalen oder horizontalen Fluss in der Abbildungsschicht ergibt („inplane velocity"). In einem typischen Flussbild (Abb. 4.3) wird stationäres Gewebe, das keine Phasenverschiebung hat, als grau und fließendes Blut mit einer Phasenverschiebung – je nach Geschwindigkeit und Richtung – heller oder dunkler kodiert.

Die bipolaren Gradienten (siehe Abb. 4.2), die der zweiten Messung zur Flusskodierung hinzugefügt werden, führen zu einer definier-

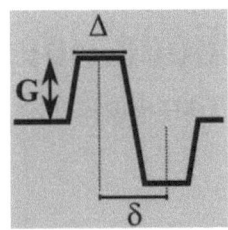

Abb 4.2. Typischer bipolarer Gradient zur Geschwindigkeitskodierung. Die geschwindigkeitsabhängige Phasenverschiebung beträgt $\varphi = \gamma G \Delta \delta v$ mit γ als konstantem gyromagnetischen Verhältnis und G, Δ und δ ebenfalls konstant für eine gegebene Sequenz mit gegebenen Gradientenstärken und -dauern

ten Phasenverschiebung, die berechnet werden kann als: $\varphi = \gamma G \Delta \delta v$, wobei γ das (konstante) gyromagnetische Verhältnis darstellt und die Gradientenstärken und -dauern G, Δ und δ für eine gegebene Sequenz ebenfalls Konstanten sind.

Die Phasenverschiebung φ ist linear proportional zur Geschwindigkeit v. Einerseits sollte die eingestellte Geschwindigkeit (Flusskodierung) möglichst große Phasenveränderungen (mehrere 10er-Grade) ergeben, um exakte In-vivo-Flussmessungen zu erhalten. Andererseits führen jedoch Geschwindigkeiten, die φ über ±180 Grad (±π radians) auslenken, zum Effekt des „aliasing" (siehe Kap. 16), da z.B. 190° und 10° nicht unterschieden werden können.

Um diese zwei Limitationen zu berücksichtigen, müssen die erwarteten Geschwindigkeiten so genau abgeschätzt werden, dass eine geeignete Flusssensitivität schon vor der MR-Messung eingestellt werden kann. Bei pulsatilem Fluss kann bei einigen Geräten das Velocity-encoding für jeden Herzzyklus einzeln eingestellt und so ein höherer systolischer und ein niedrigerer diastolischer Fluss verwendet werden [3].

4.3 | Flussgeschwindigkeit und Pulssequenzen

Prinzipiell können phasenkodierte Messungen mit jeder Pulssequenz durchgeführt werden, es ist jedoch wichtig, dass das Blut signalgebend ist, da eine reine Phasenverschiebung

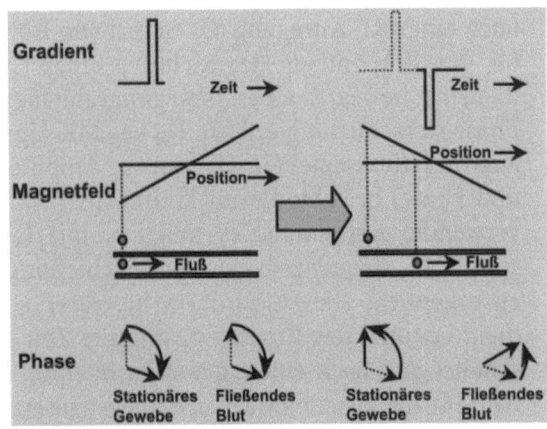

Abb. 4.1. Schemazeichnung eines bipolaren Pulses, der zu einer geschwindigkeitsabhängigen Phasenverschiebung von bewegtem Gewebe führt

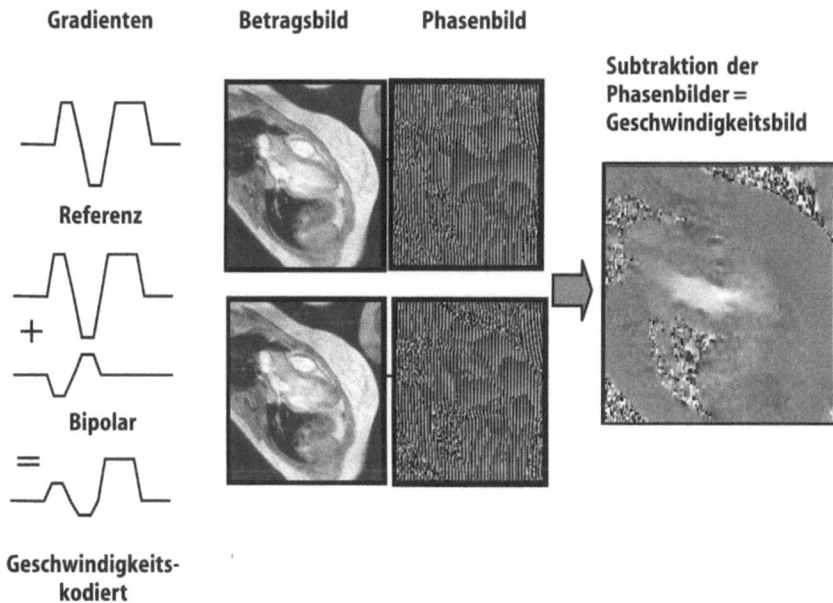

Gradienten **Betragsbild** **Phasenbild**

Referenz

+

Bipolar

=

**Geschwindigkeits-
kodiert**

**Subtraktion der
Phasenbilder =
Geschwindigkeitsbild**

Abb. 4.3. Es werden zwei Bildakquisitionen mit anschließender Phasensubtraktion durchgeführt, um ein Phasenkontrastbild zu erhalten

ohne Amplitude bedeutungslos ist. Deshalb werden keine konventionellen Spinechosequenzen genutzt, sondern die Flussmessungen üblicherweise mit Gradientenechosequenzen kombiniert. Bei diesen handelt es sich in der klinischen Routine meist um EKG-getriggerte Cine-Aufnahmen, die während eines Atemstoppmanövers durchgeführt werden [11, 22, 29]. Zur Vermeidung einer Phasendispersion durch unterschiedliche Flussgeschwindigkeit innerhalb eines Pixels werden geschwindigkeitskompensierte Sequenzen genutzt. Diese Modifikationen benötigen ebenso wie die Wiederholung der Messung mit den bipolaren Gradienten eine längere Messzeit, so dass üblicherweise lediglich eine Geschwindigkeitsrichtung pro Atemstopp gemessen wird. Auch dann ist es jedoch oft erforderlich, die Segmentationsdauer für jede Herzphase innerhalb des Herzzyklus zu verlängern, was zu einer geringeren zeitlichen Auflösung und einer Glättung der Flusskurven führt [25]. Eine Möglichkeit, die zeitliche Auflösung und Flusswellenform zu verbessern, ist die „Viewsharing"-Methode [10], bei der Daten aus der vorhergehenden und folgenden Herzphase genutzt werden. Bei prospektiver Triggerung besteht das Problem, dass enddiastolische Anteile des Herzzyklus oft nicht akquiriert werden.

Dies kann durch die Anwendung von retrospektivem Gating mit kontinuierlicher Aufzeichnung des EKG (siehe Kap. 5) umgangen werden.

Auch mit flusskompensierten Sequenzen kann der flussabhängige Signalverlust zu einer Störung der Geschwindigkeitsmessung führen. Insbesondere Bildpunkte, die sich aus verschiedenen Geschwindigkeiten zusammensetzen, enthalten in dem flusssensitiven Bild – das nicht flusskompensiert werden kann, da dann auch die Geschwindigkeitskodierung verloren ginge – nur niedriges Signal. Ein weiteres Problem ist, dass die Schichtdicke üblicherweise ein Vielfaches der Auflösung in der Schicht beträgt und somit Geschwindigkeitsunterschiede in verschiedenen Bildebenen einen großen Einfluss haben können. Eine Möglichkeit, diesen Effekt zu reduzieren, ist die Veränderung der Schichtorientierung. Eine weitere Schwierigkeit besteht bei der Messung von turbulenten oder komplexen Flussphänomenen, wie z.B. Veränderungen der Geschwindigkeit (Beschleunigung), da es dann geschwindigkeitsunabhängig zu einer Phasenverschiebung innerhalb eines Bildpunktes kommt und so das Flusssignal verloren geht. Diese Fehler nehmen exponentiell mit der Dauer des Gradientenpulses zu [5, 9],

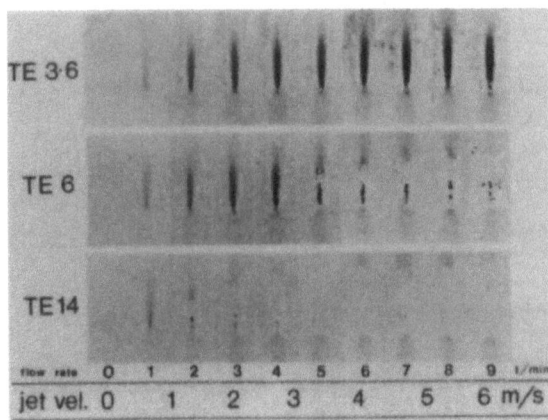

Abb. 4.4. In-vitro- Geschwindigkeitsmessungen eines Jets, der durch eine Teststenose fließt. Dunklere Pixel entsprechen schnelleren Geschwindigkeiten. Von links nach rechts sind ansteigende Geschwindigkeiten eingestellt. Die Bedeutung der Echozeiten (unten: 14 ms; Mitte: 6,0 ms; oben: 3.6 ms) wird deutlich. Nur bei einer kurzen Echozeit sind hohe Geschwindigkeiten noch messbar nach [14]

so dass kurze Echozeiten für Flussmessungen unabdingbar sind. Dies kann insbesondere beim Vergleich verschiedener messbarer Flussgeschwindigkeiten in vitro erkannt werden (Abb. 4.4; [14]). Bei einer Echozeit von 14 ms sind Geschwindigkeiten von 2 m/s kaum messbar, Geschwindigkeiten von mehr als 6 m/s erfordern schon Echozeiten von weniger als 3,6 ms. Bei derartig kurzen Echozeiten kann der durch die Turbulenz induzierte Signalverlust ausgeglichen und eine genaue Geschwindigkeitsbestimmung vorgenommen werden. Weitere Fehlermöglichkeiten sind in Kapitel 19 diskutiert.

Eine Möglichkeit, die Genauigkeit der Flussmessungen zu verbessern, besteht darin, mehrere Messungen mit verschiedenen Flusssensitivitäten durchzuführen. Dieser Ansatz ist als „Fourier velocity imaging" bekannt [1, 13, 15], er benötigt jedoch sehr schnelle Bildgebungssequenzen, um adäquate Messzeiten zu erreichen.

4.4 | Schnelle Bildgebungssequenzen

Bei der Messung von Flussgeschwindigkeiten mit schnellen Bildgebungssequenzen müssen insbesondere der flussabhängige Signalverlust und die flussabhängige Verzerrung vorsichtig beobachtet werden. Auch hier können ultrakurze Echozeiten und flusskompensierte Gradientenpulse zu einer Verringerung möglicher Fehler führen, allerdings sind diese Methoden nur teilweise mit schnellen Bildgebungssequenzen, wie Echo-Planar-Imaging (EPI) oder Spiralsequenzen, kompatibel. Diese Techniken würden jedoch zu einer Verbesserung der zeitlichen Auflösung und des Signal/Rausch-Verhältnisses führen [4, 6, 7, 18, 24]. Zum derzeitigen Zeitpunkt wurden Flussmessungen noch nicht mit „steady state free precession" (SSFP) kombiniert, so dass in der Routine die segmentierte Turbogradientenechotechnik als robusteste und schnellste Methode zum Einsatz kommt. Eine Verkürzung der Messzeit würde die Messung verschiedener Flussrichtungen während eines Atemstoppmanövers erlauben oder sogar ungetriggerte Echtzeitmessungen ermöglichen. Eine weitere Beschleunigung ist der Austausch der schichtselektiven RF-Anregung durch eine enge zylindrische Anregung, die innerhalb des Gefäßes positioniert wird und lokalisierte Flussmessungen, z.B. der Klappen [20] oder Pulswellengeschwindigkeit [12], ermöglichen. Die Anwendung dezidierter kardiovaskulärer MR-Systeme sollte in naher Zukunft all diese Möglichkeiten deutlich verbessern.

| Literatur

1. Bittoun J, Bourroul E, Jolivet O, Idy-Peretti I, Mousseaux E, Tardivon A, Peronneau P (1993) High-precision MR velocity mapping by 3D-Fourier phase encoding with a small number of encoding steps. Magn Reson Med 29:674–680
2. Bryant DJ, Payne JA, Firmin DN, Longmore DB (1984) Measurement of flow with NMR imaging using a gradient pulse and phase difference technique. J Comput Assist Tomogr 8:588–593
3. Buonocore MH (1993) Blood flow measurement using variable velocity encoding in the RR interval. Magn Reson Med 29:790–795
4. Debatin JF, Leung DA, Wildermuth S, Botnar R, Felblinger J, McKinnon GC (1995) Flow quantitation with echo-planar phase-contrast velocity mapping: in vitro and in vivo evaluation. J Magn Reson Imaging 5:656–662
5. Duerk JL, Simonetti OP, Hurst GP (1990) Modified gradients for motion suppression: variable

echo time and variable bandwidth. Magn Res Imaging 8:141–151

6. Eichenberger AC, Schwitter J, McKinnon GC, Debatin JF, von Schulthess GK (1995) Phase-contrast echo-planar MR imaging: real-time quantification of flow and velocity patterns in the thoracic vessels induced by Valsalva's maneuver. J Magn Reson Imaging 5:648–655

7. Firmin DN, Klipstein RH, Hounsfield GL, Paley MP, Longmore DB (1989) Echo-planar high-resolution flow velocity mapping. Magn Reson Med 12:316–327

8. Firmin DN, Nayler GL, Klipstein RH, Underwood SR, Rees RSO, Longmore DB (1987) In vivo validation of magnetic resonance velocity imaging. J Comput Assist Tomogr 11:751–756

9. Firmin DN, Nayler GL, Kilner PJ, Longmore DB (1990) The application of phase shifts in NMR for flow measurement. Magn Reson Med 14:230–241

10. Foo TK, Bernstein MA, Aisen AM, Hernandez RJ, Collick BD, Bernstein T (1995) Improved ejection fraction and flow velocity estimates with use of view sharing and uniform repetition time excitation with fast cardiac techniques. Radiology 195:471–478

11. Haacke EM, Lenz GW (1987) Improving MR image quality in the presence of motion by using rephasing gradients. Am J Roentgenol 148:1251–1258

12. Hardy CJ, Bolster BD Jr, McVeigh ER, Iben IE, Zerhouni EA (1996) Pencil excitation with interleaved fourier velocity encoding: NMR measurement of aortic distensibility. Magn Reson Med 35:814–819

13. Herment A, Mousseaux E, Jolivet O, DeCesare A, Frouin F, Todd-Pokropek A, Bittoun J (2000) Improved estimation of velocity and flow rate using regularized three-point phase-contrast velocimetry. Magn Reson Med 44:122–128

14. Kilner PJ, Firmin DN, Rees RSO, Martinez J, Pennell DJ, Mohiaddin RH, Underwood SR, Longmore DB (1991) Valve and great vessel stenosis: Assessment with MR jet velocity mapping. Radiology 178:229–235

15. Lee AT, Pike GB, Pelc NJ (1995) Three-point phase-contrast velocity measurements with increased velocity-to-noise ratio. Magn Reson Med 33:122–126

16. Mohiaddin RH (1995) Flow patterns in the dilated ischaemic left ventricle studied by magnetic resonance imaging with velocity vector mapping. J Magn Reson Imag 5:493–498

17. Mohiaddin RH, Longmore DB (1993) The functional aspects of cardiovascular magnetic resonance imaging: techniques and applications. Circulation 88:264–28

18. Mohiaddin RH, Gatehouse PD, Firmin DN (1995) Exercise-related changes in aortic flow measured with spiral echo-planar MR velocity mapping. J Magn Reson Imaging 5:159–163

19. Mohiaddin RH, Yang GZ, Kilner PJ (1994) Visualization of flow by vector analysis of multidirectional cine magnetic resonance velocity mapping. J Comput Assist Tomogr 18:383–392

20. Mohiaddin RH, Gatehouse PD, Henien M, Firmin DN (1997) Cine MR Fourier velocimetry of blood flow through cardiac valves: comparison with Doppler echocardiography. J Magn Reson Imaging 7:657–663

21. Mostbeck GH, Caputo GR, Higgins CB (1992) Magnetic resonance measurement of blood flow in the cardiovascular system. Am Journ Roentgen 159:453–461

22. Nayler GL, Firmin DN, Longmore DB (1986) Blood flow imaging by cine magnetic resonance. J Comput Assist Tomogr 10:715–722

23. Pelc NJ, Bernstein MA, Shimakawa A, Glover GH (1991) Encoding strategies for three-direction phase-contrast MR imaging of flow. J Magn Reson Imaging 1:405–413

24. Pike GB, Meyer CH, Brosnan TJ, Pelc NJ (1994) Magnetic resonance velocity imaging using a fast spiral phase contrast sequence. Magn Reson Med 32:476–483

25. Polzin JA, Frayne R, Grist TM, Mistretta CA (1996) Frequency response of multi-phase segmented k-space phase-contrast. Magn Reson Med 35:755–762

26. Rebergen SA, van der Wall EE, Doornbos J, de Roos A (1993) Magnetic resonance measurement of velocity and flow: technique, validation and cardiovascular applications. Am Heart J 126:1439–1456

27. van Dijk P (1984) Direct cardiac NMR imaging of heart wall and blood flow velocity. J Comput Assist Tomogr 8:429–436

28. Walker MF, Souza SP, Dumoulin CL (1988) Quantitative flow measurement in phase contrast MR angiography. J Comput Assist Tomogr 12:304–313

29. Young IR, Hall AS, Bryant DJ, Thomas DGT, Gill SS, Dubowitz LMS, Cowan F, Pennock JM, Bydder GM (1988) Assessment of brain perfusion with MR imaging. J Comput Assist Tomogr 12:721–727

KAPITEL 5 Einführung in die Bewegungs-unterdrückung bzw. -korrektur

AXEL BORNSTEDT

Idealerweise bewegt sich während einer Magnetresonanzaufnahme das abzubildende Objekt nicht. Bewegung führt zu Artefakten im Bild wie z.B. Unschärfe („blurring") und Mehrfachkonturen in Phasenkodierrichtung („ghosting"). Deshalb müssen geeignete Maßnahmen getroffen werden, um Bewegung zu verhindern und Bewegungseffekte zu unterdrücken oder zu korrigieren.

Bei der kardialen Magnetresonanztomographie treten drei Bewegungstypen auf, die die Bildgebung erschweren oder sogar unmöglich machen können.

5.1 Patientenbewegung

Durch geeignete Lagerung und Motivation sollte erreicht werden, dass der Patient während und zwischen den Untersuchungen seine Position möglichst wenig verändert (siehe Kap. 6).

5.2 Herzschlag

Um die Bildgebung auf die Bewegung des Herzens zu synchronisieren und Bewegungsartefakte zu minimieren, wird während der Untersuchung des Patienten ein EKG abgeleitet und auf die R-Zacke des Signals getriggert. Dies kann schwierig sein, weil durch das starke Magnetfeld das EKG verändert wird und z.B. die T-Welle vergrößert ist. Wichtig ist hierbei eine gute Qualität des Signals (siehe auch Kap. 6 und Kap. 26), so dass das MR-Gerät in der Lage ist, jede R-Zacke zu detek-

tieren. Eine unzureichende Erkennung der R-Zacken führt zu einer Vielzahl von Akquisitionsproblemen:

- Messzeitverlängerung: Wenn Herzschläge für die Messung ausgelassen werden, verlängert sich die Messzeit. Dies ist besonders bei Aufnahmen in Atemanhaltetechnik ungünstig, da eventuell die tolerierte Atemanhaltedauer überschritten wird und der Patient während der Messung atmen muss. Meist werden die Bilder dann durch Bewegungsartefakte unbrauchbar.
- Informationsverlust: Beim Verfolgen von Kontrastmittelboli, z.B. bei First-Pass-Perfusionsmessungen, enthält jeder einzelne Herzschlag wichtige Informationen, die verloren gehen, falls wegen Triggerproblemen Herzschläge ausgelassen werden und zu dem entsprechenden Zeitpunkt kein Bild akquiriert werden kann.
- Bildartefakte: Werden R-Zacken nicht erkannt, ändert sich die effektive Repetitionszeit, und die Magnetisierung der Spins gerät während der Messung aus ihrem Gleichgewichtszustand. Dies führt zu starken, unerwünschten Signalintensitätsschwankungen.

Die R-Zacke kann für zwei Arten der Bewegungsunterdrückung genutzt werden: Das prospektive „triggering" und das retrospektive „gating". Beim prospektiven Triggering wird jeweils nach einem frei einstellbaren Zeitintervall (Trigger-delay) hinter der R-Zacke ein Teil des Bildes akquiriert. Das Trigger-delay kann so gewählt werden, dass die Akquisition zu einem Zeitpunkt stattfindet, in dem sich das Herz möglichst wenig und langsam bewegt. In vielen Fällen ist die Enddiastole ein geeigneter Zeitpunkt. Bei Mehrphasenaufnahmen, die einen ganzen Herzzyklus im Verlauf zeigen, wird das Trigger-delay auf die kürzest mögliche Zeit eingestellt, es verbleibt jedoch immer ein kurzer Zeitraum um die R-Zacke, während dessen keine Bildgebung erfolgt. Eine alternative Methode ist das retrospektive Gating, das insbesondere bei Cine-mode-Aufnahmen angewendet wird, wenn der komplette Herzzyklus vollständig abgetastet werden soll. Hierbei werden kontinuierlich k-Raumlinien akquiriert. Für jede k-Raumlinie wird außerdem gespeichert, zu welcher Herzphase bzw. welchem Zeitpunkt nach der R-Zacke sie akquiriert wurde. Nach der Messung, während der Bilddatenrekonstruktion, werden die k-Linien nach diesen Zeiten sortiert und zu Herzphasen zusammengefasst. So entsteht jedes Bild einer Herzphase nur aus k-Linien, die zur gleichen Zeit im RR-Intervall gemessen wurden. Während die retrospektive Methode den Vorteil hat, dass immer der gesamte Herzzyklus erfasst wird und durch die kontinuierliche Datenaufnahme Steady-state-Bedingungen vorherrschen, hat sie jedoch den Nachteil, dass sie nicht mit Möglichkeiten der Kontrastbeeinflussung (z. B. durch Vorpulse) kombiniert werden kann.

Weiterhin ist es zur Vermeidung von Bewegungsunschärfe wichtig, die Akquisitionszeit pro Bild pro Herzschlag klein zu halten, da die Bilder sonst, ähnlich wie beim Photographieren mit zu langer Belichtungszeit, unscharf werden. Je nach Fragestellung können 20–120 ms eine geeignete Akquisitionsdauer sein. Die kurzen Zeiten sind z. B. notwendig für Koronararteriendarstellungen, die langen

eignen sich etwa zur Darstellung von Tumoren.

Diese Trigger- oder Gating-Verfahren funktionieren gut, solange die Patienten einen Sinusrhythmus haben. Bei gelegentlich auftretenden Arrhythmien und Extrasystolen (Abb. 5.1) kann das MR-Gerät die während eines unregelmäßigen Herzschlages aufgenommen Daten verwerfen und die Messung zum übernächsten Herzschlag wiederholen („arrhythmia rejection"). Als Kriterium für die Ablehnung der Messdaten dient hier die prozentuale Abweichung von der eingestellten Soll-Herzfrequenz. Bei starker Arrhythmie ist es eventuell nötig auf ungetriggerte Echtzeitbildgebung auszuweichen (s. Kap. 24).

5.3 | Atmung

Die Atemfrequenz eines Erwachsenen beträgt ca. 12 Atemzüge pro Minute. Hierbei bewegt sich das Herz in allen drei Raumrichtungen, wobei allerdings die kraniokaudale Bewegung überwiegt [3]. Die Herzspitze, die direkt auf dem Zwerchfell aufliegt, bewegt sich während eines Atemzuges durchschnittlich um ca. 19 mm, die Basis nur um etwa 12 mm in kraniokaudaler Richtung.

■ Die einfachste Art, die Atembewegung zu unterdrücken, ist die *Atemstopptechnik*, bei der der Patient in einer definierten Atemlage die Luft anhält. Dabei ist, je nach Gesundheitszustand der Patienten, ein Atemstopp von 8–20 s gut anwendbar. Meist werden die Messungen in Exspiration durchgeführt, da dann die Atemlage deutlich besser reproduzierbar ist als in Inspiration. Dies ist besonders wichtig, wenn in aufeinanderfolgenden Messungen lückenlose Schichten akquiriert werden sollen. Nachteilig ist dabei allerdings, dass die Luft weniger lang als in Inspiration angehalten werden kann.
Ein Problem bei hochaufgelösten Aufnahmen in Atemanhaltetechnik kann die unwillkürliche, durch den Patienten nicht zu beeinflussende Drift des Zwerchfells während der Messung sein. Ein weiteres Problem ist, dass eine Verlängerung des Atemstopps nicht möglich ist und insbesondere

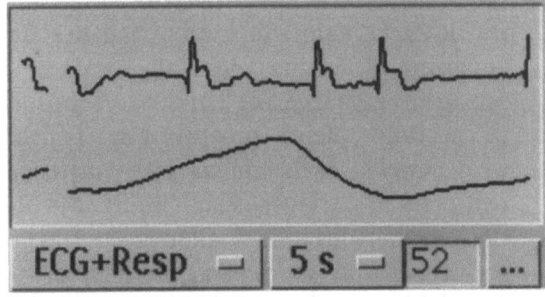

Abb. 5.1. Patientenmonitor: Er dient zur Überwachung und zeigt wichtige Informationen zur Wahl bewegungsabhängiger Bildgebungsparameter. Dabei entspricht die obere Linie dem Einkanal-EKG mit Rhythmusstreifen, die untere Linie der Atemlage

bei älteren oder schwer kranken Patienten die Dauer des Atemstopps noch weiter reduziert weden muss. Eine solch kurze Datenakquisitionsdauer reicht jedoch für hochaufgelöste Bilder nicht aus. Vorteilhaft ist dagegen die kurze Gesamtmesszeit bei dieser Technik.

■ Eine alternative Möglichkeit, den Einfluss der Atmung auf die Bildgebung zu minimieren, ist die durch *Atemsensoren* gesteuerte Messung. Hierbei wird auf dem Bauch des Patienten ein drucksensitives Kissen befestigt, mit dem die Atmung überwacht und gemessen wird. Die Messung kann durch das Atemkissen getriggert werden, so dass die Datenakquisition jeweils am Anfang der Exspiration einsetzt und in diesem Zustand Daten für eine oder für mehrere Schichten gewonnen werden. Danach wird wieder auf die nächste Exspirationsphase gewartet. Eine andere Variante steuert die Phasenkodierung in Abhängigkeit von der gemessenen Atemlage (PEAR: *„phase encoding artifact reduction"*, ROPE: *„respiratory ordered phase encoding"*). Um Bildartefakte zu minimieren, werden hierbei die zentralen k-Linien in der Exspirationsphase gemessen (siehe auch Kap. 26). Der Atemsensor kann auch zum Gating benutzt werden. Dabei werden nach Beginn der Exspirati-

on für einen wählbaren Zeitraum („gatewidth") Bilddaten aufgenommen. Durch das Gating verlängert sich allerdings die Messzeit leicht um den Faktor 2–4 gegenüber einer Messung ohne Gating.

Die hier beschriebenen Techniken mit Atemsensoren sind durch die Genauigkeit der Sensoren und die nichtlineare Beziehung zwischen der Bauch- und der Zwerchfellbewegung limitiert.

■ Untersuchungen, bei denen die Anforderungen an die räumliche Auflösung höher sind, wie z.B. Koronarangiographien, bedienen sich aufwendigerer *Navigatorverfahren*, mit denen die Atemposition direkt am Zwerchfell gemessen werden kann. Beim *Navigatorecho* wird ein eindimensionales MR-Signal des Zwerchfells mit einer räumlichen Auflösung von ca. 1 mm erzeugt und damit die Grenze zwischen Zwerchfell und Lunge dargestellt (Abb. 5.2).

Ein Navigatorecho kann auf verschiedene Arten erzeugt werden: Mit einem zweidimensionalen Hochfrequenzpuls mit niedrigem Anregungswinkel kann man ein zylinderförmiges Volumen anregen und dann sein Gradientenecho auslesen, oder man kann eine Spinechomessung durchführen, bei der die schichtselektiven Gradienten während der Hochfrequenzpulse

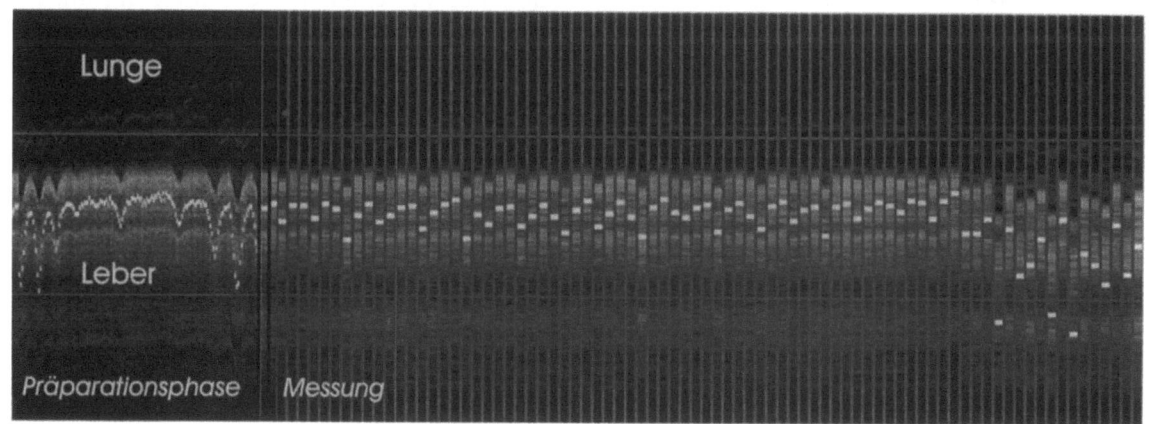

Abb. 5.2. Navigatorkontrollanzeige: In der Präparationsphase folgen die Navigatorechos in kurzem zeitlichen Abstand aufeinander, um die Atemkurve möglichst genau abzutasten und die endexspiratorische Atemlage exakt zu ermitteln. Während der Messung wird nur noch ein Navigatorecho pro Herzschlag, direkt vor der Bilddatenakquisition, gemessen. Die weißen Punkte zeigen den Verlauf der detektierten Zwerchfellbewegung an. Der Maßstab der Verlaufskurve ist in Relation zum darunterliegen Graustufenbild der Lungen-Leber-Grenze zwecks besserer Erkennbarkeit um den Faktor 4 vergrößert

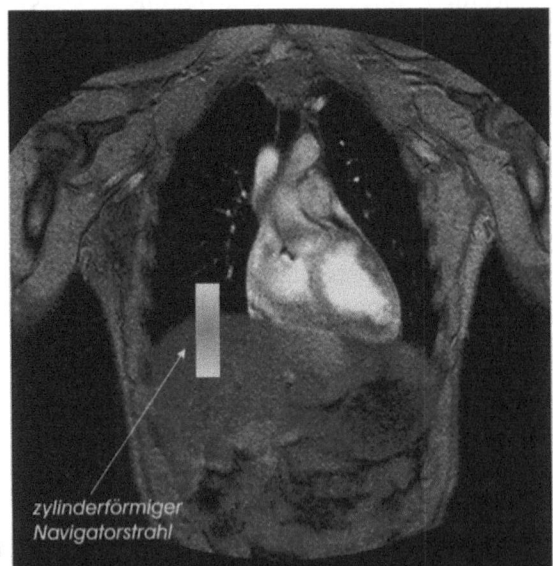

zylinderförmiger
Navigatorstrahl

a

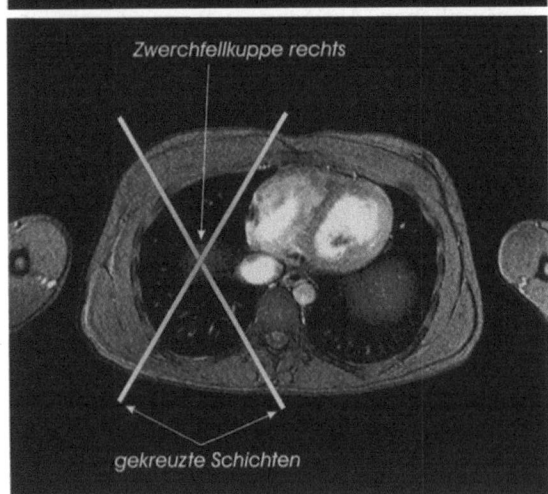

Zwerchfellkuppe rechts

gekreuzte Schichten

b

Abb. 5.3. a Navigatorplanung: Zylinderförmiger Navigator-strahl durch die Kuppe der rechten Zwerchfellseite; **b** Spin-echonavigator durch die Kuppe der rechten Zwerchfellseite

sicherstellen, dass nur Informationen aus einem stabförmigen Schnittvolumen zwei-er gekreuzter Schichten zum Navigatoречho beitragen. Bei der zweiten Methode muss darauf geachtet werden, dass die Schichten nicht durch das Herz (bzw. das abzubildende Volumen) gelegt werden, da die hohen Anregungswinkel beim Spin-echo zu Sättigungseffekten im Gewebe führen und damit die Bildgebung beein-trächtigen. Demgegenüber ist es mit der ersten Methode möglich, den Navigator im Herzen selbst zu platzieren; dieser An-satz befindet sich jedoch noch im Stadi-um der Erprobung. Bei der Planung der

Messung wird gewöhnlich ein zu mes-sender Navigatorstrahl (Durchmesser ca. 30 mm) in kraniokaudaler Orientierung durch die Kuppe der rechten Zwerchfell-seite platziert (s. Abb. 5.3).

■ Prospektive Navigatortechnik

Bei der prospektiven Navigatortechnik wird ein exspiratorisches Gating-Fenster (üblicher-weise etwa 5 mm) festgelegt. Vor der eigentli-chen Bildgebung wird in einer Präparations-phase die exspiratorische Atemlage, die für die Messung als Referenz dient, ermittelt. Während der Messung wird bei jedem Herz-schlag direkt vor der Bilddatenakquisition ein Navigatorprofil erstellt, mit dem Referenzpro-fil kreuzkorreliert und die aktuelle Abwei-chung von der Referenzposition bestimmt. Liegt die Abweichung im Bereich des vorher bestimmten Gating-Fensters, werden die Da-ten akzeptiert, andernfalls werden sie verwor-fen und beim nächsten Herzschlag reakqui-riert. Diese Technik bezeichnet man als „navi-gator gating". Eine Erweiterung davon stellt die Navigatorkorrektur in Echtzeit dar. Hier-bei wird die gemessene Abweichung der Atemlage von der Referenzlage dadurch aus-geglichen, dass die schichtbestimmenden Pa-rameter der bildgebenden Sequenz jeweils di-rekt vor der Akquisition angepasst werden. Da das Herz sich nicht im gleichen Maße be-wegt wie das Zwerchfell, wird die Schichtposi-tion nur für einen vor der Messung anzuge-benden Prozentsatz, üblicherweise 40–60% [2, 3], der Zwerchfellbewegung nachgeführt. Die-se Echtzeitkorrektur bewirkt eine signifikante Verbesserung der Bildqualität, sofern ein ge-eigneter Korrekturfaktor gewählt wird.

Alternativ kann ohne Qualitätsverlust das Gating-Fenster in Relation zur unkorrigierten Messung vergrößert werden, um die Messzeit zu reduzieren. Je kleiner das Gating-Fenster ge-wählt wird, desto weniger Abweichung von der Referenzlage wird zugelassen. Dadurch nimmt die Bewegungsunschärfe ab, aber die Messung dauert länger, weil mehr Daten verworfen wer-den müssen. Unter guten Bedingungen erreicht man bei einem Gating-Fenster von 5 mm etwa eine Navigatoreffektivität von 50%, das heißt die Messung dauert gegenüber einer Messung ohne Gating doppelt so lange.

■ Retrospektive Navigatortechnik

Für die retrospektive Navigatortechnik [1] wird ebenfalls ein Navigatorecho direkt vor der Bilddatenakquisition gemessen. Jeder Phasenkodierschritt wird allerdings in vorher festgelegter Anzahl (typischerweise 5fach) wiederholt, d.h. die Messzeit ist eine feste Größe, aber verglichen mit der Messung ohne Gating 5-mal länger. Zu jeder k-Raumlinie wird die durch das Navigatorecho ermittelte Zwerchfellposition vermerkt. Nach der Messung wird die Häufigkeitsverteilung der Zwerchfellpositionen analysiert. Die am häufigsten gemessene Zwerchfellposition entspricht der endexspiratorischen Lage und wird als Gating-Position definiert. Zur Bildberechnung werden nun die k-Linien ausgewählt, die möglichst nahe der Endexspiration akquiriert worden sind. Da die Zwerchfellposition erst nach der eigentlichen Messung ausgewertet wird, ist mit diesem Verfahren keine Echtzeitkorrektur möglich.

Beim retrospektiven Gating wird die erreichbare Bewegungsunterdrückung und damit die Bildqualität im Wesentlichen durch die Zahl der Wiederholungen jedes einzelnen Phasenkodierschrittes bestimmt. Für das prospektive Gating sind hierfür das Gating-Fenster und der Korrekturfaktor ausschlaggebend.

Literatur

1. Li D, Kaushikkar S, Haacke EM, et al. (1996) Coronary Arteries: Three-dimensional MR Imaging with Retrospective Respiratory Gating. Radiology 201:857–863
2. Nagel E, Bornstedt A, Schnackenburg B, et al. (1999) Optimization of Realtime Adaptive Navigator Correction for 3D Magnetic Resonance Coronary Angiography. Magn Reson Med 42:408–411
3. Wang Y, Riederer SJ, Ehman RL (1995) Respiratory Motion of the Heart: Kinematics and the Implications for the Spatial Resolution in Coronary Imaging. Magn Reson Med 33:713–719

KAPITEL 6 Praktisches Handling

Janina Rebakowski und Heike Müller

Dieses Kapitel dient als Einführung in die Patientenbetreuung und das praktische Arbeiten. Es gibt einen Überblick über den Umgang mit der erforderlichen Ausrüstung für Herzuntersuchungen und weist auf Unterschiede im Vergleich zu MR-Untersuchungen anderer Organe hin.

6.1 | Allgemeine Vorbereitungen

6.1.1 Kontraindikationen

Um die Sicherheit der Patienten zu gewährleisten, ist eine strikte Einhaltung der absoluten und eine von Fall zu Fall zu entscheidende Einhaltung der relativen Kontraindikationen wichtig (Tabelle 6.1). Hierbei ist zu beachten, dass das Magnetfeld auch zwischen den Untersuchungen eingeschaltet ist und die Kontraindikationen schon für das Betreten des Untersuchungsraumes gelten.

■ **Achtung:** Das Magnetfeld ist immer aktiv.

6.1.2 Patientengespräch

Vor der Untersuchung muss ein ausführliches Patientengespräch durch den Arzt oder die MTRA erfolgen. Hier erhält der Patient ein Informationsblatt, das der Information über die bevorstehende Untersuchung (Art der Untersuchung, Kontrastmittel, Medikation) und der Abklärung von Kontraindikationen dient. (Eine Vorlage für ein Informationsblatt ist auf der ⊙ zu finden.) Beim Patientengespräch sollte auf folgende Dinge hingewiesen werden:

Tabelle 6.1. Kontraindikationen

Absolute Kontraindikationen	■ Herzschrittmacher, Defibrillator, Neurostimulator ■ Künstliche Herzklappe Typ Starr-Edwards (übrige Kunstklappen sind keine Kontraindikationen) ■ Swan-Ganz-Katheter ■ Clips nach Gefäß-OP oder neurochirurgischer OP ■ Insulinpumpen ■ Metallsplitter (Granatsplitter, Schussverletzungen, Schweiß- oder Fräßsplitter) ■ Ohrimplantate ■ Schwere Ruhedyspnoe, z.B. bei pulmonaler Hypertonie, schwere Herzinsuffizienz ■ instabiler Zustand ■ Schwangerschaft bis Ende 3. Monats, danach nur bei gegebener Indikation
Relative Kontraindikationen	■ Klaustrophobie ■ Adipositas permagna
Erschwerte Untersuchungsbedingungen	■ Unruhe, Rückenschmerzen, Juckreiz ■ Pollakisurie (Diuretikatherapie) ■ Vorhofflimmern

■ Design des MR-Tomographen (lange Röhre, Beleuchtung, Belüftung),
■ Dauer der Untersuchung (Planungszeit und Aufnahmezeit),
■ Toilettengang vor der Untersuchung,
■ auftretende Geräusche während des Scannens (Verweis auf Kopfhörer und Ohrstöpsel),
■ Kommunikationsmöglichkeiten (Alarmball, Interkom, Videokamera),
■ Atemkommandos,
■ eventuelle Tischbewegungen.

Danach kann der Patient in die Umkleidekabine und muss vor der Untersuchung folgendes beachten:
■ Schmuck, Haarspangen, Uhr, Münzen und Kreditkarten ablegen,
■ Zahnprothesen herausnehmen und Hörgeräte ablegen,
■ Prothesen abnehmen,
  bis auf die Unterhosen alles auszuziehen,
■ Nachthemd anziehen (mit der Öffnung nach vorne für das EKG),
  bestimmte Sorten von nichtpflanzlichen
■ Mascara, Körperlotion und Make-up können Artefakte im Bild verursachen (z. B. Körperlotion oder Make-up mit Glitter).

6.1.3 Patientenlagerung

Um den Untersuchungsablauf zu optimieren und Wartezeiten zu vermeiden, sollte die Patientenidentifikation vor der Lagerung des Patienten am User Interface eingegeben bzw. aus dem RIS übernommen werden. Die Lagerung des Patienten richtet sich nach dem Untersuchungsgebiet. Bei Herzuntersuchungen ist es in der Regel die Rückenlage.

■ **Achtung:** Die tatsächliche Positionierung und die eingestellten Richtungsangaben an der Konsole müssen übereinstimmen (ansonsten Fehlbeschriftung auf den Bildern).

Grundsätzlich ist auf eine möglichst komfortable Lagerung des Patienten zu achten. Dies kann durch Lagerungshilfen sichergestellt werden, wie z.B. Knierolle, Kissen, Sandsäcke oder elastische Binden zur Fixierung.

■ **Wichtig:** Druckstellen und unbequeme Lagerung verursachen Patientenbewegung.

Die ausführliche Patientenvorbereitung und -lagerung sind bei der Durchführung einer MR-Untersuchung von großer Bedeutung, da sich eine optimale Patientenkooperation positiv auf die Bildqualität und die Untersuchungsdauer auswirkt.

6.2 | EKG

6.2.1 Bedeutung

Das EKG (Abb. 6.1) hat bei Herzuntersuchungen den höchsten Stellenwert. Es dient der Patientenüberwachung und der Darstellung des Herzzyklus. Um die Herzbewegung auszugleichen, werden nahezu alle Untersuchungen des Herzens EKG-gesteuert erstellt. Dabei kommen verschiedene Trigger- und Gating-Techniken zur Anwendung, die oft mit Techniken zur Unterdrückung der Atembewegung kombiniert werden (siehe Kap. 5).

Die R-Zacke dient als Referenzpunkt für den Start der Messung und die Einstellung des Triggerdelays, das meist anhand der Herzfrequenz festgelegt wird. Unter Triggerdelay versteht man den zeitlichen Abstand zwischen R-Zacke und Datenakquisition. Es kann frei gewählt werden und legt prospektiv den Zeitpunkt fest, an dem die Aufnahmen erfolgen sollen (enddiast. = R-Zacke).

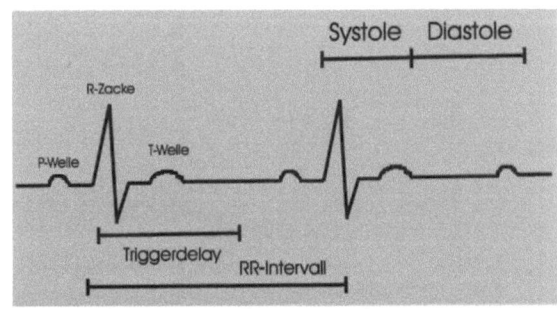

Abb. 6.1. Schematisierte Darstellung eines 1-Kanal-EKGs. Die P-Welle entspricht der elektrischen Erregung des Vorhofs, die R-Zacke ist der erste hochpositive Ausschlag und entspricht dem Kontraktionsbeginn des Ventrikels. Die T-Welle entspricht der elektrischen Erregungsrückbildung

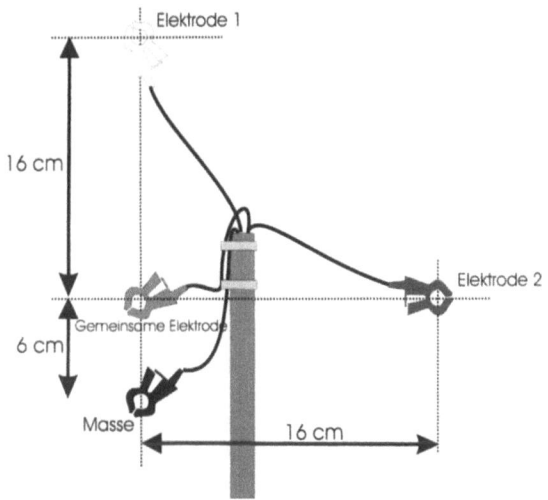

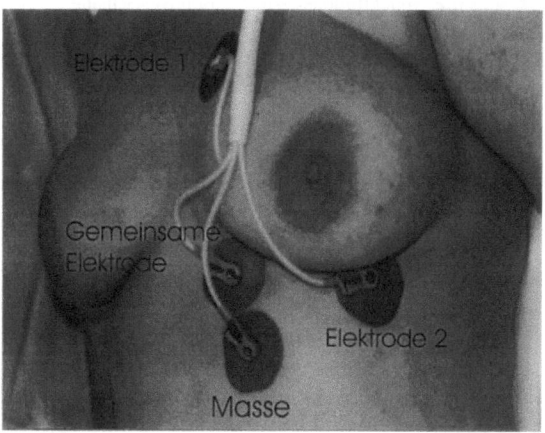

Abb. 6.4. Beispiel für 4 Elektroden bei der Frau

Abb. 6.2. Beispiel für 4 Elektroden mit 2 Ableitungen (siehe auch Kap. 26, Vektor-EKG). Die Elektroden werden folgendermaßen positioniert: Elektrode 1 rechts neben dem Sternum, gemeinsame Elektrode ca. 16 cm unterhalb der Elektrode 1, Elektrode 2 ca. 16 cm links von der gemeinsamen Elektrode, schwarze Elektrode (Masse) in einer Linie mit Elektrode 1 und der gemeinsamen Elektrode

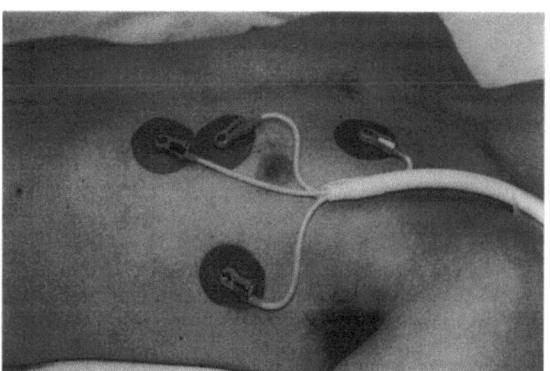

Abb. 6.5. Beispiel für 4 Elektroden beim Mann

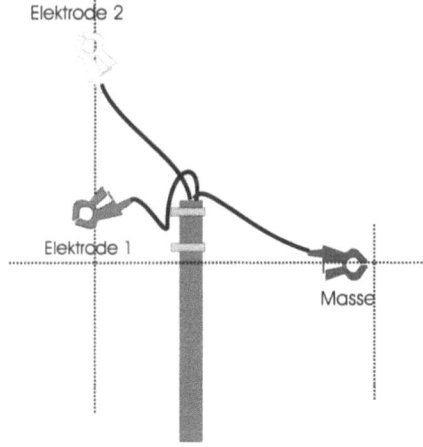

Abb. 6.3. Beispiel für 3 Elektroden (1 Ableitung).
Die Elektroden werden folgendermaßen positioniert: Elektrode 1 unterhalb der Brustwarze (links), Masseelektrode einige Zentimeter links neben der Elektrode 1, Elektrode 2 zwischen Brustwarze (links) und Sternum

6.2.2 Positionierung

Von besonderer Bedeutung ist die richtige Platzierung der Elektroden und die Lage der Leitung, um eine gute EKG-Ableitung zu erhalten (Abb. 6.2–6.5). Dabei muss auf eine große Amplitude der R-Zacke und eine möglichst kleine T-Welle geachtet werden. Dies ist insbesondere deshalb wichtig, da sich das EKG bei Positionierung des Patienten im MR-Tomographen durch die Wirkung des Magnetfeldes auf das fließende Blut stark verändern kann und anstelle der T-Welle ein Flussartefakt auftritt. Die Amplitude des Artefakts kann so hoch sein, dass er als Triggersignal wirkt. Deshalb ist ein guter Kontakt zwischen EKG-Elektroden und Patient essentiell. Elektroden können nur einmal benutzt werden, damit die Haftung über den gesamten Untersuchungszeitraum gewährleistet ist. Das bedeutet, dass bei einer Korrektur neue Elektroden anzuwenden sind.

Tabelle 6.2. Triggerprobleme und Lösungsvorschläge

Problem	Maßnahme
■ Schlechte Haftung der Elektroden	Rasur der Brusthaare Säuberung der Haut mit einem Peeling-Gel, optimale Positionierung
■ Arrhythmien des Patienten	am Gerät eingegebene Herzfrequenz erhöhen
■ Extrasystolen	am Gerät eingegebene Herzfrequenz erhöhen
■ R-Zacke zu klein	Neupositionierung (beachte: Flach- oder Steilherz-Typen) Flachherz: Abstand zwischen Elektrode 1 und gemeinsamer Elektrode verringern. Evtl. Eletrode 1 noch etwas medialer kleben Steilherz: Abstand zwischen gemeinsamer Elektrode und Elektrode 1 erhöhen und Abstand zwischen gemeinsamer Elektrode zu Elektrode 2 verringern
■ Triggerung auf Flussartefakte, wenn diese zu hoch sind	Maßnahme: EKG-Elektroden vertauschen (nicht die Masse) oder neu positionieren

Tabelle 6.3. Atemkommandos (mehrsprachig)

■ Deutsch	Einatmen	Ausatmen	Nicht atmen	Weiter atmen
■ Englisch	Breath in	Breath out	Hold your breath	Continue breathing
■ Italienisch	Respira profondo	Espirare lária tutta	Non respirare	Respirare
■ Türkisch	Neffes al	Neffes tut	Neffes verne	Davam
■ Französisch	Inspirez	Expirez	Retenez la respiration	Respirez

Einen Überblick über mögliche Triggerprobleme und Lösungsvorschläge gibt die Tabelle 6.2.

Besonders wichtig ist es Atemkommandos so zu geben, dass der Atemrhythmus des Patienten berücksichtigt wird.

6.3 | Atemkissen

Das Atemkissen ist ein Sensor, mit dem die Atemexkursion des Bauches als Atemkurve darstellt werden kann. Mit dem EKG gekoppelt dient es auch zur Überwachung des Patienten. Es wird mit Hilfe eines Bauchgurtes unterhalb der Rippen in Höhe des Zwerchfells befestigt. Dabei ist sicherzustellen, dass das Atemkissen während der Tischbewegung nicht verrutscht. Das Atemkissen kann für verschiedene Varianten der Aufnahmetechnik genutzt werden (siehe Kap. 5).

Bei der Durchführung von Atemstopps kann die Qualität des Atemstillstands kontrolliert und der optimale Zeitpunkt der Atemkommandos (Tabelle 6.3) festgestellt werden.

6.4 | Periphere Pulsüberwachung

Zur peripheren Pulsüberwachung wird ein Finger- oder Zehenclip genutzt, mit dem der Fluss über ein Glasfaserkabel gemessen wird. Er wird an den Finger oder Zeh des Patienten geklemmt, wobei zu beachten ist, dass die Unterseite der Fingerspitze Kontakt mit dem roten Licht hat. Die periphere Pulsüberwachung wird bei Herzuntersuchungen nur selten für die Herztriggerung genutzt, da sie den Herzzyklus nicht so genau wie das EKG anzeigt, sondern runder und verzögert verläuft. Sie kann aber zur visuellen Überwachung ungetriggerter Aufnahmen als zusätzliches Hilfsmittel herangezogen werden.

6.5 | Lichtvisier

Für die Positionierung wird ein Lichtvisier, das mit schwachen Laserstrahlen einen Orientierungspunkt markiert, verwendet. Die gewünschte anatomische Position wird manuell dem Orientierungspunkt angeglichen und der Patient dann automatisch in das Isozentrum des Magneten gefahren. Hierbei ist zu beachten, dass der Patient die Augen geschlossen hält.

Im Falle einer manuellen Tischbewegung darf der Tisch nicht bis zum Anschlag herausgefahren werden, da sonst ein neuer Bezugspunkt entsteht und die eingestellte Anatomie verloren geht.

6.6 | Patientenüberwachung während der Untersuchung

Zur Patientenüberwachung stehen Ihnen während der Dauer der Untersuchung folgende Hilfsmittel zur Verfügung:
■ EKG,
■ Atemkurve,
■ periphere Pulsüberwachung,
■ Überwachung durch die Kamera.

Zusätzlich können externe MR-kompatible Geräte zur Überwachung der Sauerstoffsättigung und des Blutdrucks genutzt werden.

6.7 | Spulen

■ **Volumenspule (Ganzkörperspule).** Die Volumenspulen dienen als Sende- und Empfangsspulen, deren Aufgabe es ist, HF-Impulse einzustrahlen, um die Wasserstoffprotonen im Körper anzuregen und das erzeugte Signal zu empfangen. Sie sind in jedem Scanner integriert und werden vornehmlich für die Aufnahme großer Körperregionen verwendet, da sie ein homogenes Signal ableiten.

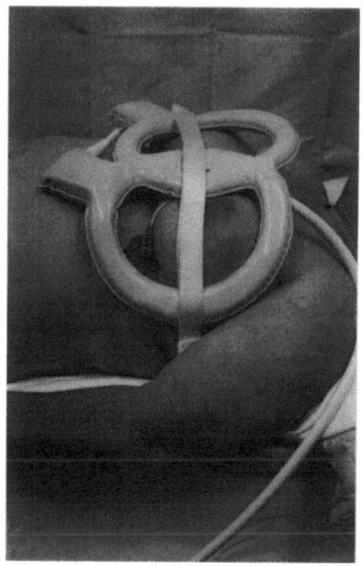

Abb. 6.6. Beispiel für eine Herzspule (Philips Medizinsysteme, Best, Niederlande). Zu sehen sind zwei flexible anteriore Elemente, die Patientin liegt auf drei weiteren starren Spulenelementen

■ **Oberflächenspule.** Die Oberflächenspulen werden benutzt, um oberflächennahe Organe und Strukturen darzustellen. Die Oberflächenspulen arbeiten immer in Zusammenarbeit mit der Volumenspule. Dabei wirkt die Volumenspule als Sender und die Oberflächenspule als Empfänger des Signals. Die Eindringtiefe der Spule ist proportional zu ihrer Größe, d.h. bei Rundspulen entspricht dies dem Durchmesser.

Oberflächenspulen liegen direkt dem Körper auf. Daraus ergibt sich ein besseres Signal-Rausch-Verhältnis als bei der Volumenspule. Durch die geringe Eindringtiefe kann mit kleinen anatomischen Messfeldern gearbeitet werden, so dass eine bessere Detailauflösung erreicht werden kann.

■ **Phased-array-Herzspule.** Die Herzspule ist eine Oberflächenspule. Sie hat, je nach Hersteller, mehrere separate Spulenelemente oder ein bis zwei durchgehende flexible Elemente (Abb. 6.6). Viele kleine Spulenelemente ermöglichen die Kombination von hohem Signal-Rausch-Verhältnis mit einem großen Messfeld. Die Positionierung richtet sich nach dem Design der Spule. Sie sollte aber der Anatomie des Herzens entsprechen, das heißt der Brustwand direkt aufliegen; das Herz

Tabelle 6.4. Wahl der Spulen für die einzelnen Untersuchungsregionen

Untersuchungsregion	Spulenwahl	Alternativ
■ **Herz**	Phased-array-Herzspule	Ringspule
■ **Aorta**	Körperspule	Volumenspule
■ **Koronararterien**	Phased-array-Herzspule	Ringspule
■ **Lunge**	Phased-array-Herzspule	Volumenspule
■ **Karotidenangiographie**	Phased-array-Halsspule oder zirkular polarisierte Kopf-Nacken-Spule	Ringspule
■ **Mediastinum**	Phased-array-Herzspule	Volumenspule

muss dabei mittig zwischen den entsprechenden Spulenelementen liegen, um eine optimale Ausleuchtung zu erreichen.

Einen Überblick über die zu den einzelnen Untersuchungsregionen passenden Spulen gibt Tabelle 6.4.

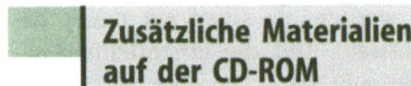

Zusätzliche Materialien auf der CD-ROM

■ Patienteninformation: Einführung in die Magnetresonanztomographie

■ Fragebogen zur Magnetresonaztomographie

■ Einwilligungserklärung

Teil B | Indikationen

KAPITEL 7 Anatomische Planung

HOLGER LANGRECK

Eine genaue und reproduzierbare anatomische Planung ist Grundlage einer guten MR-Untersuchung, insbesondere, da die Darstellung des Herzens jeweils an die Anatomie des Patienten angepasst werden muss (doppelt angulierte Schnittführung). Das folgende Kapitel gibt Anleitungen und Hilfen zur anatomischen Planung von kardiovaskulären MR-Untersuchungen. Mögliche Fehler werden aufgezeigt und erklärt.

7.1 Anatomische Standardschnitte des Thorax (extrakardiale Strukturen)

Insbesondere zur Lokalisation extrakardialer Strukturen, wie z. B. der herznahen, großen Gefäße, des Mediastinums, der Lungen oder der Thoraxwand oder zur Erstellung großer dreidimensionaler Datensätze, z. B. bei kongenitalen Vitien, postoperativ oder bei Herztumoren, sind Schnittführungen in transversaler, sagittaler und koronarer Orientierung unentbehrlich.

Die Standardschnitte werden nach den Leitlinien der Bundesärztekammer zur Qualitätssicherung der Magnetresonanztomographie standardisiert projiziert. Dabei sind für die Darstellung des Thorax transversale und koronare Schichtebenen, ergänzt durch sagittale Schichten unter Verwendung der Turbo-Spin-Echo-Technik, vorgeschrieben.

7.2 Standardschnitte des Herzens (doppelt angulierte Schnitte)

Für fast alle Fragestellungen, die die Funktion oder Anatomie des Herzens betreffen, sind doppelt angulierte Schnittführungen erforderlich, die den Achsen des Herzens und nicht den Achsen des Körpers entsprechen. Durch die Wahl dieser doppelt angulierten Schnitte, die weitgehend aus der Echokardiographie übernommen wurden, ist es möglich, eine Vielzahl anatomischer Strukturen in wenigen Bildern zu erfassen. Dies erlaubt die Beurteilung der kardialen Funktion schon anhand von wenigen Cine-Loops. Die wichtigsten Schnitte sind:

■ Längsachsen

■ Vierkammerblick (4-CH). Bei dieser Schnittführung werden rechter und linker Ventrikel gleichzeitig in ihrer maximalen Längsausdehnung angeschnitten und die Trikuspidalklappe und die Mitralklappe visualisiert (Abb. 7.1 ⊙).

■ Zweikammerblick (2-CH). Bei dieser Schnittführung wird der linke Ventrikel in seiner maximalen Längsausdehnung vertikal angeschnitten und gleichzeitig die Mitralklappe visualisiert. Dieser Schnitt ist senkrecht zum Vierkammerblick (Abb. 7.2 ⊙).

■ Rechtsventrikuläre vertikale Längsachse. Parallel zum Interventrikularseptum und durch die Mitte von Trikuspidalklappe und rechtem Vorhofdach steht dieser Schnitt senkrecht. Es handelt sich nicht um die maximale Längsausdehnung des rechten Ventrikels, die Schnittebene verläuft nicht durch die Spitze

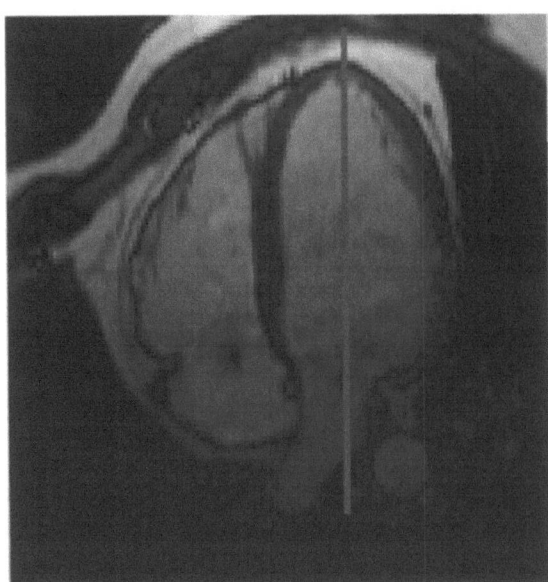

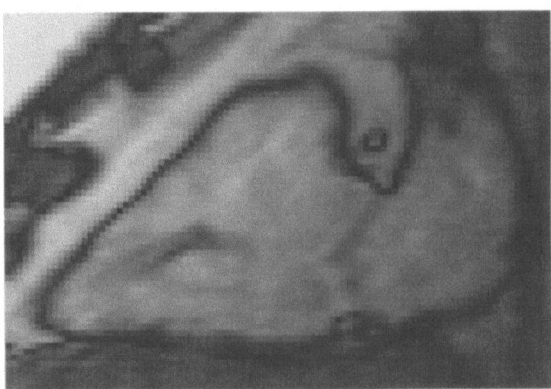

Abb. 7.3. Rechtsventrikuläre vertikale Längsachse: Parallel zum Interventrikularseptum und durch die Mitte von Trikuspidalklappe und rechtem Vorhofdach steht dieser Schnitt senkrecht zum Vierkammerblick. Der vollständige Herzzyklus ist als Videoschleife (CD) einzusehen

Abb. 7.1. Vierkammerblick (4-CH): Bei dieser Schnittführung werden rechter und linker Ventrikel gleichzeitig in ihrer maximalen Längsausdehnung angeschnitten und die Trikuspidal- und die Mitralklappe visualisiert. Der Balken zeigt die Planung der Schnittführung für die vertikale Längsachse. Der vollständige Herzzyklus ist als Videoschleife (CD) einzusehen

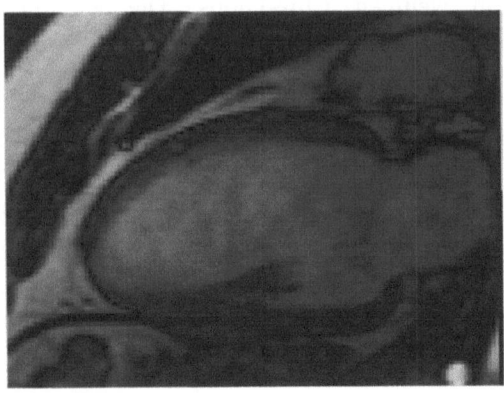

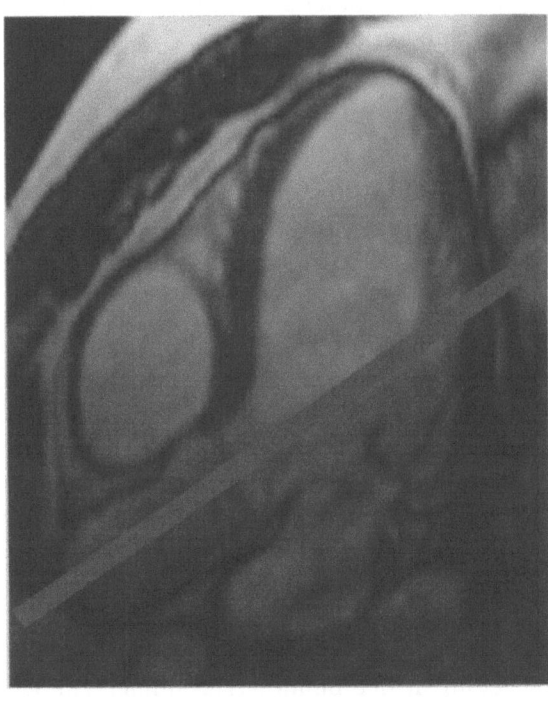

Abb. 7.2. Zweikammerblick (2-CH): Bei dieser Schnittführung wird der linke Ventrikel in seiner maximalen Längsausdehnung vertikal angeschnitten und gleichzeitig die Mitralklappe visualisiert. Dieser Schnitt ist senkrecht zum Vierkammerblick. Der Balken verdeutlicht die Planung der Kurzachsenschnitte. Der vollständige Herzzyklus ist als Videoschleife (CD) einzusehen

Abb. 7.4. Dreikammerblick (3-CH): Darstellung von linkem Ventrikel, linkem Vorhof sowie linksventrikulärem Ausflusstrakt, Aortenklappe und Aorta ascendens. Der Balken verdeutlicht die Planung des LVOT. Der vollständige Herzzyklus ist als Videoschleife (CD) einzusehen

des rechten Ventrikels. Die Trikuspidalklappe ist in der zweiten Ebene dargestellt (Abb. 7.3 CD).

■ **Dreikammerblick.** Darstellung von linkem Ventrikel und linkem Vorhof sowie vom links-

ventrikulären Ausflusstrakt, der Aortenklappe und der Aorta ascendens (Abb. 7.4 CD).

■ **Kurzachsenschnitte („short axis views" SAX)**

Querschnitte des linken (und rechten) Ventrikels rechtwinklig zu beiden linksventrikulären

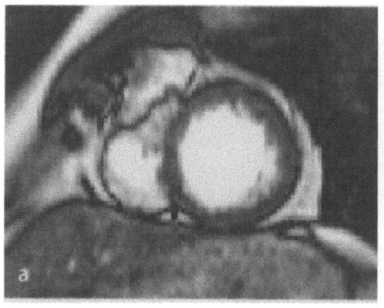 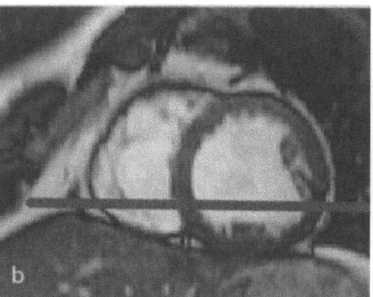 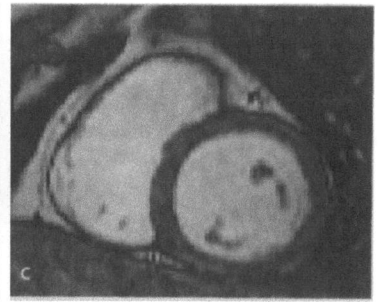

Abb. 7.5. Kurzachsenschnitte (= „short axis views", SA): Querschnitte des linken (und rechten) Ventrikels rechtwinklig zu beiden linksventrikulären Längsachsen. In der klinischen Routine werden apikale (**a**), mediale (**b**) und basale Schichten (**c**) angefertigt. Der Balken verdeutlicht die Planung des Vierkammerblicks. Der vollständige Herzzyklus aller drei Kurzachsenschnitte ist als Videoschleife (CD) einzusehen

Längsachsen. In der klinischen Routine werden apikale, mediale und basale Schichten angefertigt (Abb. 7.5 a–c CD).

7.3 | Praktisches Vorgehen

Während das Auffinden der Schnittebenen bei der Echokardiographie interaktiv jeweils anhand der erstellten Bilder erfolgt, wird bei der MRT ein standardisiertes Vorgehen gewählt. Ein Beispiel dafür ist im Folgenden für alle Schnittführungen beschrieben, es gibt jedoch immer verschiedene Vorgehensweisen zum Auffinden der korrekten Schnitte.

■ Schritt 1: Übersichtsscan 1 (nicht anguliert, TSE)

Am Beginn jeder Untersuchung steht ein Übersichtsscan (z. B. Survey, Scout), bei dem der Thorax mit geringer räumlicher Auflösung in transversaler, sagittaler und koronarer Schnittführung abgebildet wird. Diese Übersichtsaufnahmen erlauben das Erkennen der Herzhauptachse und gegebenenfalls einer grob veränderten Anatomie des Thorax, der großen thorakalen Gefäße und des Herzens (siehe Abb. 7.6 CD).

■ Schritt 2: Übersichtsscan 2 (einfach anguliert, Cine-Aufnahme)

Mit Hilfe der transversalen Schnitte wird ein zweiter hochaufgelöster Scan geplant, der den linken Ventrikel in seiner maximalen Längsausdehnung erfasst. Der Scan wird durch die Spitze des linken Ventrikels und die Mitte der Mitralklappe gelegt (Abb. 7.7 CD). Dieser Schnitt entspricht weitgehend der RAO-Projektion der Herzkatheteruntersuchung. Es ist hilfreich, die zweite Übersichtsaufnahme schon in der Atemposition zu akquirieren, in der die späteren Aufnahmen erstellt werden sollen; d. h. also sind exspiratorische Atemstoppaufnahmen geplant, wird auch der zweite Übersichtsscan während eines exspiratorischen Atemstopps aufgenommen.

■ Schritt 3: Übersichtsscan 3 (doppelt anguliert, Cine-Aufnahme)

Der Übersichtsscan 3 (Abb. 7.8 CD) wird senkrecht zum Übersichtsscan 2 geplant. Hierfür wird der vorangegangene Scan um 90° um die Längsachse des linken Ventrikels gekippt. Der Schnitt wird im enddiastolischen Übersichtsscan 2 durch die Spitze des linken Ventrikels und den Koarktationspunkt der Mitralklappe gelegt (siehe Abb. 7.7 CD).

■ Schritt 4: Kurzachsenschnitt (doppelt anguliert, Turbo-Gradienten-Echo/Steadystate-free-precession, Cine-Aufnahme)

Anhand des dritten Übersichtsscans können die Kurzachsenschnitte geplant werden (siehe Abb. 7.8 CD). Für eine normale Herzuntersuchung reichen drei Kurzachsenschnitte aus: eine basale Ebene in Höhe der Mitralklappensegel, eine mediale in Höhe der Papillarmuskel und eine apikale Ebene (siehe Abb. 7.5 CD). Hierfür ist es hilfreich, die Distanz (Apex-

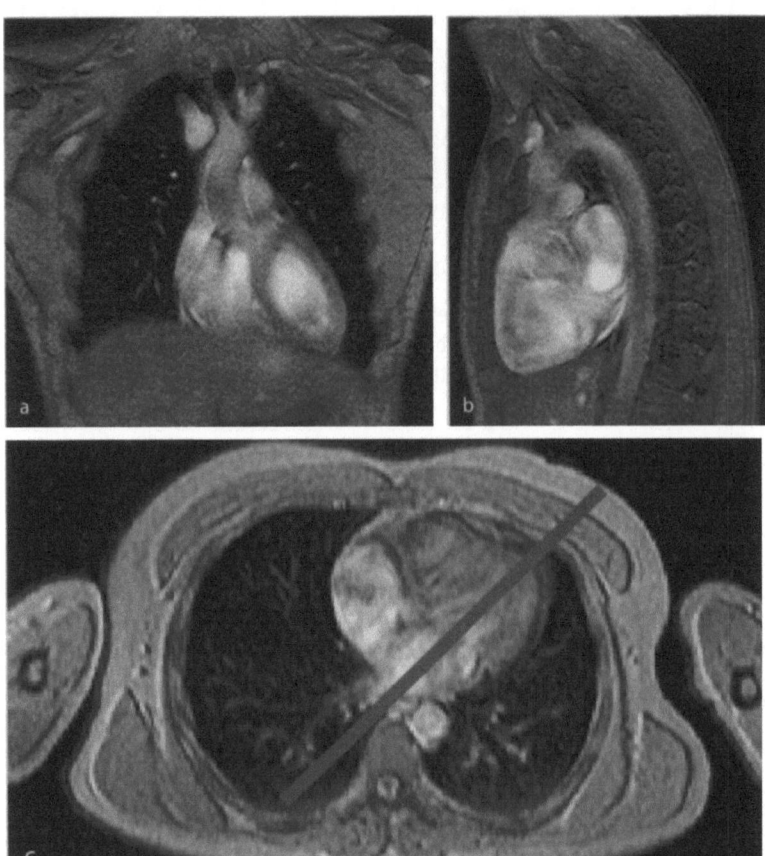

Abb. 7.6. Übersichtsscan 1: Schnittführungen in koronarer (**a**), sagittaler (**b**) und transversaler (**c**) Orientierung unter Verwendung der Körperspule. Der Balken in **C** zeigt die Planung der Schnittebene für den Übersichtsscan 2 (siehe hierzu Kap. 7.2). Diese Übersichtsaufnahmen erlauben das Erkennen der Herzhauptachse und einer grob veränderten Anatomie des Thorax, der großen thorakalen Gefäße und des Herzens. Der dreidimensionale Datensatz ist auch als Videoschleife anzusehen (CD)

Mitralklappe) des enddiastolischen Übersichtsscans 2 zu vierteln. Die basale Schicht wird auf 1/4, die mediale auf 2/4 und die apikale Schicht auf 3/4 der Länge geplant.

Diese drei Ebenen erlauben eine ausreichende Beurteilung der myokardialen Kontraktilität und der Wanddicken mit der entsprechenden Zuordnung zu den aus der Echokardiographie bekannten Segmenten des linken Ventrikels. Im Rahmen spezieller Fragestellungen können zusätzliche Ebenen eingefügt oder der gesamte Ventrikel lückenlos als dreidimensionaler Datensatz dargestellt werden. Dies ist insbesondere bei exakten Bestimmungen der Muskelmasse und der Herzvolumina erforderlich. Eine fehlerhafte Planung der Kurzachsenschnitte führt zu einem Schräganschnitt des linken Ventrikels, der

sich dann als ovale – und nicht korrekt als kreisrunde – Figur darstellt (CD).

■ Schritt 5: Vierkammerblick (4-CH) (Turbo-Gradienten-Echo/Steady-state-free-precession, Cine-Loop)

Der mediale Kurzachsenschnitt stellt nun die Grundlage für die Planung eines korrekten Vierkammerblick (4-CH) dar. Die Schnittebene verläuft nicht parallel zur dorsal gelegenen Hinterwand des Herzens. Rechtsventrikulär soll sie so ausgerichtet werden, dass die laterale Spitze des rechten Ventrikels geschnitten wird. Der zweite Orientierungspunkt liegt im linken Ventrikel ventral des hinteren Papillarmuskels (siehe Abb. 7.5b CD). Vor Messbeginn sollte die Lage der Schnittebene noch anhand der anderen Kurzachsenschnitte überprüft werden.

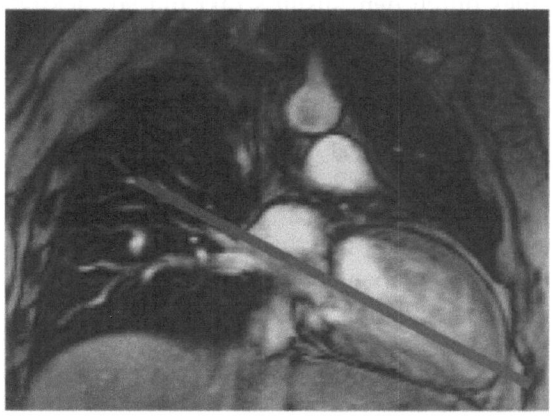

Abb. 7.7. Übersichtsscan 2: Mit Hilfe der transversalen Schnitte der vorangegangenen Untersuchung wird ein zweiter hochaufgelöster Scan geplant, der den linken Ventrikel in seiner maximalen Längsausdehnung erfasst. Der Scan wurde durch die Spitze des linken Ventrikels und die Mitte der Mitralklappe gelegt. Der Balken zeigt die Planung der Schnittführung von Übersichtsscan 3

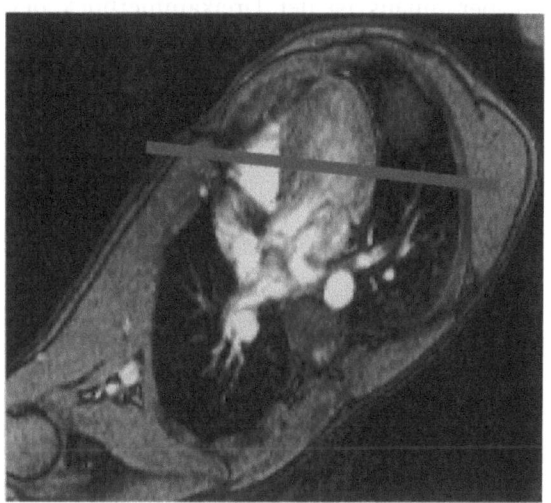

Abb. 7.8. Der Übersichtsscan 3 wird senkrecht zum Übersichtsscan 2 geplant. Der Schnitt wurde durch die Spitze des linken Ventrikels und den Koarktationspunkt der Mitralklappe gelegt (siehe Abb. 7.7). Anhand des dritten Übersichtsscans können die Kurzachsenschnitte geplant werden

Bei nicht exakter Planung des Vierkammerblick (4-CH) werden entweder Teile des linksventrikulären Ausflusstraktes abgebildet, oder die Vorhöfe werden abgeschnitten (⊂ⅅ).

■ **Schritt 6: Zweikammerblick (2-CH) (Turbo-Gradienten-Echo/Steady-state-free-precession, Cine-Loop)**

Der nun folgende Zweikammerblick (2-CH) wird senkrecht zum horizontalen Längsachsenschnitt so geplant, dass die Schnittführung durch die Herzspitze und den Koarktationspunkt der Mitralklappe verläuft (siehe Abb. 7.1 ⊂ⅅ). Abbildung 7.2 ⊂ⅅ zeigt einen korrekten Zweikammerblick (2-CH), auf der CD ist eine fehlerhafte Planung dargestellt– erkennbar am schlecht dargestellten linken Vorhof.

■ **Schritt 7: Dreikammerblick (3-CH) (Turbo-Gradienten-Echo/Steady-state-free-precession, Cine-Loop)**

Durch Abwinkeln der Schnittebene des Zweikammerblickes in Richtung der Aortenklappe können der linksventrikuläre Ausflusstrakt, die Aortenklappe und die Aorta ascendens dargestellt werden (siehe Abb. 7.4). Konkret erfolgt die Planung an einem basalen Kurzachsenschnitt, der bereits den linksventrikulären Ausflusstrakt (LVOT) und die Aorta as-

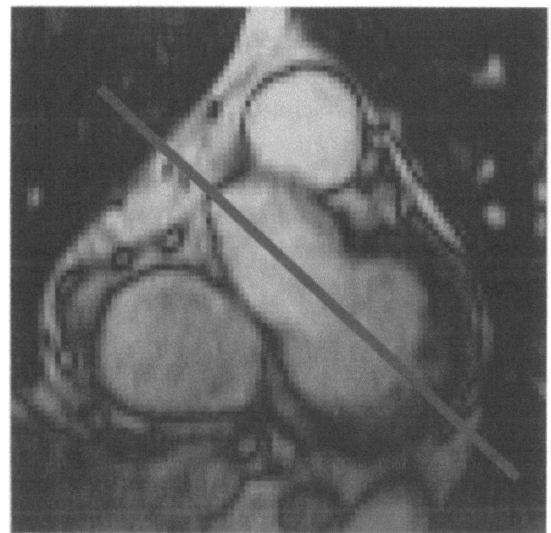

Abb. 7.9. Durch Abwinkeln der Schnittebene des Zweikammerblickes in Richtung der Aortenklappe können der linksventrikuläre Ausflusstrakt, die Aortenklappe und die Aorta ascendens dargestellt werden (siehe Abb. 7.4). Hier ist die Planung an einem basalen Kurzachsenschnitt gezeigt, auf dem bereits der linksventrikuläre Ausflusstrakt (LVOT) und die Aorta ascendens zu sehen sind. Der Balken verdeutlicht die Schnittführung

cendens darstellt (Abb. 7.9 ⊂ⅅ). Die Schnittorientierung verläuft längs durch den LVOT und die Aorta ascendens, deren Diameter im Dreikammerblick bestimmt werden können.

Darüber hinaus ist der Dreikammerblick der Ausgangspunkt für die Darstellung der Aortenklappe im Querschnitt.

7.4 | Untersuchung der Herzklapppen

Die Untersuchung der Herzklappen mit Hilfe der MRT umfasst sowohl anatomische Darstellungen als auch Flussmessungen. Die genauen Fragestellungen sind in den entsprechenden Kapiteln beschrieben. Die vorbereitenden Messungen zum Auffinden der Klappen unterscheiden sich nicht von den Übersichtsaufnahmen zur Planung der Herzachsen (siehe oben). Im Vierkammerblick (4-CH) sind sowohl die Trikuspidal- als auch die Mitralklappe bereits gut abgebildet. Der Zweikammerblick (2-CH) zeigt die Mitralklappe in der senkrechten Schnittebene. Der bereits beschriebene Dreikammerblick erlaubt eine Beurteilung der Aortenklappe.

Anhand dieser Standardschnittebenen kann zusätzlich ein Querschnitt durch die Klappenebene geplant werden.

■ Mitralklappe (MK)

Die Mitralklappe kann durch Fortführung der Kurzachsenschnitte bis zur Herzbasis und mit entsprechender Winkelkorrektur dargestellt werden. Diese Winkelkorrektur zur optimalen Anpassung an die korrekte Ebene (Mitralklappenring) geschieht unter Zuhilfenahme der Längsachsenschnitte (horizontal und vertikal).

■ Aortenklappe (AK)

Zur Darstellung der Aortenklappe und des linksventrikulären Ausflusstraktes (LVOT) wird, ausgehend vom Kurzachsenschnitt, in Höhe des LVOT und der Aorta ascendens ein Dreikammerblick geplant (siehe oben). Anhand des Dreikammerblickes kann ein Längsschnitt des linksventrikulären Ausflusstraktes und der proximalen Aorta ascendens angefertigt werden. Zur genauen Abbildung müssen zwei senkrecht aufeinander stehende Schnittebenen längs durch LVOT und Aorta gelegt werden. Hierzu wird die Schichtorientierung längs durch den Ausflusstrakt um 90° gekippt und eine zweite Messung durchgeführt. Anhand der vorangegangenen Schnitte kann vor den Messungen die korrekte Lage überprüft werden.

Zusätzlich kann die Aortenklappe in ihrem Querschnitt untersucht werden. Dies lässt sich am besten auf den bereits erstellten Längsschnitten planen. Der Abstand zum Anulus der Aortenklappe richtet sich nach der jeweiligen Fragestellung (Klappendarstellung, Diameter von LVOT oder Aorta ascendens).

■ Trikuspidalklappe (TK)

Die Trikuspidalklappendarstellung erfolgt analog zur Darstellung der Mitralklappe anhand eines korrekten 4-CH und eines vertikalen rechtsventrikulären Längsachsenschnittes. Anhand dieser beiden Darstellungen kann ein rechtsventrikulärer Kurzachsenschnitt durch den Trikuspidalklappenring zuverlässig geplant werden.

■ Pulmonalklappe (PK)/ rechtsventrikulärer Ausflusstrakt (RVOT)

Die selten angewendete Darstellung der Pulmonalklappe und des RVOT weicht von der bisherigen Vorgehensweise ab. Initial wird eine Übersichtsaufnahme in koronarer Schichtführung mit mehreren Schichten erstellt. In einer Schicht, in der der LVOT längs und der Pulmonalishauptstamm quer zu sehen ist, kann die Planung der Darstellung des RVOT mit Pulmonalklappe vorgenommen werden. Zusätzlich sind auf dem koronaren Übersichtsscan auch Teile des rechten und linken Ventrikels mit angeschnitten. Die Planung des nächsten Scans wird so vorgenommen, dass eine Schnittebene durch den RVOT/ Pulmonalishauptstamm (hier im Querschnitt dargestellt) und die inferiore, septumnahe Begrenzung des rechten Ventrikels gelegt wird (Abb. 7.10 ⓒⒹ). Diese zweite Untersuchung zeigt nun den RVOT in Längsrichtung sowie einen Querschnitt des rechten Ventrikels (Abb. 7.11 ⓒⒹ). Unter Zuhilfenahme eines zweiten RVOT-Längsschnittes, der 90° auf dem vorangegangenen steht, kann ein korrekter Schnitt durch den Pulmonalklappenring gelegt werden.

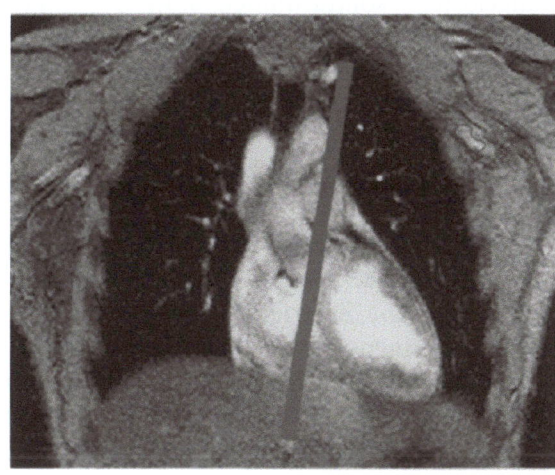

Abb. 7.10. Planung der RVOT-Darstellung: Die Planung der Darstellung des RVOT erfolgt anhand einer Übersichtsaufnahme in koronarer Schichtführung, in der der LVOT längs und der Pulmonalishauptstamm quer zu sehen sind. Der Balken verdeutlicht die Schnittführung. Die Schnittebene verläuft durch den RVOT/ Pulmonalishauptstamm und die inferiore, septumnahe Begrenzung des rechten Ventrikels

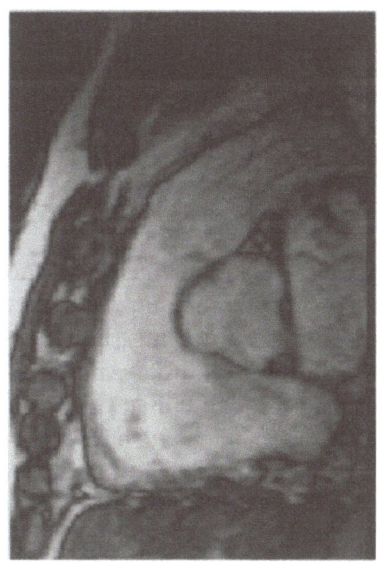

Abb. 7.11. Rechtsventrikulärer Ausflusstrakt: Der rechte Ventrikel ist im Querschnitt und der RVOT in Längsrichtung dargestellt. Erkennbar sind weiterhin die Aortenklappe im Querschnitt und die Pulmonalisklappe. Der vollständige Herzzyklus ist als Videoschleife einzusehen (CD)

7.5 Darstellung von Karotiden, Aorta und Nierenarterien

■ Aorta thoracalis

Die Untersuchung der thorakalen Aorta kann sowohl mit der Herz- als auch mit der Körperspule erfolgen. Bei Verwendung der Herzspule ist auf eine mehr kraniale Position der Spule als für die Darstellung des Herzens zu achten, damit sich der Aortenbogen ganz innerhalb des Spulenfeldes befindet. Die Zentrierung des Patienten erfolgt jeweils auf die Höhe der Mamillarlinie. Die Untersuchung beginnt mit dem Übersichtsscan. Anhand der nativen Darstellung kann die Planung des Untersuchungsvolumens vorgenommen werden. Bei der Planung des kontrastmittelgestützten Scans ist in allen drei Dimensionen darauf zu achten, dass sich das zu untersuchende Gefäß stets innerhalb des Abbildungsvolumens befindet (transversal, koronar, sagittal). Die Planung anhand eines Inflow-Angio-Scans ist prinzipiell auch möglich, eignet sich jedoch mehr für die unten beschriebenen Gefäßabschnitte und ist hier nicht zwingend notwendig. Die Durchführung der kontrastmittelgestützten Aufnahme wird in den Kapiteln über Aortendarstellung und periphere Angiographie genau beschrieben.

■ Halsgefäße

Eine MR-Angiographie der Halsgefäße bis zur Schädelbasis erfordert den Einsatz einer speziellen Hals-Nacken-Spule, um eine entsprechende Qualität der Untersuchungsergebnisse zu gewährleisten. Diese wird, geführt durch Schienen am Tisch, über den Kopf des Patienten geschoben, bis der untere Rand die Schultern des Patienten berührt. Zentriert wird auf eine Kerbe unterhalb des Unterkiefers. Zur groben anatomischen Orientierung wird zunächst ein Übersichtsscan erstellt, der zur Planung einer Inflow-Angiographie genutzt wird. Das Signal des venösen Blutes wird durch einen kranial positionierten Sättigungspuls unterdrückt, um so weitgehend selektiv die Arterien darzustellen. Ein Beispiel ist in Abb. 7.12 zu sehen. Anhand dieser Inflow-Angiographie kann das Messvolumen der hoch-

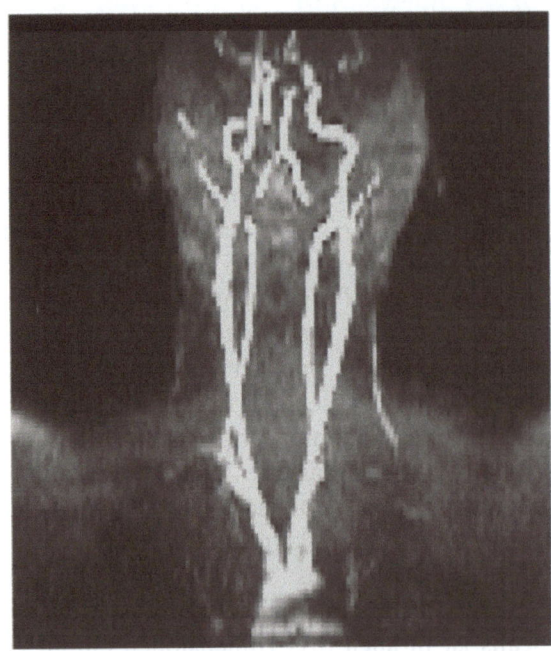

Abb. 7.12. Niedrig aufgelöste Inflow-Angiographie der Karotiden zur Planung der hochaufgelösten kontrastmittelgestützten Angiografie

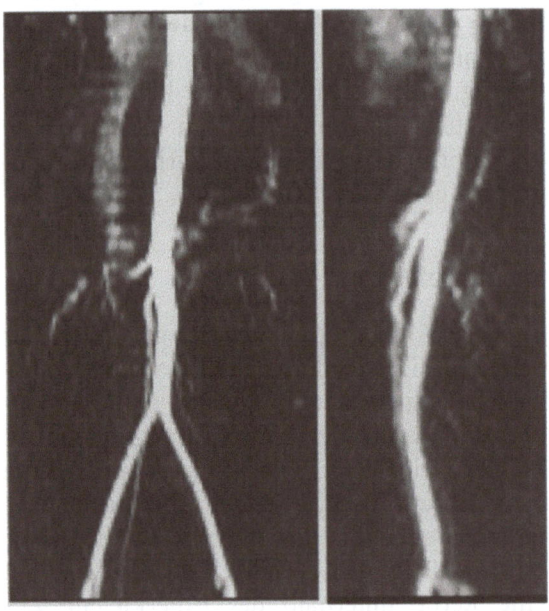

Abb. 7.13. Niedrig aufgelöste Inflow-Angiographie der abdominellen Aorta. Die Planung der hochaufgelösten Messung wird mit Hilfe der AP- und RL-Projektion vorgenommen

aufgelösten kontrastmittelgestützten Angiographie optimal positioniert werden, wobei die korrekte Position in allen drei Dimensionen überprüft werden muss.

■ Aorta abdominalis und Arteriae renales

Bei der Darstellung der Aorta abdominalis sowie der Arteriae renales wird die Körperspule verwendet. Die Zentrierung des Patienten erfolgt auf einen Punkt knapp unterhalb des Zwerchfells. Der Übersichtsscan dient zum Planen der Inflow-Angiographie (Abb. 7.13). In diesem Fall wird der Sättigungsbalken kaudal des Messfeldes positioniert, um das Signal des kranial fließenden venösen Blutes zu unterdrücken. Die Planung der hochaufgelösten kontrastmittelgestützten Angiographie wird mit Hilfe der Inflow-Angiographie vorgenommen. Transversale, sagittale und koronare Schnittbilder werden genutzt, um das Untersuchungsvolumen optimal zu platzieren und ein Heraustreten der Gefäße aus dem Volumen zu vermeiden.

7.6 MR-Angiographie der Becken- und Beinarterien

Die Darstellung der gesamten Becken- und Beinarterien in einer Untersuchung erfordert eine mehrmalige Tischverschiebung (üblicherweise 2- oder 3-malig) während der Angiographie. Der Patient wird mit den Füßen voran auf dem Tisch platziert. Die Beine werden mit trennenden Polstern versehen und leicht fixiert, um eine Lageänderung während der Untersuchung zu vermeiden. Die Zentrierung erfolgt auf Höhe der Fußgelenke. Die Untersuchung beginnt mit dem Übersichtsscan, gefolgt von einer Inflow-Angiographie (ausführlichere Darstellung siehe oben). Anhand dieser Inflow-Angiographie kann das Messvolumen der eigentlichen Angiographie optimal positioniert werden. Es ist wichtig, die Position in allen drei Dimensionen zu überprüfen. Im Falle der Becken-Bein-Angiographie handelt es sich um mehrere Untersuchungsfelder, die sich vom Becken an kaudal aneinanderreihen. Die Größe der Felder muss so gewählt werden, dass sie sich gegenseitig überlappen. Insbesondere am Übergang von Becken- und Oberschenkeletage sollte der überlappende Bereich so groß wie möglich sein, damit der Abgang der Arteria femoralis profunda gut beurteilt werden kann. Nach Bestimmung des optimalen Messzeitpunktes wird die eigentliche kontrastmittelverstärkte Angiographie durchgeführt.

7.7 | Koronargefäßdarstellung

Die Darstellung der Koronargefäße ist derzeit noch Gegenstand der Forschung. Insbesondere bei angeborenen Fehlverläufen der Koronararterien ist jedoch schon heute eine MRT Untersuchung angezeigt, weitere Indikationen sind in naher Zukunft zu erwarten.

Am Beginn steht wie stets die Durchführung eines Übersichtsscans, der das Herz in drei Ebenen darstellt. Auf der transversalen Schnittebene, die den Abgang der zu untersuchenden Koronararterie zeigt, wird die Planung eines schnellen Übersichtsscans mit geringerer Auflösung (z. B. EPI) vorgenommen. Es handelt sich hierbei um den eigentlichen Planscan für die Koronararterien mit transversaler Schichtorientierung. Verwendung findet die Herzspule mit allen Spulenelementen. Das Ergebnis dieses Planscans zeigt die Koronararterien in verschieden langen Abschnitten. Insbesondere die rechte Koronararterie

wird am besten in Längsrichtung dargestellt. Entsprechend muss das Abbildungsvolumen dem Verlauf der Koronararterie angepasst werden. Die Darstellung der linken Koronararterie kann ebenfalls individuell dem Verlauf des Gefäßes angepasst erfolgen, alternativ kann eine Standardangulierung mit 5° in anterior-posteriorer Richtung und 5° in Rechts-links-Richtung genutzt werden.

Zusätzliche Materialien auf der CD-ROM

- Standardschnitte Längsachsen
- Standardschnitte Kurzachsen
- Übersichtsaufnahmen zur Planung von Standardschnitten
- Übersichtsaufnahmen zur Planung von Standardschnitten (linksventrikulärer Ausflusstrakt)
- Übersichtsaufnahmen zur Planung von Standardschnitten (rechtsventrikulärer Ausflusstrakt)
- Fehlerhafte Planung eines Vierkammerblicks
- Fehlerhafte Planung eines Kurzachsenschnitts

KAPITEL 8 Indikationen zur kardiovaskulären Magnetresonanztomographie

EIKE NAGEL

Der Einsatz der Magnetresonanztomographie bei der morphologischen und funktionellen Diagnostik von kardiovaskulären Erkrankungen war bisher im Wesentlichen auf Fragestellungen bei Patienten mit komplexen angeborenen Herzfehlern, Erkrankungen der großen Gefäße und des Perikards, Herztumoren und Kardiomyopathien beschränkt [2]. Technische Verbesserungen machen es nun möglich, mit der Magnetresonanztomographie auch bei Patienten mit koronarer Herzerkrankung klinisch wichtige Fragen zu beantworten. Dabei hat sich seit dem Erscheinen des Task Force Reports der Europäischen Gesellschaft für Kardiologie [3], dessen Einschätzung in Tabelle 8.1 zusammengefasst ist, das Spektrum der Indikationen deutlich erweitert. Diese Erweiterungen werden in Tabelle 8.1 jeweils erläutert. In einigen Bereichen ist die Magnetresonanztomographie heute als Referenzstandard anzusehen. Die folgenden Ausführungen geben einen Überblick über mögliche diagnostische Fragestellungen und die mit der Magnetresonanztomographie erreichbare diagnostische Genauigkeit; eine detaillierte Darstellung und Hinweise auf weiterführende Literatur und Originalarbeiten erfolgt in den jeweiligen Kapiteln dieses Buches, deren Bewertung hiermit erleichtert werden soll.

8.1 | Etablierte Indikationen

8.1.1 Angeborene Herzfehler

Durch die Möglichkeit, nichtinvasive dreidimensionale Datensätze mit hochaufgelöster Darstellung der Anatomie und Funktion zu erhalten, ist die Magnetresonanztomographie bei komplexen angeborenen Vitien als Referenztechnik etabliert. Sie wird insbesondere zur Verlaufskontrolle angewendet, oder wenn mit einer echokardiographischen Untersuchung nicht alle Fragestellungen eindeutig geklärt werden konnten und eine invasive Untersuchung durchgeführt werden muss.

8.1.2 Muskelmasse und Ventrikelgröße

Bei der Bestimmung der Muskelmasse und Ventrikelgrößen des linken und rechten Ventrikels hat sich die Magnetresonanztomographie in den letzten Jahren als Referenzstandard durchgesetzt, da mit dieser Technik eine sehr genaue und reproduzierbare Bestimmung der regionalen Wanddicken und der Muskelmasse möglich ist, dessen Qualität deutlich über der anderer nichtinvasiver Techniken liegt.

8.1.3 Tumoren

Die vollständige Erfassung des Thorakalraumes mit der Möglichkeit, durch die Kombination verschiedener Sequenztypen oder Kontrastmittelgabe nicht nur eine hochsensitive Erfassung, sondern auch eine Charakterisierung des verdächtigen Gewebes durchzuführen, macht die Magnetresonanztomographie zur Beurteilung intrathorakaler, herznaher oder intrakardialer Raumforderungen besonders geeignet.

8.1.4 Rechtsventrikuläre Dysplasie

Das rechtsventrikuläre Myokard kann in seiner Anatomie und Funktion charakterisiert

Tabelle 8.1. Klassifikation der Indikationen zur Magnetresonanztomographie

■ Klasse I:	Methode liefert klinisch relevante und ausreichende Informationen, kann als Methode erster Wahl genutzt werden
■ Klasse II:	Methode liefert klinisch relevante Informationen und wird häufig angewendet, andere Methoden können gleichwertige Informationen liefern
■ Klasse III:	Methode kann klinisch relevante Informationen liefern, wird jedoch selten angewendet, da üblicherweise ausreichende Informationen durch andere bildgebende Verfahren gewonnen werden können
■ Klasse IV:	Methode liefert keine klinisch ausreichenden Informationen
■ Inv:	Voraussichtlich klinisch wertvoll, jedoch noch in der Erprobung

Indikationsgebiet	Fragestellung	Klasse nach [3]	Kommentar/ neuere Entwicklungen
■ **Angeborene Herzfehler**	Anatomie/Funktion, wenn Echokardiographie oder Angiographie keine ausreichenden Ergebnisse liefern	I	
	Vor Herzkatheter bei komplexen Vitien	I	
	Nachuntersuchungen, wenn Echokardiographie keine ausreichenden Ergebnisse liefert und Druck- bzw. Widerstandsmessungen nicht die entscheidende Frage sind	I	
■ **Große Gefäße**	Aneurysma	I	
	Marfan-Syndrom	I	
	Aortendissektion (akut)	II	Wegen der schwierigen Überwachung
	Aortendissektion (chronisch)	I	
	Darstellung der Aortenwand (Hämatom, Atherom)	I	
	Nachuntersuchung bei erworbenen Aortenerkrankungen	I	
	Pulmonalarterienanatomie	I	
	Pulmonalarterienembolie (zentral)	III	Kontrastmittelgestützte Aufnahmen eher II
	Pulmonalarterienembolie (peripher)	Inv	
	Pulmonalarterienfluss	III	Technisch problemlos, klinische Bedeutung noch unklar
	Thorakalvenen	I	
■ **Periphere Gefäße**	Darstellung bis Unterschenkel	I–II	
■ **Klappenerkrankungen**	Quantifizierung einer Insuffizienz	II	
	Paravalvulärer Abszess	II	
	Sonstige Klappenuntersuchungen	III–IV	
■ **Perikard**	Erguss	III	
	Konstriktive Perikarditis	II	
■ **Tumoren**	Herztumoren	I	
■ **Kardiomyopathien**	Hypertrophe Kardiomyopathie	II	
	Dilatative Kardiomyopathie	III	
	Arrhythmogene rechtsventrikuläre Dysplasie	Inv	MRT zur Zeit Methode erster Wahl, jedoch noch Unklarheiten bezüglich der Bedeutung der Ergebnisse
	Restriktive Kardiomyopathie	II	

Tabelle 8.1 (Fortsetzung)

Indikationsgebiet	Fragestellung	Klasse nach [3]	Kommentar/ neuere Entwicklungen
■ **Koronare Herzerkrankung**	Myokardfunktion	III	Bei schlecht schallbaren Patienten oder Wichtigkeit exakter Messungen: I
	Regionale Wandbewegung unter Stress	III	Bei schlecht schallbaren Patienten: I
	Myokardperfusion	Inv	Ergebnisse entsprechen den nuklearmedizinischen Ergebnissen, Verbreitung noch gering
	Koronarangiographie	Inv	Technische Probleme noch nicht ausreichend gelöst
	Bypass-Darstellung	Inv	
	Koronarfluss	Inv	
	Erkennung und Quantifizierung akuter Myokardinfarkte	III	Kontrastmittelgestützte Verfahren: I (aber noch begrenzte Datenmenge)
	Vitalität	II	Kontrastmittelgestützte Verfahren: I (bei noch eingeschränkter Datenmenge)

und eventuelle Fetteinlagerungen erkannt werden. Damit ist diese Technik optimal zur Erkennung einer rechtsventrikulären arrhythmogenen Dysplasie geeignet. Allerdings bestehen bei dieser Erkrankung Schwierigkeiten insofern, dass die neuen, zum Teil ausschließlich mit der Magnetresonanztomographie zu erfassenden Befunde noch nicht vollständig eingeordnet werden können. Die Vielzahl dieser neuen Befunde führt zu immer komplexeren diagnostischen Kriterien.

8.1.5 Perikard

Die Erkennung einer Perikarditis und einer eventuellen Restriktion sind mit der Magnetresonanztomographie verlässlich möglich. Die Größe und genaue Lokalisation eines Perikardergusses kann zweifelsfrei bestimmt werden. Bei diesen Indikationen wird die Magnetresonanztomographie meist erst nach einer echokardiographischen Untersuchung durchgeführt, wenn mit dieser nicht alle Fragen beantworten werden konnten.

8.1.6 Herzfunktion

Durch die große Genauigkeit und Reproduzierbarkeit bei der Beurteilung der Auswurfleistung des Herzens gilt die Magnetresonanztomographie als Referenzstandard und kann für die Untersuchung des Langzeitverlaufs oder von sekundären Endpunkten bei Interventionsstudien genutzt werden. Vorteile insbesondere gegenüber der Echokardiographie sind die Möglichkeit, das gesamte Herz dreidimensional abzubilden, und die Unabhängigkeit von der äußeren Anatomie des Patienten (Schallfenster).

8.1.7 Große Gefäße

Die Untersuchung der Gefäße des Brust- und Bauchraums mit der Magnetresonanztomographie hat sich als der invasiven Angiographie als gleichwertig erwiesen [4]. Dabei bestehen gegenüber der invasiven Untersuchung einige Vorteile. Im Gegensatz zu den Projektionsbildern bei der herkömmlichen Angiographie werden dreidimensionale Datensätze abgebildet, die eine freie Angulierung und Schnittführung nach der Untersuchung ermöglichen. Die verwendeten Kontrastmittel sind sehr gut verträglich und können auch bei reduzierter Nierenfunktion gegeben werden, und die Magnetresonanztomographie kommt ohne belastende Röntgenstrahlung aus. Sowohl angeborene als auch erworbene Fehler der großen herznahen Gefäße und der Hauptschlagader des Brust- oder Bauchraums können mit der Magnetresonanztomographie hervorragend dargestellt werden. Aufgrund der dreidimensionalen Darstellung kann die Anatomie exakt beurteilt werden. Es ist möglich, eventuell vorliegende Gefäßaussackungen, Engstellen, Einrisse, Gerinnsel sowie Einblutungen in die Gefäßwand etc. mit großer diagnostischer Sicherheit zu erkennen. Ein weiterer Vorteil ist die Möglichkeit, in gleicher Sitzung auch die Nierenarterienabgänge darzustellen.

8.1.8 Periphere Gefäße

Die Magnetresonanztomographie ist für die nichtinvasive Beurteilung der hirnversorgenden Gefäße und peripheren Arterien hervorragend geeignet [4]. Schon mit Hilfe der bislang hauptsächlich verwendeten Sequenzen, die den natürlichen Kontrast zwischen fließendem Blut und stationärem Gewebe nutzen, wurden in diesen Bereichen gute Ergebnisse erzielt. Eine weitere Verbesserung ist durch die Anwendung von Kontrastmitteln möglich, da das bessere Signal-Rausch-Verhältnis eine deutliche Verkürzung der Messzeit bei besserer räumlicher Auflösung erlaubt. Mit einem Kontrastmittelbolus und entsprechend ausgestattetem Magneten ist es möglich, innerhalb *einer* Untersuchung und mit *einer* Kontrastmittelgabe die gesamten Beingefäße ab der Bifurkation bis hin zu den Arterien der Füße abzubilden. Durch Subtraktion von Leeraufnahmen und kontrastmittelverstärkten Aufnahmen wird eine der invasiven Darstellung überlegene Bildqualität erreicht, da das Kontrastmittel besser in die Peripherie gelangt und so z.B. die Länge von Gefäßverschlüssen beurteilt werden kann. Im Gegensatz zur invasiven Angiographie ist die MR-Untersuchung völlig schmerzlos.

Eine weitere Verbesserung ist durch die Einführung der intravaskulären Kontrastmittel zu erwarten, die eine zeitliche Einschränkung auf die Passage des Kontrastmittelbolus entfallen lassen, so dass die räumliche Auflösung noch weiter verbessert werden kann. Für diese Messungen ist allerdings eine Segmentierung der Arterien und Venen erforderlich, da beide Gefäße angefärbt werden.

8.2 | Neue Indikationen

Die neuen Indikationen der kardiovaskulären Magnetresonanztomographie liegen insbesondere im Gebiet der Ischämie- und Vitalitätsdiagnostik. Die vorliegenden Daten sind noch unvollständig, große Langzeitstudien an verschiedenen Zentren stehen noch aus. Aufgrund der vorliegenden Studien ist jedoch von einem großen Stellenwert der Magnetresonanztomographie auszugehen. Die Durchführung von Stressuntersuchungen zur Analyse der Wandfunktion und Herzmuskelperfusion gelingen ausreichend stabil, um sie als Routineverfahren in festen Programmabläufen zu etablieren. Auch die Erfassung von nekrotischem Herzgewebe ist technisch einfach und kann in der Routine angewendet werden.

8.2.1 Stressuntersuchungen

Die derzeit erreichbare zeitliche Auflösung und Geschwindigkeit der magnetresonanztomographischen Bildgebung ermöglicht erstmals auch Untersuchungen unter Stressbedingungen. In der Regel können nur unter Stressbedingungen, nicht jedoch in Ruhe Herzmuskelminderdurchblutungen erkannt werden. Durch diese neue Anwendung erweitert sich das Indikationsspektrum für die Magnetresonanztomographie deutlich, da nun auch Patienten mit bekannter oder vermuteter Erkrankung der Herzkranzgefäße untersucht werden können. Die diagnostische Genauigkeit der Magnetresonanztomographie ist im Vergleich zur bisher in der klinischen Routine genutzten Echokardiographie bei der Erkennung von Wandbewegungsstörungen unter hochdosierter Dobutamingabe deutlich größer. Die Magnetresonanztomographie bietet sich bei vermuteter koronarer Herzerkrankung insbesondere bei jenen Patienten an, bei denen lediglich eine suboptimale echokardiographische Bildqualität erreicht wird [1].

8.2.2 Myokardperfusion

Die heute erreichte hohe Messgeschwindigkeit ermöglicht es auch, innerhalb eines Herzschlages 3–7 Herzschichten vollständig abzubilden. Diese ermöglicht auch die Diagnostik von Herzmuskelminderdurchblutungen mit Perfusionsmessungen, wobei die räumliche Auflösung den bisher gebräuchlichen nuklearmedizinischen Verfahren deutlich überlegen ist.

Die Analyse der Signalanstiegskurven nach einem Kontrastmittelbolus vor und während pharmakologischer Belastung mit gefäßerweiternden Substanzen (z.B. Dipyridamol oder Adenosin) erlaubt eine Abschätzung der Reaktionsfähigkeit der Durchblutung auf Belastung und damit eine Erkennung unterversorgter Herzmuskelabschnitte. In ersten größeren Studien wurde eine gute diagnostische Aussagekraft dieser Methode gezeigt.

8.2.3 Myokardinfarkt

Mit Hilfe von Spätaufnahmen nach Kontrastmittelinjektion kann die Größe und Lokalisation eines Herzinfarktes beurteilt werden. Durch Kombination mit einer Wandbewegungsstudie ist es möglich, „hibernating myocardium" von normalem Herzmuskel und nekrotischen Arealen sicher zu unterscheiden.

8.2.4 Koronararteriendarstellung

Die heute zur Verfügung stehenden Methoden der magnetresonanztomographischen Koronarangiographie mit der Magnetresonanztomographie reichen aus, um Bypassverschlüsse, fehlverlaufende Koronararterien und Aneurysmata der Koronararterien sicher zu erkennen. Allerdings konnte bei der Erkennung von Koronararterienstenosen jedoch in keiner der bisherigen Studien eine ausreichende diagnostische Genauigkeit erreicht werden. Dies liegt insbesondere daran, dass die Messdauer pro Herzzyklus zu lang ist und so das Bild „verschmiert", die räumliche Auflösung zu gering ist und Atembewegungen noch nicht ausreichend korrigiert werden können. Seit kurzem sind jedoch deutliche Fortschritte zu erkennen. Dabei scheint insbesondere die Kombination aus Navigator-Techniken mit zusätzlicher Korrektur der Zwerchfellbewegung zur Darstellung eines hochaufgelösten dreidimensionalen Volumens vielversprechend. Diese Methode bietet sich insbesondere in Kombination mit neuen intravaskulären Kontrastmitteln an, die sich zur Zeit in der klinischen Erprobung oder Entwicklung befinden. Diese Kontrastmittel färben über längere Zeit das Blut an und diffundieren nicht wie bisherige Kontrastmittel in das umgebende Gewebe (blood pool agents). Damit ist erstmalig eine kontrastmittelverstärkte Messung über mehrere Minuten möglich, wodurch eine sehr gute räumliche Auflösung bei hohem Kontrast-zu-Rausch-Verhältnis erreicht werden kann. Inwieweit mit diesen Verfahren eine ausreichende diagnostische Genauigkeit erreicht werden kann, ist jedoch noch nicht bekannt.

Literatur

1. Nagel E, Lorenz C, Baer F, Hundley WG, Wilke N, Neubauer S, Sechtem U, van der Wall E, Pettigrew R, de Roos A, Fleck E, van Rossum A, Pennell DJ, Wickline SA (2001) Stress Cardiovascular Magnetic Resonance: Consensus Panel Report. J Cardiovasc Magn Reson 3:267–281
2. Sechtem U (1999) Magnetresonanztomographie in der Kardiologie. Z Kardiol 88:965–968
3. Report of the Task Force of the European Society of Cardiology (1998) The clinical role of magnetic resonance in cardiovascular disease. Eur Heart J 19:19–39
4. Yucel EK, Anderson CM, Edelman RR, Grist TM, Baum RA, Manning WJ, Culebras A, Pearce W (1999) AHA Scientific Statement: Magnetic resonance angiography, update on applications for extracranial arteries. Circulation 100:2284–2301

KAPITEL 9 Linksventrikuläre Funktionsparameter und Muskelmasse –

Bildakquisition, Bildverarbeitung und Referenzwerte

J. T. MARCUS, W. G. VAN DOCKUM und ALBERT C. VAN ROSSUM

■ **Abkürzungen**

BSA   Körperoberfläche
ED   Enddiastole
ES   Endsystole
EDM   enddiastolische linksventrikuläre
       Muskelmasse
EDV   enddiastolisches linksventrikuläres
       Volumen
ESV   endsystolisches linksventrikuläres
       Volumen
EF   Ejektionsfraktion
LV   linker Ventrikel
RV   rechter Ventrikel
SA   Kurzachse
SV   Schlagvolumen
W   Gewicht

9.1 | Einführung

Für die Diagnose ebenso wie für die Prognose von Patienten mit Herzerkrankungen sind genaue Werte für die globale linksventrikuläre (LV) Größe und Masse wichtig. So bedeutet bei Patienten nach Myokardinfarkt eine Vergrößerung des LV-Volumens schon bald nach dem Ereignis ein größeres Risiko für LV-Remodeling und Herzversagen [23]. Auch bei Vermutung einer LV-Hypertrophie ist eine genaue Klassifikation der linksventrikuläre Massen – normal oder vergrößert – wichtig. Bei vielen weiteren Herzerkrankungen, wie z. B. Klappenerkrankungen oder Kardiomyopathien, müssen die *globalen* LV-Größen, die LV-Funktion und -Masse, quantifiziert werden.

Zusätzlich zu diesen globalen LV-Größen ist die *regionale* LV-Wandbewegung ein sehr relevanter Parameter bei ischämischen Herzerkrankungen. So konnte gezeigt werden [5], dass die infarktverursachende Koronararterie anhand der regionalen Veränderungen der Wandbewegung nichtinvasiv mit MRT erkannt werden kann. Im Rahmen dieses Kapitels wird die regionale Myokardfunktion anhand der regionalen Wandverdickung beschrieben.

Die Magnetresonanztomographie hat sich zu einer anerkannten Methode zur Bestimmung der globalen Größen LV-Volumen und -Masse entwickelt [6, 19, 20, 22]. Die Ergebnisse der LV-Volumenbestimmungen wurden validiert [2] und die Reproduzierbarkeit für LV-Volumen und -Masse bestimmt [13]. Durch Einführung von segmentierten k-Raum-Multiphasen-Gradienten-Echo-Sequenzen, die die Abbildung eines Cine-loops innerhalb eines Atemstopps ermöglichte, wurde die Genauigkeit weiter verbessert [17]. Aufgrund der Möglichkeit, endo- und epikardiale Konturen objektiv zu quantifizieren sowie der Unabhängigkeit von geometrischen Annahmen im Hinblick auf die Form des linken Ventrikels hat sich diese Technik mittlerweile als Referenzstandard durchgesetzt.

Ziel des vorliegenden Kapitels ist, die notwendigen Schritte zur Gewinnung globaler und regionaler linksventrikulärer Parameter mit der Magnetresonanztomographie in einer klinischen Umgebung zu beschreiben. Wir beginnen mit der Datenakquisition und beschreiben dann die erforderlichen Auswertungsschritte zur Ermittlung der globalen und regionalen LV-Funktion. Dabei halten wir uns an die anerkannten Konventionen zur Segmentierung des linken Ventrikels anhand der Perfusionsgebiete der Koronararterien. Das Kapitel enthält Referenzwerte von Gesunden sowie klinische Beispiele.

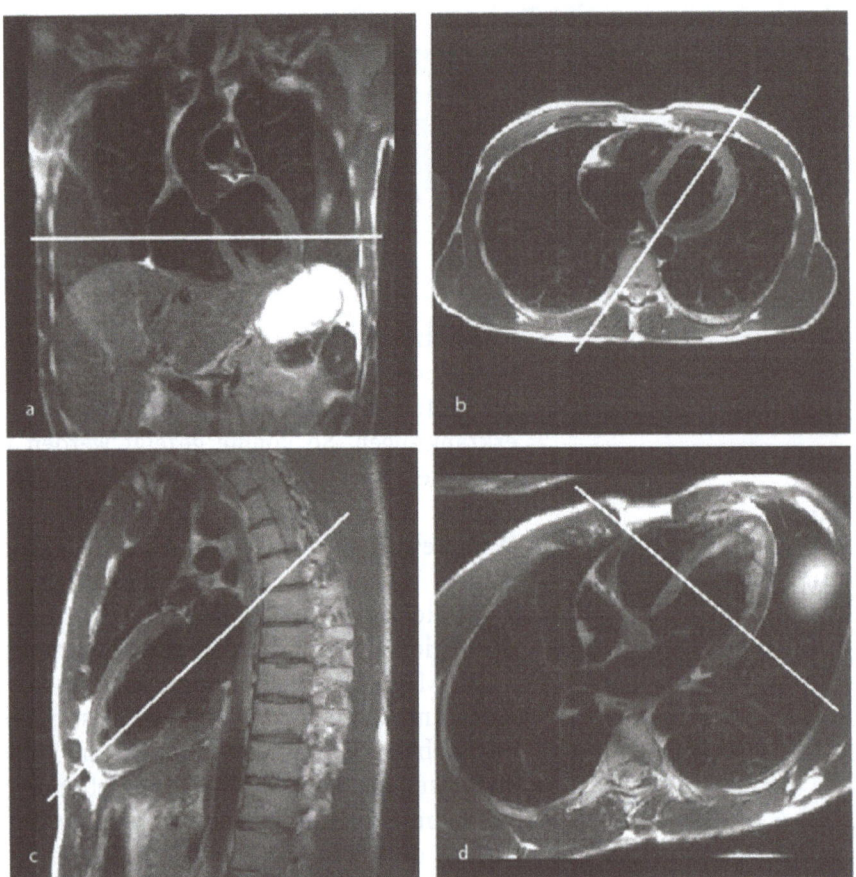

Abb. 9.1 a–d. Standardisierte Planung von Schnittebenen; **a** Bestimmung einer mittventrikulären Höhe; **b** Definition der Längsachse; **c** Optimierung der Längsachse (Mitte Mitralklappe – Ventrikelspitze); **d** Definition der Kurzachse (parallel zur Mitralklappe) ⓒ

9.2 | Methoden

9.2.1 Vorbereitung und Planung

Die Vorbereitung und Lagerung des Patienten erfolgt entsprechend der detaillierten Angaben im Kapitel 6 „Praktisches Handling". Die Möglichkeiten zur genauen Planung der Längs- und Kurzachsenschnitte sind in Kapitel 7 „Anatomische Planung" beschrieben und in Abb. 9.1 schematisch dargestellt.

Bei der exakten Quantifizierung der Muskelmasse ist es von besonderer Wichtigkeit, dass der gesamte linke Ventrikel von der Herzspitze bis zur Herzbasis eingeschlossen wird, wobei die Mitte der basalen Schicht am Übergang vom LV-Myokard zum Mitralklappensegel liegt. Wichtig für die Planung ist hierbei ein enddiastolischer Längsachsenschnitt, um die maximale Ausdehnung des linken Ventrikels zu erfassen. In unserem In-

stitut werden die Bilder bei leichter Inspiration angefertigt; typische Messparameter für die Cine-loops bei Verwendung einer Gradientenechosequenz mit k-Raum-Segmentierung sind: Flipwinkel 25 Grad, Messfeld 219×250 mm, Messmatrix 126×256 mm, Schichtdicke 6 mm, Schichtabstand 10 mm mit einem Spalt von 4 mm. Wir verwenden dabei ein 1,5-T-Siemens-Vision-Ganzkörpersystem (Siemens Medizin Systeme, Erlangen/Deutschland) mit einer zirkulären polarisierten Phased-array-Oberflächenspule.

9.2.2 Bildanalyse: globale LV-Funktion

Die Auswertung der Bilder erfolgt bei uns auf einer Sun Sparc Workstation mit MASS-Software (Abteilung für Radiologie, Leiden University Medical Center, Leiden/Niederlande). Die Enddiastole (ED) ist als das erste Bild nach der R-Zacke des EKG definiert. Die End-systole (ES) ist das Bild mit der kleinsten LV-Fläche, üblicherweise 240 bis 320 ms nach der R-Zacke. Die epi- und endokardialen Konturen werden gekennzeichnet [21], und die Papillarmuskeln vom LV-Volumen ausgeschlossen und der LV-Masse zugerechnet. Aufgrund der longitudinalen Verkürzung des linken Ventrikels [16] muss bei den enddiastolischen Bildern mindestens eine basale Schicht mehr ausgewertet werden als bei den systolischen, um den gesamten linken Ventrikel zu erfassen [12]. Gibt es Schwierigkeiten, die endsystolische basale Schicht zu interpretieren (z. B. aufgrund von Partialvolumeneffekten), so muss diese Schicht auf das endsystolische Längsachsen-Cinebild projiziert werden. Mit Hilfe der Projektionslinie auf diesem Längsachsenschnitt kann dann entschieden werden, ob das Kurzachsenbild dem linken Ventrikel zugeordnet werden muss oder nicht.

Enddiastolisches Volumen (EDV) und end-systolisches Volumen (ESV) können durch Summation der Produkte aus der Fläche und dem Schichtabstand berechnet werden. Das Schlagvolumen (SV) wird dann berechnet als SV = EDV – ESV, die Ejektionsfraktion (EF) als EF = (SV : EDV) × 100 %. Durch Multiplikation des SV mit der Herzfrequenz kann der Cardiac-output berechnet werden. Multipliziert man das Volumen des LV-Muskels einschließlich des interventrikulären Septums und der Papillarmuskeln mit der spezifischen Muskelmasse ($1,05 \ \text{g/cm}^3$), so erhält man die enddiastolische Muskelmasse. Das gleiche Prozedere kann auch für den rechten Ventrikel (RV) durchgeführt werden. Dabei beschreibt die RV-Masse lediglich die Masse der RV-freien Wand. Viele globale LV- und RV-Werte werden auf die Körperoberfläche bezogen, für die folgende Formel gilt:

$$\text{Body-surface-area (BSA)} = \text{Gewicht}^{0,425}$$
$$\times \ \text{Größe}^{0,725} \times 0,007184 \ .$$

Dabei wird BSA in m^2, das Gewicht in kg und die Größe in cm angegeben [4].

9.2.3 Bildanalyse: Regionale LV-Funktion

Nach Markierung aller endo- und epikardialen Konturen wird vom Auswertungsprogramm die Wanddicke und die systolische Wandverdickung für jeden Wandabschnitt der Kurzachsen berechnet. Dabei wird für 100 äquidistante Punkte die Mitte zwischen der epi- und endokardialen Kontur („centerline") berechnet, um dann senkrecht zur mittmyokardialen Linie die entsprechenden Werte zu bestimmen. Dies hat den Vorteil, dass auch bei asymetrischer Kontur des LV (z. B. bei Aneurysma) die Werte immer orthogonal zur Wand gewonnen werden. Eine Möglichkeit der Ergebnisdarstellung als „Bull's-eye-Graphik" ist in Abb. 9.2 a gezeigt. Der Anwender muss den Startpunkt der zirkumferentiellen Segmente definieren. Dies geschieht am inferioren Ansatz des rechten Ventrikels am Septum. Zum Ausgleich der Rotationsbewegung des linken Ventrikels muss dieser Punkt für jede Herzphase einzeln bestimmt werden. Wie in Abb. 2b gezeigt, können diese linksventrikulären Regionen den Perfusionsgebieten der Koronararterien zugeordnet werden. Dabei wird die Funktion der Regionen 1 bis 16 anhand der Kurzachsenschnitte, die Funktion der Apikalregion 17 anhand eines Längsachsenschnittes beurteilt.

9.3 Vorgehensweise und Probleme bei der Auswertung der Analysedaten

9.3.1 Normalwerte

Um abschätzen zu können, ob die Werte eines Patienten normal, zu groß oder zu klein sind, wurden Normalwerte berechnet. Sie sind für Alter, Geschlecht und Körpergröße verschieden [9, 11, 18] was entsprechend berücksichtigt werden muss. In einer Studie von Lorenz et al. [9] wurden LV- und RV-Masse und -Funktion nach Geschlecht getrennt mit Hilfe einer linearen Regressionsgleichung bestimmt, in die Körpergewicht, Körpergröße und Körperoberfläche eingingen. Das Alter der untersuchten Probanden lag zwischen 8

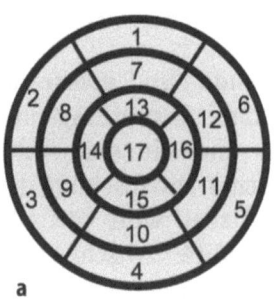

a

Abb. 9.2. a Linksventrikuläre Segmentierung: Aufteilung des linken Ventrikels mit einem „Bull's-eye plot". Der äußere Ring stellt die basale, der innere Ring die apikale Kurzachsenschicht dar. Um die zirkumferenziellen Segmente automatisch festlegen zu können, wird vom Anwender ein Startpunkt definiert. Er liegt an der Ansatzstelle des posterioren rechten Ventrikels am Septum und definiert die Grenze zwischen den Regionen 3 und 4, 9 und 10 sowie 14 und 15; **b** Perfusionsgebiete der linken Koronararterie (LAD), der rechten Koronararterie (RCA) und der A. circumflexa (LCX)

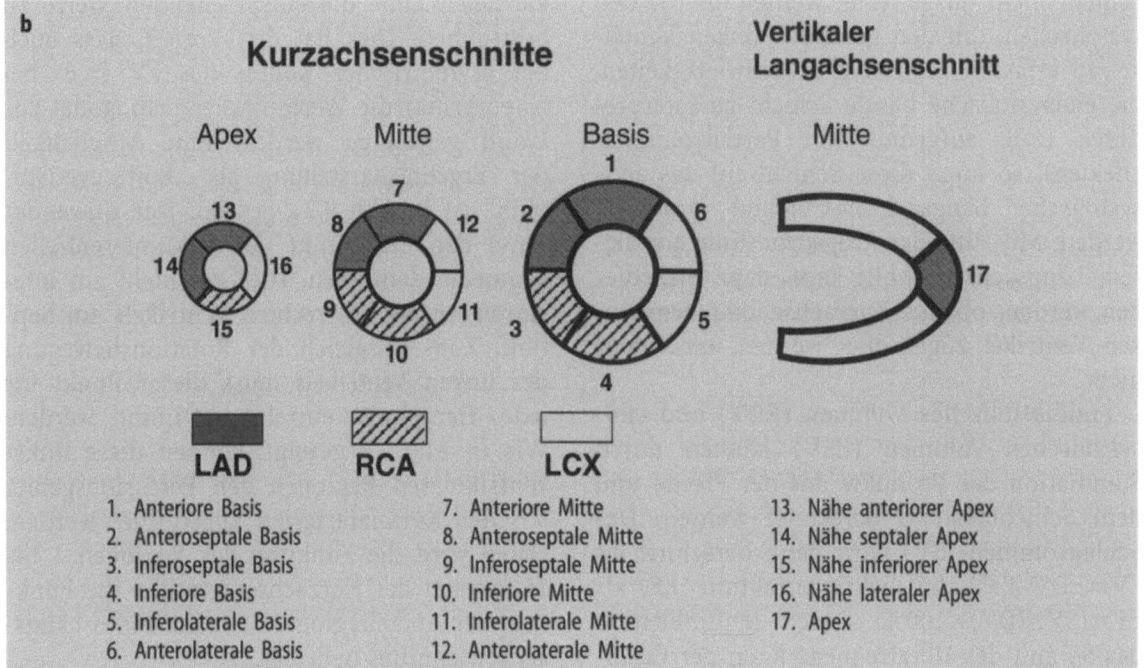

und 55 Jahren, die Abhängigkeit vom Alter wurde jedoch nicht untersucht. Auch eine Studie von Marcus et al. [11] über die LV-Masse und -Funktion bei einer eng umgrenzten Altersgruppe (22±2 Jahre) gesunder junger Menschen machte die Geschlechtsabhängigkeit deutlich (Tabelle 9.1). (Die Daten von Gewicht, Körpergröße und Körperoberfläche sind online unter *http://www.wkap.nl/sample.pdf?231145* erhältlich.) Tabelle 9.1 enthält darüber hinaus die Werte gesunder Männer im Alter von 53±7 Jahren. Bei dieser Altersgruppe konnte keine signifikante Abhängigkeit von Größe, Gewicht oder Körperoberfläche gefunden werden.

In einer Arbeit von Sandstede et al. [18] wurde eine altersabhängige signifikante Ab-

nahme der absoluten und normalisierten LV- und RV-Volumina (EDV, ESV) gezeigt, während LV- und RV-Masse unverändert blieben. Auch hier zeigten sich deutliche Geschlechtsunterschiede (Tabelle 9.2). Für funktionelle Parameter, wie z.B. Cardiac-output und linksventrikuläre Ejektionsfraktion, wurden jedoch keine signifikanten Unterschiede im Hinblick auf Alter oder Geschlecht gefunden.

9.3.2 Klinische Beispiele

Auf der ⓒⓓ ist als Beispiel eine MR-Untersuchung eines Patienten nach Myokardinfarkt gezeigt (Abb. 9.3 und 9.4).

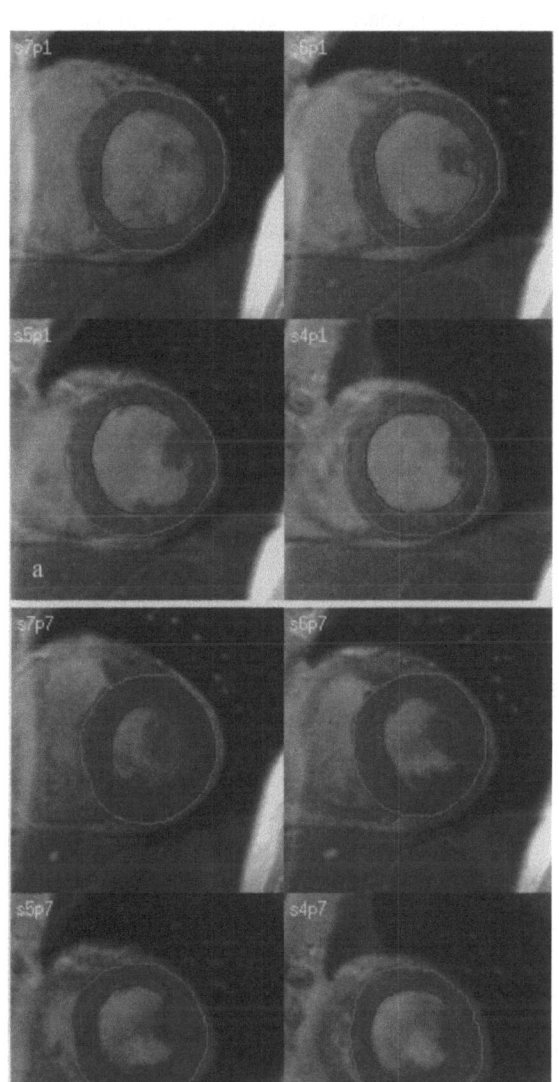

Abb. 9.3. Kurzachsenschnitte eines Patienten mit einem Myokardinfarkt im Bereich der LAD: **a** Enddiastole, **b** Systole (350 ms nach der R-Welle). Die Schichten S7, S6, S5 und S4 wurden konsekutiv von der Basis in Richtung Herzspitze gewonnen. In äquatorialer und mittelapikaler Schichtposition zeigt sich eine verringerte Verdickung der Vorderwand

Tabelle 9.1. Normalwerte (Mittelwerte und Standardabweichung) für rechten und linken Ventrikel, aufgeschlüsselt nach Alter und Geschlecht

	Frauen 22 ± 2 J. (n = 11)	Männer 23 ± 2 J. (n = 13)	Männer 53 ± 7 J. (n = 16)
LV EDV [ml]	115 ± 18	151 ± 27	117 ± 17
LV ESV [ml]	33 ± 10	45 ± 10	30 ± 8
LV SV [ml]	82 ± 11	106 ± 20	87 ± 15
LV EF [%]	71 ± 6	70 ± 4	75 ± 5
LV EDM [g]	102 ± 16	169 ± 24	164 ± 23
LV EDV/W [ml/kg]	1,81 ± 0.21	1,86 ± 0,34	1,43 ± 0,24
LV ESV/W [ml/kg]	0,52 ± 0,13	0,55 ± 0,11	0,37 ± 0,11
LV SV/W [ml/kg]	1,29 ± 0,18	1,30 ± 0,28	1,07 ± 0,18
LV EDM/W [g/kg]	1,60 ± 0,25	2,08 ± 0,31	2,01 ± 0,32
LV EDV/BSA [ml/m²]	65 ± 7	73 ± 12	58 ± 8
LV ESV/BSA [ml/m²]	19 ± 5	22 ± 5	15 ± 4
LV SV/BSA [ml/m²]	47 ± 5	51 ± 10	43 ± 6
LV EDM/BSA [g/m²]	58 ± 11	82 ± 11	81 ± 10
RV EDV [ml]	119 ± 17		
RV ESV [ml]	38 ± 10		
RV SV [ml]	82 ± 11		
RV EF [%]	69 ± 6		

Tabelle 9.2. Links- und rechtsventrikuläre Normalwerte (nach [18])

	Männer (n = 18)	Frauen (n = 18)
LV EDM [g]	155 ± 18	110 ± 16
LV EDV [ml]	118 ± 27	96 ± 21
LV ESV [ml]	40 ± 13	29 ± 9
RV EDM [g]	52 ± 10	39 ± 5
RV EDV [ml]	131 ± 28	100 ± 23
RV ESV [ml]	53 ± 17	33 ± 15

9.3.3 Analyse der basalen Schicht

Die Auswertung der basalen Schicht kann durch einen nur geringen Kontrast zwischen Blut und Herzwand, insbesondere in der Endsystole, erschwert sein. Weitere Schwierigkeiten ergeben sich durch Partialvolumeneffekte der Mitralklappe, des LV-Ausflusstraktes und des linken Vorhofes. Hinweise für den Ausschluss der basalen Schicht in der Endsystole aus dem LV können das Fehlen einer Wandverdickung oder die Erkennung der linken Vorhofwand anhand ihrer geringen Dicke sein. Die genaueste Methode ist wahrscheinlich die Zuhilfenahme der Projektionslinie der basalen Schicht auf das endsystolische Bild eines Längsachsen-Cine-loops. Dabei ist darauf zu achten, dass die Luftanhalteposition beim Längsachsenschnitt der des Kurzachsenschnittes entspricht. Es kann jedoch nicht a priori

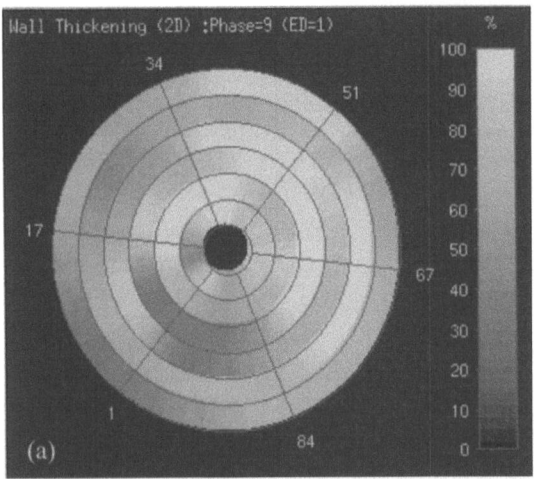

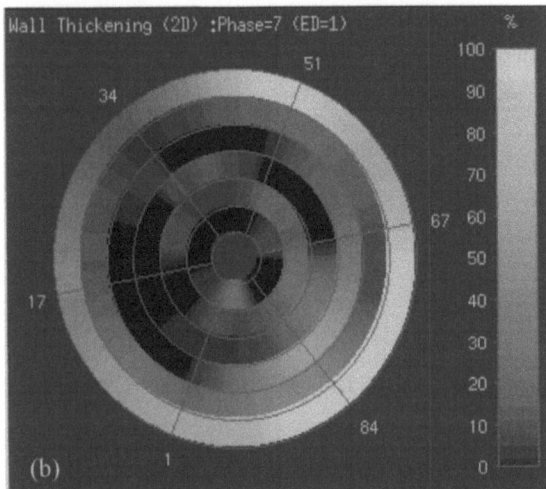

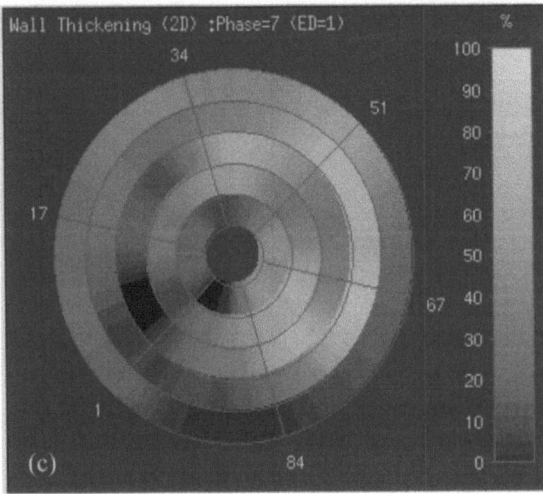

Abb. 9.4. a „Bull's-eye plot" der myokardialen Wandverdickung eines gesunden Probanden (männlich, 51 Jahre). Die Zahlen 1, 17 und 34 beziehen sich auf die Centerline-Methode mit 100 Segmenten, für die die Wandverdickung berechnet wurde. Die 6 zirkumferenziellen Regionen entsprechen inferoseptal, anteroseptal usw. (siehe Abb. 9.2a). Der äußere Kreis repräsentiert die basale, der innere Kreis die apikale Kurzachsenschicht. „Phase = 9" entspricht der Endsystole 360 ms nach der R-Zacke. **b** Infarkt im Bereich der LAD. Die myokardiale Wandverdickung ist mit der gleichen Skalierung wie in Abb. 9.4a gezeigt. Eine verringerte Wandverdickung (dunkel) findet sich hauptsächlich in der Vorderwand, anteroseptal und anterolateral. In den apikalen Schichten sind alle Wandabschnitte betroffen. **c** Myokardinfarkt im Bereich der RCA, Darstellung entspricht den Abb. 9.4a und 9.4b. Insbesondere in der inferioren und inferoseptalen Wand zeigt sich eine verminderte Wandverdickung (eine Farbabbildung ist auf der CD vorhanden)

davon ausgegangen werden, dass sich der linke Ventrikel verkürzt, da auch diese Bewegungskomponente von der Funktion des linken Ventrikels beeinflusst wird [10].

9.3.4 LV-Regionen in Klappennähe

Ein weiteres Problem kann eine kleine Region des linksventrikulären Volumens unterhalb der Aortenklappe sein, das bisher in Analysen vernachlässigt wird. Eine Möglichkeit, dieses „Problem der basalen Schicht" zu umgehen, besteht darin, radial verteilte Längsachsenschnitte („rotating planes") zu akquirieren, um so eine bessere Abgrenzung der Klappenebene zu erreichen [1]. Insbesondere in deformierten linken Ventrikeln ist es jedoch schwierig, die LV-Längsachse exakt zu bestimmen, bei Gradientenechobildern ist außerdem der Kontrast zwischen Blut und Myokard in Längsachsenschnitten geringer als in Kurzachsenschnitten, da weniger Blut in die Schicht hineinfließt. Darüber hinaus ist es möglich, dass sich Teile der LV-Wand durch die Kontraktion in die Bildebene hineinziehen, was zu einer Überschätzung der endsystolischen Muskelmasse und Wandverdickung führt.

9.3.5 Schwierigkeiten beim Luftanhalten

In der klinischen Routine kommt es häufiger vor, dass Patienten nicht die Luft anhalten können. Dies liegt meist daran, dass ihr klinischer Zustand kein Luftanhalten erlaubt oder sie die Atemkommandos nicht verstehen oder befolgen können. In diesen Fällen kann ein Mittelwert aus drei oder mehr Datenerfassungen berechnet werden.

9.3.6 Weitere Entwicklungen

■ **„Myocardial tagging".** Eine alternative Methode zur exakten Quantifizierung der linksventrikulären Bewegung stellt das Myocardial tagging dar. Mit dieser Methode können regionale Myokardabschnitte z. B. durch Streifen- oder Gittermuster markiert werden, die Bewegung des so gekennzeichneten Herzmuskels lässt sich über Systole und Diastole verfolgen. Dadurch sind zusätzliche Parameter wie regionale Verkürzung, Rotation und Verschiebungen innerhalb des Herzmuskels quantifizierbar. Diese Methode kann zum einen genutzt werden, um kleine Defekte besser zu visualisieren, andererseits konnte die Quantifizierung zusätzliche Informationen erbringen, wie z. B. ein gestörtes diastolisches Rotationsverhalten bei Patienten mit Aortenstenosen oder nach Myokardinfarkt. Allerdings ist die quantitative Analyse noch sehr aufwendig, so dass dieses Verfahren bisher hauptsächlich in der Forschung eingesetzt wird.

■ **Beschleunigte Bildgebung.** Mit schnelleren Gradienten ist eine Echtzeitakquisition der Herzbewegung ohne EKG-Triggerung möglich [14]. Diese Aufnahmen besitzen jedoch eine reduzierte räumliche und zeitliche Auflösung und ein schwächeres Signal/Rausch-Verhältnis. Es erscheint allerdings möglich, mit diesem Verfahren die globale LV-Funktion zu erfassen; die Bestimmung der Muskelmasse oder der regionalen LV-Funktion wird hingegen schwierig sein.

■ **Verbesserter Kontrast.** Hier sei auf das Kapitel „Neue Messverfahren" verwiesen, insbesondere die „steady state free precession technic" erlaubt eine erhebliche Verbesserung des Kontrastes zwischen Blut und Myokard, der unabhängig von einfließendem Blut ist. Dadurch können insbesondere Längsachsenschnitte vermehrt in die Bildauswertung einbezogen werden.

■ **Nachbearbeitung.** Bisher ist für eine genaue Erfassung der Myokardkonturen ein erheblicher Eingriff des Anwenders erforderlich. Bei ausreichendem Kontrast zwischen Blut und Myokard kann jedoch die endokardiale Kontur automatisch erkannt werden [8]. Eine weitere Methode ist das „guide point modeling", das auf einer Kombination von Kurz- und Längsachsen-Cinebildern beruht und bei dem keine Erfassung der Konturen erforderlich ist [24]. Dieses Verfahren ermöglicht jedoch nicht die Bestimmung von regionalen Parametern.

■ **Danksagung.** Die MASS-Software wurde freundlicherweise von RJ van der Geest, MSc und Prof. JHC Reiber PhD, Abt. für Radiologie, Leiden University Medical Center, Leiden/Niederlande zur Verfügung gestellt.

| Literatur

1. Bloomgarden DC, Fayad ZA, Ferrari VA, Chin B, Sutton MG, Axel L (1997) Global cardiac function using fast breathhold MRI: validation of new acquisition and analysis techniques. Magn Res Med 37:683–692
2. Cranney GB, Lotan CS, Dean L, Baxley W, Bouchard A, Pohost G (1990) Left ventricular volume measurement using cardiac axis nuclear magnetic resonance imaging: validation by calibrated ventricular angiography. Circulation 82:154–163
3. Doherty NE, Fujita N, Caputo GN, Higgins CB (1992) Measurement of right ventricular mass in normal and dilated cardiomyopathic ventricles using cine magnetic resonance imaging. Am J Cardiol 69:1223–1228
4. Dubois D, Dubois EF (1916) A formula to estimate the approximate surface area if height and weight are known. Arch Int Med 17:863–871
5. Götte MJW, Van Rossum AC, Marcus JT, Kuijer JPA, Axel L, Visser CA (1999) Recognition of infarct localization by specific changes in intramural myocardial mechanics. Am Heart J 138:1038–1045

6. Higgins CB, Holt W, Pflugfelder PW, Sechtem U (1988) Functional evaluation of the heart with magnetic resonance imaging. Magn Res Med 6:121–139

7. Katz J, Whang J, Boxt LM, Barst RJ (1993) Estimation of right ventricular mass in normal subjects and in patients with primary pulmonary hypertension by nuclear magnetic resonance imaging. J Am Coll Cardiol 21:1475–1481

8. Koch JA, Poll LW, Godehart E, Modder U. Determining left and right ventricular volume ejection fractions (VEF) with MRI at 1T (2000) Comparison of manual and semi-automated endocardium detection. Radiologe 40136–142

9. Lorenz CH, Walker ES, Morgan VL, Klein SS, Graham TP (1999) Normal human right and left ventricular mass, systolic function, and gender differences by cine magnetic resonance imaging. J Cardiov Magn Res 1:7–21

10. Marcus JT, Götte MJW, Van Rossum AC, Kuijer JPA, Heethaar RM, Axel L, Visser CA (1997) Myocardial function in infarcted and remote regions early after infarction in man: assessment by magnetic resonance tagging and strain analysis. Magn Res Med 38:803–810

11. Marcus JT, DeWaal LK, Götte MJW, Van der Geest RJ, Heethaar RM, Van Rossum AC (1999) MRI-derived left ventricular function parameters and mass in healthy young adults: relation with gender and body size. Int J Cardiac Imaging 15: 411–419.
    Internet: http://www.wkap.nl/sample.pdf?231145

12. Marcus JT, Götte MJW, Dewaal LK, Stam MR, Van der Geest RJ, Heethaar RM, Van Rossum AC (1999) The influence of through-plane motion on left ventricular volumes measured by Magnetic Resonance Imaging: Implications for image acquisition and analysis. J Cardiov Magn Res 1:1–6. *Internet:* http://www.scmr.org/journal/jcmr0101/003.htm-cine

13. Mogelvang J, Lindvig K, Sondergard L, Saunamaki K, Henndriksen O (1993) Reproducibility of cardiac volume measurements including left ventricular mass determined by MRI. Clin Physiol 13:587–597

14. Nagel E, Schneider U, Schalla S, Ibrahim T, Schnackenburg B, Bornstedt A, Klein C, Lehmkuhl HB, Fleck E (2000) Magnetic Resonance Real-time imaging for the evaluation of left ventricular function. J Cardiov Magn Res 2(1):7–14

15. Nidorf SM, Picard MH, Triulzi MO, Thomas JD, Newell J, King ME, Weyman AE (1992) New perspectives in the assessment of cardiac chamber dimensions during development and adulthood. J Am Coll Cardiol 19:983–988

16. Rogers WJ, Shapiro EP, Weiss JL, Buchalter MB, Rademakers FE, Weisfeldt ML, Zerhouni EA (1991) Quantification of and correction for left ventricular systolic long axis shortening by magnetic resonance tissue tagging and slice isolation. Circulation 84:721–731

17. Sakuma H, Fujita N, Foo TKF, Caputo GR, Nelson SJ, Hartiala J, Shimakawa A, Higgins CB (1993) Evaluation of left ventricular volume and mass with breathhold cine MR imaging. Radiology 88:377–380

18. Sandstede J, Lipke C, Beer M, Hofmann S, Pabst T, Kenn W, Neubauer S, Hahn D (2000) Age- and gender-specific differences in left and right ventricular cardiac function aand mass determined by cine magnetic resonance imaging. Eur Radiology 10:438–442

19. Sechtem U, Pflugfelder PW, Gould RG, Cassidy MM, Higgins CB (1987) Measurement of right and left ventricular volumes in healthy individuals with cine MR imaging. Radiology 163:697–702

20. Underwood SR, Rees RSO, Savage PE, Klipstein RH, Firmin DN, Fox KM, Poole-Wilson PA, Longmore DB (1986) Assessment of regional left ventricular function by magnetic resonance. Br Heart J 56:334–340

21. Van der Geest RJ, de Roos A, Van der Wall EE, Reiber JHC (1997) Quantitative analysis of cardiovascular MR images. Int J Card Imag 13: 247–258

22. Van Rossum AC, Visser FC, Sprenger M, Van Eenige MJ, Valk J, Roos JP (1988) Evaluation of Magnetic Resonance Imaging for the determination of left ventricular ejection fraction and comparison with angiography. Am J Cardiol 62:628–633

23. White HD, Norris RM, Brown MA, Brandt PWT, Whitlock RML, Wild CJ (1987) Left ventricular end-systolic volume as the major determinant of survival after recovery from myocardial infarction. Circulation 76:44–51

24. Young AA, Cowan BR, Thrupp SF, Hedley WJ, Dell'Italia LJ (2000) Left Ventricular Mass and Volume: Fast calculation with guide point modeling on MR images. Radiology 216:597–602

Zusätzliche Materialien auf der CD-ROM

■ Planung der Schnittebenen

■ Fallbeispiele: „Bull's eye plot" der myokardialen Wandverdickung

Die Magnetresonanztomographie ermöglicht es, sowohl die Klappenmorphologie als auch die Flussgeschwindigkeit über eine Klappe darzustellen. Mit dieser Technik können der Echokardiographie entsprechende Befunde erhoben werden; die Visualisierung der Klappen selbst gelingt zur Zeit allerdings meist besser mit der Echokardiographie. Die Vorteile der Magnetresonanztomographie liegen in der Quantifizierung von Flussvolumina und der Möglichkeit, Insuffizienzen durch den Vergleich von rechts- und linksventrikulären Schlagvolumina zu quantifizieren. Dies gelingt allerdings nur bei Befall lediglich einer Herzklappe. Der folgende Text bezieht sich weitgehend auf chronische Klappenerkrankungen.

Bei der Bestimmung von Flussvolumina oder -geschwindigkeiten ist darauf zu achten, dass die Messungen für die Bewegung der Klappe selbst korrigiert werden. Dies kann entweder durch eine Korrektur der die Klappe umgebenen Strukturen oder durch vorherige Bestimmung der Herzklappenbewegung in einer anderen Messung erfolgen. Das erste Verfahren eignet sich am besten für die Untersuchung von Mitral- und Trikuspidalklappe, das zweite Verfahren insbesondere für Aortenklappe, Pulmonalklappe und Mitralklappe.

10.1 | Aortenklappenerkrankungen

10.1.1 Aorteninsuffizienz

Da bis zu einem Viertel der Patienten mit schwerer Aorteninsuffizienz versterben oder eine linksventrikuläre Funktionsstörung entwickeln, bevor sich Symptome manifestieren, sollten Patienten mit schwerer Aorteninsuffi-

zienz in regelmäßigen Abständen mit nichtinvasiven Verfahren überwacht werden [1]. Gemäß Richtlinien der American Heart Association und des American College of Cardiology (AHA/ACC) besteht bei schwerer Aorteninsuffizienz und eingeschränkter Auswurffraktion (25–49%) und/oder exzessiver Vergrößerung der linken Kammer (enddiastolischer Durchmesser >75 mm, endsystolischer Durchmesser >55 mm) die Indikation zum Klappenersatz [1]. Ferner empfehlen die AHA/ACC die in der Regel mittels Echokardiographie erhobenen Befunde durch eine zweite Methode, nämlich MRT oder Radionuklidventrikulographie, zu verifizieren. Neben der Erfassung der Kammeradaptation an die Volumenbelastung sollte auch das Ausmaß der Aorteninsuffizienz gemessen werden. Die MR-Phasenkontrasttechnik ermöglicht es, den Blutfluss über den Gefäßquerschnitt mit hoher räumlicher und zeitlicher Auflösung zu messen und Regurgitationsvolumina zu ermitteln (Abb. 10.1 CD und 10.2 CD). Zur Korrektur der Bewegung der Klappe durch die Abbildungsebene hindurch sind mehrere Verfahren in der technischen Entwicklung, die jedoch noch keine Anwendung in der Routine gefunden haben [8, 10, 20]. Die Phasenkontrastdaten können vollautomatisch ausgewertet werden und sind von hoher Genauigkeit. So betrug der Unterschied der mittels Phasenkontrast und volumetrisch nach Simpson bestimmten Schlagvolumina bei Patienten mit Aorteninsuffizienz verschiedenen Schweregrades lediglich –0,5% (95-%-Vertrauensintervall: –14,1 bis +13,1%).

Eine umfassende Abklärung einer Aorteninsuffizienz mittels MR sollte somit 1. die Quantifizierung der Regurgitation, 2. die Erfassung der linksventrikulären Funktion und 3. die Quantifizierung der linksventrikulären Volumina und Muskelmasse beinhalten.

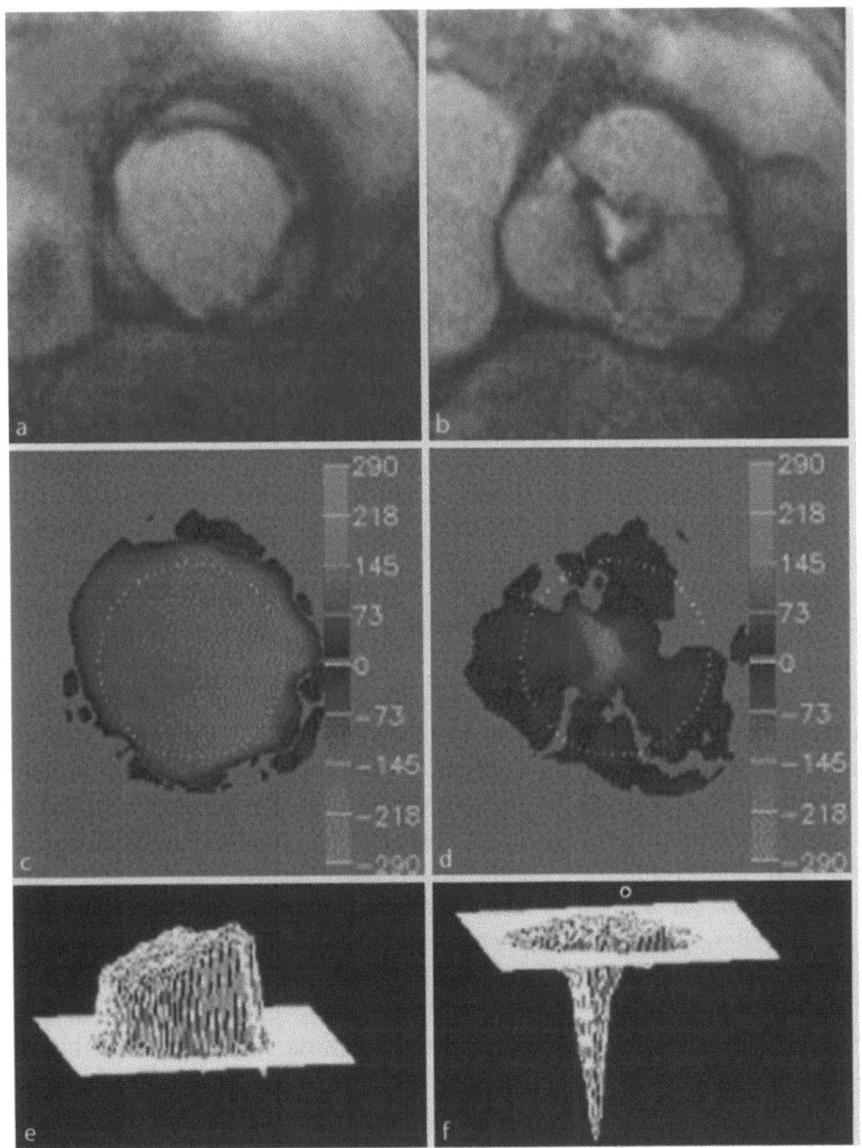

Abb. 10.1. Zwei repräsentative Modulusbilder einer insuffizienten Aortenklappe in der Systole (**a**; 165 ms nach der
R-Zacke) und in der frühen Diastole (**b**; 515 ms nach der
R-Zacke). Die entsprechenden Phasenbilder sind in **c** und **d**,
die Flussprofile in **e** und **f** dargestellt. Gut erkennbar ist die
zentrale Regurgitation durch die Aortenklappe (eine Farbabbildung ist auf der (CD) vorhanden). (Reproduziert aus [12]
mit Erlaubnis von Urban & Vogel)

Schließlich sollten auch die Aortenwurzel und
die aszendierende Aorta evaluiert werden, um
eine allfällige Rekonstruktion der Aorta planen zu können [18].

10.1.2 Aortenstenose

Ähnlich wie in der Echokardiographie kann
auch mit der MR-Phasenkontrasttechnik die
Spitzengeschwindigkeit über der Klappe ge-

messen und der Druckgradient berechnet
werden [3, 7, 16]. Wie in Abb. 10.3 gezeigt,
findet sich eine gute Übereinstimmung der
MR-Geschwindigkeitsmessungen beziehungsweise der daraus berechneten Druckgradienten sowohl mit den Resultaten der Doppler-
Echokardiographie [3, 7, 16] wie auch mit
den invasiv ermittelten Druckgradienten [3].
Da der transvalvuläre Druckgradient bei eingeschränkter Pumpfunktion kein verlässliches
Maß für den Stenosegrad darstellt [5], sollte

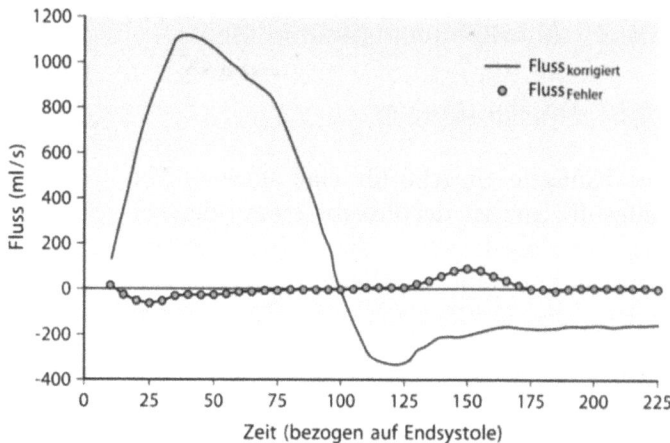

Abb. 10.2. Typische Flusskurve (durchgezogene Linie) über einer Aortenklappe bei einem Patienten mit schwerer Aorteninsuffizienz (gleicher Patient wie in Abb. 10.1). Der Vorwärtsfluss betrug bei diesem Patienten 218 ml/Schlag, der Rückwärtsfluss 127 ml/Schlag, entsprechend einer Regurgitationsfraktion von 58% (bei einer Herzfrequenz von 60 Schlägen/min). Die offenen Kreise repräsentieren den durch die Klappenbewegung induzierten Fluss. Die invasiv bestimmte Regurgitationsfraktion betrug 64% (bei einer Herzfrequenz von 63 Schlägen/min). (Nach [12] mit Erlaubnis von Urban & Vogel) ⓒⅅ

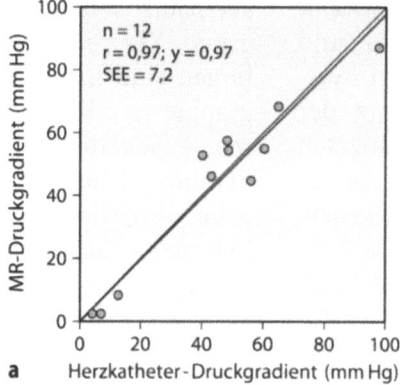
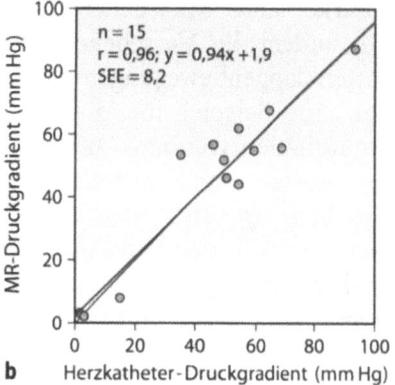

Abb. 10.3. Regressionsgeraden für den mittleren Druckgradienten über der Aortenklappe: Phasenkontrast-MR **a** im Vergleich zu invasiver Bestimmung mittels Herzkatheter und **b** im Vergleich zur Doppler-Echokardiographie. (Nach [3] mit Erlaubnis der American Roentgen Ray Society)

bei jeder MR-Untersuchung nicht nur der Druckgradient, sondern auch das linksventrikuläre Schlagvolumen bestimmt werden. Während bei symptomatischen Patienten mit schwerer Aortenstenose die Indikation zum Klappenersatz gegeben ist [1], ist diese Entscheidung bei asymptomatischen Patienten schwieriger zu treffen. Eine eingeschränkte linksventrikuläre Funktion oder eine exzessive linksventrikuläre Hypertrophie sind als relative Indikationen zu nennen. Da die Bestimmung der Klappenöffnungsfläche mit nichtinvasiven Techniken erheblichen Fehlerquellen unterworfen ist, empfielt die AHA/ACC bei asymptomatischen Patienten mit schwerer Aortenstenose, als Verlaufsparameter die linksventrikuläre Hypertrophie und Funktion in regelmäßigen Abständen zu monitorisieren, wozu die Echokardiographie wie auch das MR eingesetzt werden können [1]. Analog zur Evaluierung der Aorteninsuffizienz mittels MR sollte eine umfassende Abklärung einer Aortenstenose basieren auf

■ der Quantifizierung des Stenosegrades,
■ der Erfassung der linksventrikulären Funktion und
■ der Quantifizierung der linksventrikulären Volumina und Muskelmasse.

10.2 | Mitralklappenerkrankungen

10.2.1 Mitralinsuffizienz

Die häufigste Ursache für eine schwere Mitralinsuffizienz ist der Prolaps eines oder beider Mitralsegel, wobei die Mitralklappenrekonstruktion eine exzellente Prognose aufweist, wenn sie in einem sehr frühen Stadium, d. h. bei asymptomatischen oder nur leicht symptomatischen Patienten durchgeführt wird. Deshalb kommt der exakten Bestimmung des Schweregrades der Insuffizienz eine entscheidende Bedeutung zu. Mitte der 90er Jahre schlugen Fujita und Mitarbeiter [4] vor, den diastolischen und systolischen Fluss über der Mitral- bzw. der Aortenklappe zu messen, woraus dann das Regurgitationsvolumen über der Mitralis berechnet werden kann. Dieser Ansatz wurde in der Folge von Kozerke und Mitarbeitern [10], indem die Messebenen den Mitral- und Aortenklappenbewegungen nachgeführt werden. Ein Beispiel für die Bestimmung der Regurgitationsvolumina bei einem Patienten mit Aorten- und Mitralinsuffizienz ist in Abb. 10.4 CD und 10.5 CD wiedergegeben. Wird im Falle der Mitralinsuffizienz die Mitralklappenbewegung nicht berücksichtigt, kommt es zu einer Unterschätzung des diastolischen Flusses über der Mitralklappe und somit zu einer Unterschätzung des Regurgitationsvolumens [10]. Als Alternative kann auch das links- und rechtsventrikuläre Schlagvolumen volumetrisch bestimmt und daraus die Insuffizienz berechnet werden [11, 14]. Auch für die Mitralklappe wurde ein Kontrollvolumenverfahren vorgeschlagen, doch stellt sich hier das Problem der langen Akquisitionszeiten [2].

Eine umfassende Abklärung bei Mitralinsuffizienz umfasst 1. die Quantifizierung der Mitralinsuffizienz, 2. das Erfassen von Kammervolumina und Pumpfunktion und schließlich 3. die Beschreibung der Klappenanatomie im Hinblick auf deren Rekonstruierbarkeit. Die MR-Technik erlaubt eine exakte Quantifizierung sowohl des Regurgitationsvolumens

wie auch der Kammervolumina und -funktion. Auch wenn mittels MRT die Klappenanatomie dargestellt werden kann (Abb. 10.6 CD), ist die Echokardiographie nach wie vor als Methode der Wahl zu betrachten für die Beurteilung der Morphologie der Segel und des subvalvulären Apparates.

10.2.2 Mitralstenose

Die häufigste Ursache für die Mitralstenose ist die Endokarditis im Rahmen eines rheumatischen Fiebers. Sie kann zu schweren Veränderungen der Klappe und insbesondere des subvalvulären Apparates führen, die schließlich eine perkutane Mitralvalvuloplastie unmöglich machen können. Entscheidend für das therapeutische Vorgehen ist deshalb nicht nur der Schweregrad der Stenose und die Adaptation der Kammer und des Lungenkreislaufs, sondern vor allem auch die vorliegende Klappenmorphologie. Diese Informationen sind in der Regel mittels Echokardiographie zu erhalten. In Situationen mit unklaren echokardiographischen oder invasiven Befunden kann eine MR-Untersuchung wertvolle Zusatzinformationen liefern, so zum Beispiel bei kombinierten Mitralvitien.

10.3 | Trikuspidalklappen- und Pulmonalklappenerkrankung

Nach Korrektur für die Klappenbewegung konnten Normalwerte für den Trikuspidalfluss bestimmt werden [6]. Zu einer Pulmonalinsuffizienz kann es nach operativer Korrektur einer Tetralogie nach Fallot kommen. In dieser Situation ermöglicht die MR-Untersuchung auch eine exakte Bestimmung der Adaptation der rechten Kammer (Volumina, Auswurffraktion, Muskelmasse), und zusätzlich kann die Pulmonalzirkulation, z. B. Stenosen in den Pulmonalisgefäßen, mittels MR-Angiographie erfasst werden.

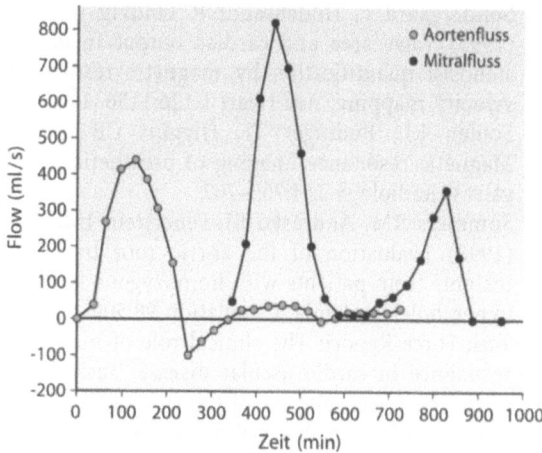

Abb. 10.5. Typische Flusskurven durch die Aortenklappe (offene Kreise) und die Mitralklappe (geschlossene Kreise) bei einem Patienten mit schwerer Mitralinsuffizienz und minimer Aorteninsuffizienz (gleicher Patient wie in Abb. 10.4 und 10.6). Der linksventrikuläre Bluteinstrom über die Mitralklappe beträgt 140 ml/Schlag und der aortale Blutausstrom 61 ml/Schlag, entsprechend einem mitralen Regurgitationsvolumen von 79 ml/Schlag (Regurgitationsfraktion 56%) bei einer Herzfrequenz von 63 Schlägen/min. Der totale aortale Blutausstrom beträgt 64 ml/Schlag und das Regurgitationsvolumen 3 ml/Schlag (Regurgitationsfraktion 5%). Die invasiv bestimmte mitrale Regurgitationsfraktion beträgt 59% (bei einer Herzfrequenz von 65 Schlägen/min, unter Vernachlässigung der aortalen Regurgitation). (Nach [12] mit Erlaubnis von Urban & Vogel)

10.4 | Klappenprothesen

Künstliche Klappen führen in der Regel zu Suszeptibilitätsartefakten, sodass die Klappenprothese selber mittels MRT nicht unmittelbar dargestellt werden kann. Auch das Flussfeld ist erst in einigen Millimetern Entfernung von der Klappe genau zu erfassen, sodass in der Routinediagnostik die Echokardiographie die Methode der Wahl zur Evaluation von Klappenprothesen darstellt. Allerdings kann eine Charakterisierung der Strömungsverhältnisse mittels MRT Hinweise geben für optimierte Prothesendesigns [9]. Mit Ausnahme des früher verwendeten Starr-Edwards-Modells sind heutige Klappenprothesen MRT-kompatibel [15, 17].

10.5 | Zusammenfassung

Bei jeder Evaluation von Herzklappen sollte 1. der Schweregrad der Läsion bestimmt, 2. die Adaptation der Kammern in Bezug auf Volumina, Hypertrophie und Funktion erfasst und 3. die Klappenmorphologie dargestellt werden. Die MR-Technik ist hervorragend geeignet, Insuffizienzen zu quantifizieren und die Kammeradaptation zu messen. Bei Stenosen hat die MR-Technik bezüglich der Bestimmung des Schweregrades der Läsion gegenüber einer technisch einwandfreien Echokardiographie keine Vorteile. Zur Darstellung der Klappenmorphologie selbst ist die MRT weniger gut geeignet.

Literatur

1. ACC/AHA guidelines for the management of patients with valvular heart disease. A report of the American College of Cardiology/American Heart Association. Task Force on Practice Guidelines (Committee on Management of Patients with Valvular Heart Disease) (1998) J Am Coll Cardiol 32:1486–1588
2. Chatzimavroudis GP, Oshinski JN, Pettigrew RI, Walker PG, Franch RH, Yoganathan AP (1998) Quantification of mitral regurgitation with MR phase-velocity mapping using a control volume method. J Magn Reson Imaging 8:577–582
3. Eichenberger AC, Jenni R, von Schulthess GK (1993) Aortic valve pressure gradients in patients with aortic valve stenosis: quantification with velocity-encoded cine MR imaging. Am J Roentgenol 160:971–977
4. Fujita N, Chazouilleres AF, Hartiala JJ et al (1994) Quantification of mitral regurgitation by velocity-encoded cine nuclear magnetic resonance imaging [see comments]. J Am Coll Cardiol 23:951–958
5. Gorlin R, Gorlin SG (1951) Hydraulic formula for calculation of the area of stenotic mitral valve, other cardiac values and central circulatory shunts. Am Heart J 41:1–29
6. Kayser HW, Stoel BC, van der Wall EE, van der Geest RJ, de Roos A (1997) MR velocity mapping of tricuspid flow: correction for through-plane motion. J Magn Reson Imaging 7:669–673
7. Kilner PJ, Manzara CC, Mohiaddin RH et al (1993) Magnetic resonance jet velocity mapping in mitral and aortic valve stenosis. Circulation 87:1239–1248

8. Kozerke S, Scheidegger MB, Pedersen EM, Boesiger P (1999) Heart motion adapted cine phase-contrast flow measurements through the aortic valve. Magn Reson Med 42:970–978

9. Kozerke S, Hasenkam JM, Nygaard H, Paulsen PK, Pedersen EM, Boesiger P (2001) Heart motion adapted MR velocity mapping of blood velocity distribution downstream of aortic valve prostheses: initial experience. Radiology 218:548–555

10. Kozerke S, Schwitter J, Pedersen EM, Boesiger P (2001) Aortic and mitral regurgitation: Quantification using moving slice velocity mapping. J Magn Reson Imaging 14:106–112

11. Lorenz CH, Walker ES, Morgan VL, Klein SS, Graham TP Jr (1999) Normal human right and left ventricular mass, systolic function, and gender differences by cine magnetic resonance imaging. J Cardiovasc Magn Reson 1:7–21

12. Schwitter J (2000) Valvular heart disease: Assessment of valve morphology and quantification using MR. Herz 25:342–355

13. Schwitter J, Eberli FR, Ritter M, Turina M, Krayenbuehl HP (1992) Myocardial oxygen consumption in aortic valve disease with and without left ventricular dysfunction. Br Heart J 67:161–169

14. Sechtem U, Pflugfelder PW, Cassidy MM et al (1988) Mitral or aortic regurgitation: quantification of regurgitant volumes with cine MR imaging. Radiology 167:425–430

15. Shellock FG (1988) MR imaging of metallic implants and materials: a compilation of the literature. Am J Roentgenol 151:811–814

16. Sondergaard L, Hildebrandt P, Lindvig K et al (1993) Valve area and cardiac output in aortic stenosis: quantification by magnetic resonance velocity mapping. Am Heart J 126:1156–1164

17. Soulen RL, Budinger TF, Higgins CB (1985) Magnetic resonance imaging of prosthetic heart valves. Radiology 154:705–707

18. Summers RM, Andrasko BJ, Feuerstein IM et al (1998) Evaluation of the aortic root by MRI: insights from patients with homozygous familial hypercholesterolemia. Circulation 98:509–518

19. Task Force Report: The clinical role of magnetic resonance in cardiovascular disease. Task Force of the European Society of Cardiology, in collaboration with the Association of European Paediatric Cardiologists (1998) Eur Heart J 19:19–39

20. Walker PG, Oyre S, Pedersen EM, Houlind K, Guenet FS, Yoganathan AP (1995) A new control volume method for calculating valvular regurgitation. Circulation 92:579–586

Zusätzliche Materialien auf der CD-ROM

■ Aorteninsuffizienz

■ Mitralinsuffizienz

■ Mitralklappenprolaps

KAPITEL 11 Angeborene Herzkrankheiten und Kardiomyopathien

HEIKO MAHRHOLDT und UDO SECHTEM

11.1 Angeborene Herzerkrankungen

Weltweit werden jährlich etwa 1,5 Millionen Kinder (Tabelle 11.1) mit kongenitalen Herzerkrankungen geboren (Inzidenz 5–12 Betroffene pro 1000 Lebendgeburten [19]). Als Folge der kontinuierlichen Weiterentwicklung chirurgischer und interventioneller Techniken verbessert sich die Langzeitüberlebensrate dieser Kinder ständig. Allein in Europa erreichen schätzungsweise 10 000 Patienten mit angeborenen Herzerkrankungen jedes Jahr das Erwachsenenalter [19]. Aus diesem Grund gewinnt neben der Frühdiagnostik auch die langfristige Nachsorge zunehmend an Bedeutung. Die Magnetresonanztomographie (MRT) ist bestens geeignet, die oft komplexe Morphologie sowie funktionelle Veränderungen darzustellen und zu quantifizieren [18, 25].

11.1.1 Technische Aspekte der MRT-Anwendung

In den folgenden Abschnitten sollen die Besonderheiten der häufigsten Techniken zur Untersuchung von kardiovaskulärer Anatomie und Funktion bei Patienten mit angeborenen Herzfehlern skizziert werden. Bezüglich der technischen Grundlagen wird auf die entsprechenden Kapitel dieses Buches oder eines der ausführlichen Standardwerke verwiesen [32].

■ Spin-Echo(SE)-MRT

Zur Evaluation der Anatomie des Herzens und der großen Gefäße werden konventionelle Mehrschicht-Spin-Echo-Pulssequenzen (SE) in mehreren parallelen, 3–10 mm dicken Schichten empfohlen. Sinnvoll ist die Darstellung der axialen und zumindest einer zweiten, senkrecht stehenden Ebene. Durch die Verwendung einer großen 256×512-Bildmatrix können auch sehr feine Strukturen wie die Membran des Foramen ovale dargestellt werden, ohne die Scan-Zeit wesentlich zu verlängern. Nach Abgabe von Vorsättigungsimpulsen werden SE-Bilder bei der Untersuchung angeborener Herzfehler meistens mit einer kurzen Repetitionszeit (TR), die dem Abstand zweier R-Zacken im EKG entspricht, T1-gewichtet mit kurzer Echozeit TE (15–30 ms) und 2–4 Wiederholungen zur Verbesserung des Signal/Rausch-Verhältnisses (SNR) aufgenommen. Wegen der unterschiedlichen Bildcharakteristika, die bei einer Variation von TE entstehen, wird empfohlen, möglichst eine einheitliche, innerhalb der Institution konstante Echozeit zu verwenden.

■ Gradienten-Echo(GRE)-MRT

Mit GRE-Cineloops wird nicht nur die Ventrikelfunktion untersucht, sondern es ist auch möglich, den Blutfluss durch Shunts, Stenosen oder insuffiziente Klappen sichtbar zu machen, da sich Bereiche mit turbulentem Blutfluss signalarm von den signalreichen, laminar durchströmten Bereichen abheben. Dabei ist die Darstellung des Flusses von verschiedenen technischen Parametern, am stärksten jedoch von der Echozeit TE, abhängig. Zusammenfassend kann gesagt werden, dass eine längere Echozeit zu einer Verstärkung der Flusseffekte führt. Nach unserer Erfahrung ist ein TE-Wert von 10–12 ms günstig.

Tabelle 11.1. Häufigkeit einzelner Vitien im pädiatrisch-kardiologischen Krankengut

	Häufigkeit [%]
Vitien mit vorwiegend Links-rechts-Shunt	
■ Shunt zwischen den großen Gefäßen:	
Offener Ductus Botalli	12
Sonstiger Shunt zwischen den großen Gefäßen	<1
■ Atriale Shunts:	
ASD II	10
ASD I	2
■ Ventrikuläre Shunts:	
VSD	25
Atrioventrikularseptumdefekt	2
Zyanotische Vitien (hauptsächlich Rechts-links-Shunt)	
■ Mit verminderter Lungenperfusion:	
Fallotsche Tetralogie	9
Pulmonalatresie	2
Trikuspidalatresie	2
■ Mit vermehrter Lungenperfusion:	
TGA	5
Sonstige Vitien mit vermehrter Lungendurchblutung	2–3
Vitien ohne Shunt	
■ Angeborene Klappenstenose:	
Aortenstenose	6
Pulmonalstenose	6
■ Anomalien der Aorta	
Aortenisthmusstenose	6
Aortenbogenanomalien	1
Übrige Vitien	8

11.1.2 MRT-Untersuchung der kardiovaskulären Anatomie

MRT ist als genaue Methode zur Evaluation der kardiovaskulären Anatomie etabliert [15]. Bei Patienten mit angeborenen Herzerkrankungen kann mittels MRT in über 90% der Fälle, auch bei sehr komplexen Missbildungen, die richtige Diagnose gestellt werden [13]. Als erster Schritt zur Diagnosestellung ist die vollständige Beschreibung der veränderten Anatomie notwendig, wobei meistens mit der Evaluation des Vorhofsitus begonnen wird.

■ Vorhofsitus

Normalerweise findet sich der morphologisch rechte Vorhof auf der rechten und der morphologisch linke Vorhof auf der linken Seite des Patienten. Dieser Zustand wird als Situs solitus bezeichnet. Der Begriff Situs inversus bezeichnet den genau umgekehrten Zustand [2]. Normalerweise ist der Vorhofsitus entsprechend dem übrigen thorakalen und abdominellen Situs angelegt. Bei einem Situs solitus befinden sich der kürzere Hauptbronchus, die Leber und die Vena cava inferior auf der rechten Seite, während der lange Hauptbronchus, die Milz und die Aorta auf der linken Seite des Patienten liegen. Lage und Morphologie der Hauptbronchien sind in der Regel auf einem koronaren SE-MRT-Schnittbild am besten zu beurteilen und verlässliche Indikatoren für die Ausrichtung des atrialen Situs (Abb. 11.1 und 11.2). Unter normalen Lagebedingungen befindet sich die rechte Pulmonalarterie ventral des rechten Hauptbronchus,

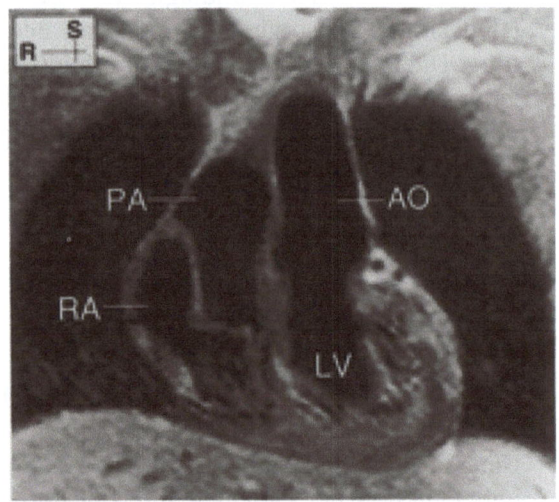

Abb. 11.1. Koronares T1-MRT eines 18-jährigen Patienten, welcher wegen eines unspezifischen Herzgeräusches bei der Musterung auffiel. Während echokardiographisch bei schlechten Schallbedingungen keine Diagnosestellung möglich war, zeigt sich in der thorakalen MRT das Bild eines atrialen Situs solitus mit D-ventrikulärem Loop und L-Malposition der Aorta mit ventrikuloarterialer Konkordanz. Obwohl die Aorta (*AO*) und die Pulmonalarterie (*PA*) das Herz höher als normal verlassen, entspringen sie aus dem korrekten Ventrikel (ventrikuloarteriale Konkordanz). Die Aortenklappe liegt anterior, superior und links relativ der Pulmonalklappe und wird durch einen Konus gestützt; eine Obstruktion des LVOT besteht nicht. (*S* superior, *R* rechts, *LV* linker Ventrikel, *RA* rechter Vorhof)

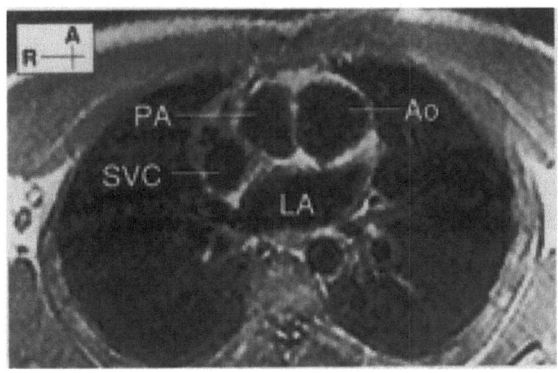

Abb. 11.2. Transversales T1-MRT des Patienten aus Abb. 11.1 auf Höhe der Aorten (Ao)- und Pulmonaliswurzel (PA). Dieses Bild zeigt die Lagebeziehungen der großen Gefäße zueinander, die Aorta liegt links des Pulmonalisstamms. (A anterior, R rechts, LA linker Vorhof, SVC V. cava sup.)

während die linke Pulmonalarterie den linken Hauptbronchus überkreuzt.

Beim Situs ambiguus ist entweder die Lage der Vorhöfe oder die Lage des übrigen Viszerums unklar oder nicht bestimmbar. Ein Situs ambiguus wird zum Beispiel diagnostiziert, wenn beide Hauptbronchien und beide Pulmonalarterien links (Linksisomerie) oder rechts (Rechtsisomerie) konfiguriert sind. Patienten mit Rechtsisomerie leiden oft an einer begleitenden Asplenie, während Patienten mit Linksisomerie häufig mehrere Nebenmilzen besitzen. Ein Situs ambiguus ist in vielen Fällen mit weiteren kardiovaskulären Missbildungen verbunden.

Die Vorhofmorphologie kann meistens anhand der Konfiguration der Vorhofohren geklärt werden. Der morphologisch rechte Vorhof hat ein dreieckig begrenztes Vorhofohr mit einer großlumigen Verbindung zum RV. Der morphologisch linke Vorhof hat ein eher röhrenförmiges Vorhofohr mit einer engeren Öffnung zum LV. Zusätzlich gilt, dass in aller Regel das mit der Vena cava inferior verbundene Vorhofohr das morphologisch rechte ist. Falls die Vorhofohren bei axialer Schnittführung nur schwierig darstellbar sind, kann der atriale Situs durch zusätzliche koronare Schnitte zur Darstellung der Bronchialanatomie in Zusammenschau mit allen anderen Befunden geklärt werden.

■ Morphologie der Herzkammern

Da die Lage des Ventrikels bei komplexen Missbildungen abnormal sein kann und die Wandstärke von der Nachlast abhängig ist, können diese Parameter alleine nicht zur Beurteilung der ventrikulären Morphologie herangezogen werden [23]. Das durch midventrikuläre, transversale SE-Schnitte darstellbare Moderatorband ist ein sicheres Identifikationsmerkmal eines morphologisch rechten Ventrikels. Darüber hinaus ist die Trabekulierung des gesamten rechten Ventrikels im Vergleich zum linken vergröbert. Als weiteres morphologisches Identifikationskriterium ist die Trikuspidalklappe im RV weiter apikal angesetzt als die Mitralklappe im LV, was besonders gut in einem axialen SE-MRT-Schnitt zu sehen ist. Falls die ventrikuläre Morphologie nicht zu klären ist, wird der Ventrikel als intermediärer Typ bezeichnet. Als nächster Schritt nach Klärung des atrialen Situs und der ventrikulären Morphologie müssen zur vollständigen Beschreibung der Anatomie die ventrikuloarteriellen und die atrioventrikulären Verbindungen untersucht werden.

■ Atrioventrikuläre und ventrikuloarterielle Verbindungen

Bei einer konkordanten atrioventrikulären Verbindung ist der anatomisch rechte Vorhof mit dem anatomisch rechten Ventrikel verbunden. Eine diskordante atrioventrikuläre Verbindung liegt dann vor, wenn ein anatomisch rechter Vorhof mit einem anatomisch linken Ventrikel verbunden ist. Die atrioventrikulären Klappen sind immer mit dem Ventrikel verbunden, sodass ein linker Ventrikel immer eine Mitralklappe aufweist. Eine kombinierte atrioventrikuläre und ventrikuloarterielle Diskordanz wird bei der sogenannten „korrigierten" Form der TGA (L-TGA) gefunden.

Die großen Gefäße sind in axialen oder koronaren SE-MRT-Schichten gut identifizierbar und können leicht anhand ihrer Verzweigungen unterschieden werden [40]. Konkordant ist eine ventrikuloarterielle Verbindung, wenn die Aorta aus dem linken Ventrikel und die Pulmonalarterie aus dem morphologisch rechten Ventrikel entspringen. Anderenfalls liegt eine ventrikuloarterielle Diskordanz vor.

Eine solche sequentielle Beschreibung der Anatomie sollte bei Untersuchungen von Patienten mit komplexen angeborenen Herzfehlern stets Teil des MR-Befundes sein.

■ Weitere Missbildungen und postoperative Residuen

Nach der Identifizierung des Situs werden alle weiteren Fehlbildungen wie zum Beispiel Vorhof- oder Ventrikelseptumdefekte, Aortenanomalien und postoperative Residualzustände beschrieben. Mittels SE- oder GRE-Angiotechniken können schließlich abnorme Verläufe und Verbindungen dargestellt werden [7]. Gerade bei der Suche nach extrakardialen Missbildungen und der Darstellung chirurgischer Implantate ist die kardiale MRT anderen bildgebenden Verfahren überlegen [20].

11.1.4 Untersuchung spezifischer kardiovaskulärer Fehlbildungen

■ Systolische und diastolische Ventrikelfunktion

Im Gegensatz zu Myokardinfarkt- oder Kardiomyopathiepatienten, bei welchen die Prognose der Erkrankung wesentlich von der linksventrikulären Funktion bestimmt wird, ist bei Patienten mit angeborenen Herzfehlern die Prognose oftmals von der Funktion des rechten Ventrikels abhängig [10]. Zur validen Bestimmung der RV-Funktion ist, wie zur Bestimmung der LV-Funktion (siehe Kapitel 9), die genaue Bestimmung der endsystolischen und enddiastolischen rechtsventrikulären Volumina notwendig, was mittels Echokardiographie nur unzuverlässig möglich ist [13]. Die konventionelle invasive Angiokardiographie des RV, welche zur Zeit den Goldstandard für die In-vivo-Bestimmung der RV-Volumina und Pumpfunktion darstellt, ist invasiv und mit Strahlenbelastung verbunden und führt insbesondere bei Patienten mit angeborenen Herzerkrankungen aufgrund der notwendigen geometrischen Näherungsberechnung gelegentlich zu einer Überschätzung der RV-Volumina [11]. Im Gegensatz dazu werden zur Evaluation des RV mittels Mehrschicht-GRE-MRT weder Strahlung noch fehleranfäl-

lige geometrische Annahmen benötigt [26]. Die MRT-Messung bietet zusätzlich die Möglichkeit, Zeit-Volumen-Kurven des Mitral- oder Trikuspidalklappenflusses zur Quantifizierung der diastolischen Ventrikelfunktion zu nutzen [14, 26]. Da die einströmenden Blutvolumina in den Ventrikel bestimmt werden können und nicht nur Flussgeschwindigkeiten, ist die Quantifizierung von unterschiedlichen Füllungsvolumina von rechtem und linkem Ventrikel möglich, wie zum Beispiel bei Shunts [14].

■ Bestimmung der ventrikulären Wanddicke und Myokardmasse

Die ventrikuläre Myokardmasse und Wanddicke beeinflussen sowohl die systolische als auch die diastolische Funktion und sind prognostisch wichtig. Verschiedene Methoden zur Bestimmung der Wanddicke und Myokardmasse mittels MRT sind etabliert und in Kapitel 9 ausführlich beschrieben. Die Bestimmung der rechtsventrikulären Masse und Wanddicke erfolgt wie beim linken Ventrikel durch Planimetrie der endo- und epikardialen Konturen in mehreren Schichten mit anschließender Berechnung der Wanddicke durch Subtraktion der endo- und epikardialen Abschnitte unter Berücksichtigung der Schichtdicke, des Schichtabstands und der Anzahl der Schnitte. Das spezifische Gewicht von Myokard beträgt ca. 1,05 g/ml.

11.1.3 MRT-Untersuchung der kardiovaskulären Funktion

■ Vorhofseptumdefekte (ASD) und Ventrikelseptumdefekte (VSD)

Der häufigere ASD vom Secundum-Typ (Typ II) findet sich im Bereich des Foramen ovale, während der seltenere ASD vom Primum-Typ (Typ I) häufig Teil eines komplexeren Defektes mit zusätzlichem Vetrikelseptumdefekt (VSD) oder offenem AV-Kanal ist (Abb. 11.3). Der Verdacht auf einen hämodynamisch relevanten ASD wird heute aufgrund der engmaschigen Vorsorge in der Regel bereits im Säuglings- oder Kleinkindalter gestellt. Neben einem systolischen Geräusch mit PM im 2.

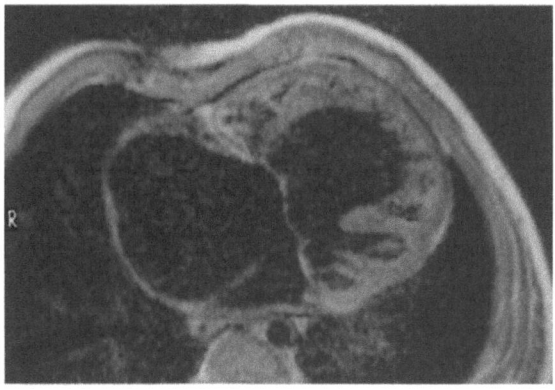

Abb. 11.3. Transversales Spinechobild bei einem Patienten mit komplettem AV-Kanal. Durch den großen VSD besteht ein Druckangleich zwischen beiden Ventrikeln mit Hypertrophie des RV-Myokards. Der klappennahe ASD ist gut sichtbar

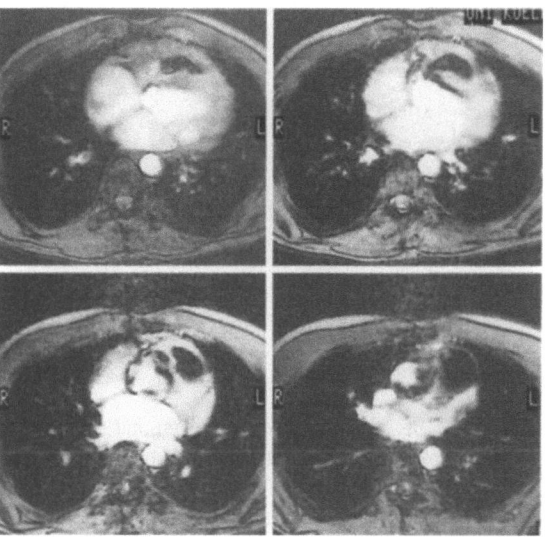

Abb. 11.4. Transversale Gradientenechobilder bei einem Patienten mit subaortalem VSD. Die Bilder sind alle zum gleichen Zeitpunkt des Herzzyklus, etwa in der Mitte der Systole, aufgenommen. Links oben zeigt sich im rechten Ventrikel eine dunkle Zone turbulenten Blutflusses. Rechts oben lässt sich die Beschleunigung des Blutes in den VSD auf der linksventrikulären Seite des interventrikulären Septums gut erkennen. In der Abbildung links unten ist die unmittelbar oberhalb gelegene Schicht zu erkennen, auf der die geöffnete Aortenklappe sichtbar ist. Rechts unten ist die Turbulenz auch im rechtsventrikulären Ausflusstrakt bzw. im proximalen Teil der Pulmonalarterie zu sehen

ICR links, gespaltenem 2. Herzton und typischem EKG finden sich bei schwereren Fällen auch Zeichen der Herzinsuffizienz als Folge des Links-rechts-Shunts. Kleinere VSD sind funktionell unbedeutend, je weiter jedoch die Öffnung, desto größer ist der Shuntfluss. Beim großen VSD schließlich fehlt die drucktrennende Wirkung des Septums, sodass sich die Drücke im rechten Ventrikel und in den Pulmonalarterien an den Systemdruck angleichen.

Die Diagnostik eines vermuteten ASD oder VSD erfolgt normalerweise mittels transthorakaler sowie transösophagealer Echokardiographie und ggf. einer Herzkatheteruntersuchung. Auf SE-MRT-Schnittbildern kann in vielen Fällen (ca. 90%) der Defekt sofort erkannt werden [24]. Da die Differenzierung zwischen einem kleinen ASD und einer dünnen, das Foramen ovale verschließenden Membran schwierig sein kann, empfiehlt sich die Verwendung einer großen 256×512-Matrix. Zur weiteren Klärung führen zusätzliche schräge koronare SE-Schichten senkrecht zum Vorhofseptum und die Durchführung einer GRE-MRT mit relativ langer Echozeit (TE 8–12 ms) zwecks Darstellung des Shuntflusses (Abb. 11.4).

Besonders bei schwierigen anatomischen Verhältnissen wie zum Beispiel einem Defekt im Bereich des Ausflusstraktes kann die MRT der Echokardiographie bei der Darstellung eines VSD überlegen sein. In diesem Fall liegt der Shunt meistens direkt unter der Aorten-

klappe. Zusätzlich kann durch Prolaps des Sinus valsalvae in den VSD eine Aorteninsuffizienz vorliegen.

Alle Shuntvolumina können mittels geschwindigkeitskodierten Bildern (siehe Kapitel 19) quantifiziert werden. So ist zum Beispiel zur Therapieplanung bei allen Formen des intrakardialen Links-rechts-Shunts die zuverlässige Bestimmung des Verhältnisses von pulmonalem (Qp) zu systemischem Fluss (Qs) eine wichtige Voraussetzung. Die Indikation zum Verschluss des zugrundeliegenden Defekts ist üblicherweise ab einem Qp/Qs-Verhältnis von ca. 1,5 gegeben, da ein chronischer Links-rechts-Shunt mit erhöhtem Pulmonalfluss zu pulmonaler Hypertonie und der schließlich daraus resultierenden Shuntumkehr (Eisenmenger-Reaktion) führen kann (Abb. 11.5). Das Qp/Qs-Verhältnis kann in der klinischen Routine durch invasive Kathetermessung sowie mit einigen Limitationen auch durch Dopplerechokardiographie und nuklearmedizinische Methoden bestimmt

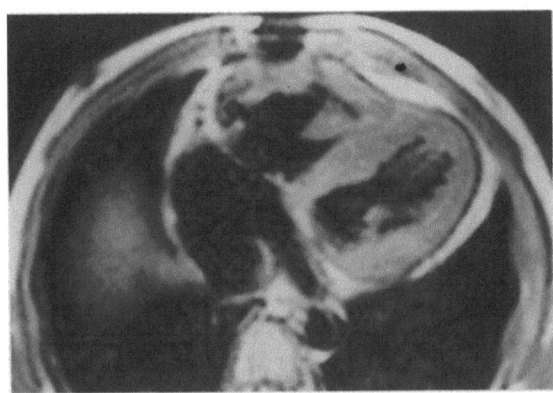

Abb. 11.5. Bei einem anderen Patienten mit langjährigem Ventrikelseptumdefekt mit pulmonaler Hypertonie lässt sich auf diesem transversalen Spinechobild gut die Hypertrophie des rechten Ventrikels erkennen

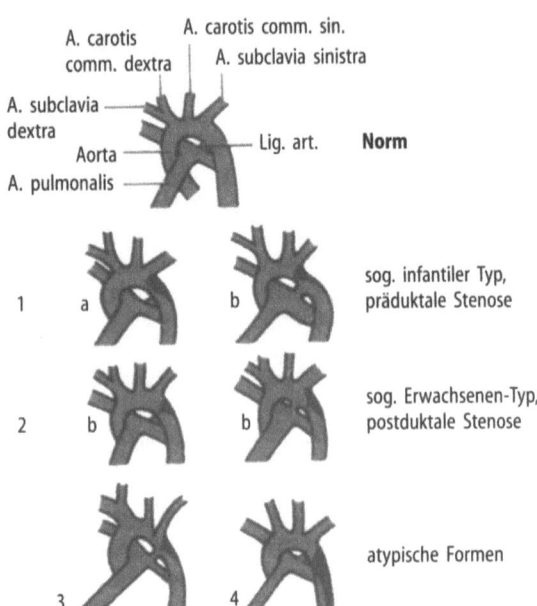

Abb. 11.6. Beispiele für die verschiedenen Formen der Aortenisthmusstenose

werden. Insbesondere die Genauigkeit der nichtinvasiven, echokardiographischen Methoden wird von vielen Autoren bezweifelt (5). Hingegen ist die Bestimmung des Qp/Qs-Verhältnisses aus den durch geschwindigkeitskodierte MRT quantifizierten Pulmonal- und Aortenflussvolumina sehr zuverlässig. Als Alternative kann auch mittels einer das gesamte Herz umfassenden Mehrschicht-GRE-MRT durch Planimetrie und Vergleich des RV- und LV-Schlagvolumens das Qp/Qs-Verhältnis berechnet werden [5, 35].

■ Aortenisthmusstenose, Aortenbogenhypoplasie und -atresie

Die häufigste Missbildung der Aorta, die Aortenisthmusstenose, kommt in verschiedenen Formen vor (Abb. 11.6). Bei der präduktalen Isthmusstenose liegt die Einengung vor der Einmündung des offen gebliebenen Ductus Botalli. Die untere Körperhälfte erhält über die Pulmonalarterie und den Ductus vorwiegend venöses Blut, wenn nicht zusätzlich ein ASD oder VSD für eine erhöhte Sauerstoffsättigung im Blut der Pulmonalarterie sorgt. Der Femoralispuls ist fühlbar, solange der Ductus Botalli ausreichend weit offen ist. Bei seinem Verschluss verschwinden die Femoralispulse. Die präduktale Form wird auch infantile Form der Aortenisthmusstenose genannt und muss frühzeitig operativ korrigiert werden. Bei der postduktalen Form ist der Ductus Botalli geschlossen, die Stenose liegt distal des

obliterierten Ligamentum Botalli. Der Blutdruck ist prästenotisch erhöht, die Femoralispulse hingegen sind nur schwach oder überhaupt nicht tastbar. Die Durchblutung der unteren Körperhälfte erfolgt großteils durch Kollateralen der Mammaria-, Interkostal- oder Mediastinalgefäße (Abb. 11.7). Da betroffene Patienten nur wenige Beschwerden haben und unbehandelt das 3.–4. Lebensjahrzehnt erreichen können, wird die postduktale auch die „Erwachsenenform" der Aortenisthmusstenose genannt. Eine Aortenbogenhypoplasie ist als eine um mehr als 2 Standardabweichungen von den Normaldurchmessern abweichende Verminderung des Aortenbogendurchmessers an mehreren Messpunkten definiert. Als Aortenbogenatresie bezeichnet man die vollständige Unterbrechung des Lumens zwischen Aorta ascendens und Aorta descendens, evtl. mit erhaltener Gewebsverbindung zwischen den Stümpfen.

Vorteil der MRT bei der Untersuchung einer Aortenfehlbildung ist [21], dass alle für die spätere Behandlung notwendigen Parameter wie die genaue Lokalisation, der Stenosegrad, die Länge der Stenose, eine begleitende Aortenhypoplasie, vorhandene Kollateralen (Mammaria- oder Mediastinalarterien), poststenotische Dilatation und der Grad einer beglei-

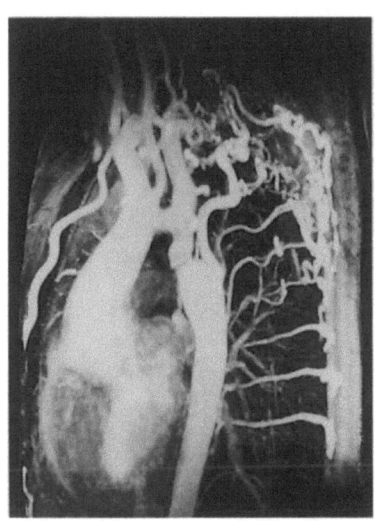

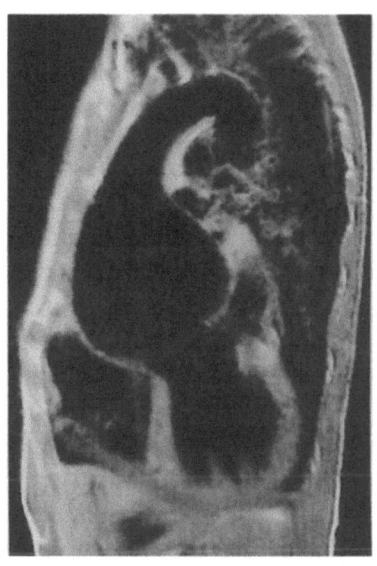

Abb. 11.7. 3D-MR-Angiographie nach Gadoliniumgabe. Man sieht den hypoplastischen Aortenbogen und die membranartige Unterbrechung der Aorta descendens bei diesem Patienten mit Aortenisthmusstenose. Die Aorta descendens ist distal der Membran etwas erweitert. Man erkennt die Einmündung der Kollateralen in die Aorta descendens. Im rechten oberen Bildteil sind die Kollateralen wie üblich stark gewunden und girlandenähnlich geformt. Ein ähnlich guter Überblick über die Aortenanatomie und die Umgehungskreisläufe ist invasiv nur schwer zu erhalten. (Mit freundlicher Genehmigung von PD Dr. Gaa, Klinikum Mannheim)

Abb. 11.8. Sagittales Spin-Echo-Bild (TE 30 ms) bei einem Patienten mit Marfan-Syndrom. Die typische Birnenform der Aorta und die begleitende anuläre Ektasie sind gut erkennbar. Der linke Ventrikel ist aufgrund einer begleitenden schweren Aortenklappeninsuffizienz vergrößert

tenden LV-Hypertrophie nichtinvasiv dargestellt werden können. Da die thorakale Aorta meist in schräg sagittalen Schichten am besten beurteilbar ist, ist zur Darstellung einer Isthmusstenose eine schräg sagittale SE-Sequenz, gefolgt von einer GRE-Sequenz mit einem TE von 10–13 ms zur Darstellung der assoziierten Flussabnormalitäten und eine 3D-MRT-Angiographie mit Gd-DTPA [17] zu empfehlen. Zusätzlich kann mittels geschwindigkeitskodierter MRT die maximale Flussgeschwindigkeit durch die Stenose und das entsprechende Flussvolumen bestimmt werden. Auch die Abschätzung von Kollateralkreisläufen erfolgt am besten mittels geschwindigkeitskodierter Messung durch Vergleich der Flusswerte der proximalen und distalen Aorta descendens. Bei hämodynamisch wirksamen Kollateralkreisläufen findet sich distal der Mündungen der Interkostalarterien ein im Vergleich zur proximalen Aorta descendens deutlich erhöhter Fluss [17, 23]. Nach Subtraktion des proximalen vom distalen Fluss kann das durch Kollateralen bereitgestellte Blutflussvolumen abgeschätzt werden [17, 23].

■ Marfan-Syndrom

Das Marfan-Syndrom ist eine Strukturstörung des Bindegewebes und geht mit einer Arachnodaktylie, einer Linsenluxation, Aortenaneurysmen und einer Skoliose einher. Auch bei Marfan-Patienten ist die MRT erste Wahl zur Untersuchung der Aorta, da die betroffenen Patienten wegen Thoraxdeformitäten meist nur schlecht echokardiographierbar sind. Die für Marfan-Patienten typische Ektasie der Aortenwurzel ist durch einfache SE-MRT gut darstellbar (Abb. 11.8), der Durchmesser der Wurzel kann zur weiteren Therapieplanung zuverlässig bestimmt werden [33]. Mittels GRE ist es darüber hinaus möglich, den Schweregrad einer begleitenden Aorteninsuffizienz und durch geschwindigkeitskodierte Messung des Flussprofils die Compliance der Gefäßwand zu beurteilen. So kann zum Beispiel der Effekt einer β-Blockertherapie zur Erhaltung der Gefäßwandcompliance überprüft werden [12]. Die Charakterisierung der Wand selbst ist ebenfalls möglich, befindet sich jedoch noch in der wissenschaftlichen Erprobung.

■ Transposition der großen Arterien (TGA)

Bei der Transposition der großen Arterien entspringen die großen Arterien komplett aus dem falschen Ventrikel: die Aorta aus einem morphologisch rechten und die Pulmonalarterien aus einem morphologisch linken Ventrikel. Bei der häufigeren D-isomeren Form der TGA mit konkordanten atrioventrikulären und diskonkordanten ventrikuloarteriellen Verbindungen können in axialen MRT-Schichten sowohl der falsche Ursprung der Aorta aus dem morphologisch rechten Ventrikel als auch die falsche Lage der Aorta rechts der Pulmonalarterie, welche aus dem linken Ventrikel entspringt, gut dargestellt werden. Die Aortenklappe erscheint bei den meisten Patienten wegen der Ausbildung eines subaortalen Sinus im RV etwas zu hoch angesetzt.

Bei der selteneren L-isomeren Form der TGA liegt die Aorta weiter anterior und links der Pulmonalarterie. Sowohl die atrioventrikulären als auch die ventrikuloatrialen Verbindungen sind diskordant, was zur Folge hat, dass, wenn keine weiteren Missbildungen vorliegen, normale hämodynamische Verhältnisse gegeben sind. Der rechte Vorhof ist über den morphologisch linken Ventrikel mit der Pulmonalarterie und der linke Vorhof über einen morphologisch rechten Ventrikel mit der Aorta verbunden. Während die seltenere L-TGA eine relativ guter Prognose hat und oft erst im Erwachsenenalter entdeckt wird, muss bei Patienten mit D-TGA eine möglichst frühe operative Korrektur erfolgen. Bei den bis vor ca. 10 Jahren regelmäßig eingesetzten OP-Techniken nach Senning oder Mustard (Abb. 11.9), welche lediglich einen Shunt auf Vorhofebene schaffen, wobei der anatomisch rechte Ventrikel in systemischer Position belassen wird, ist das häufigste postoperative Problem die Insuffizienz und schließlich das Versagen des rechten Ventrikels. Wie bereits beschrieben, ist die kardiale MRT für die bei diesen Patienten notwendige regelmäßige Kontrolle der RV-Funktion besonders gut geeignet. Zur Zeit wird zur Korrektur der D-TGA meistens die sogenannte Switch-Operation mit guten Ergebnissen durchgeführt. Die häufigste postoperative Komplikation dieser Methode stellt eine supravalvuläre Pulmonalstenose dar, welche mittels SE- und GRE-

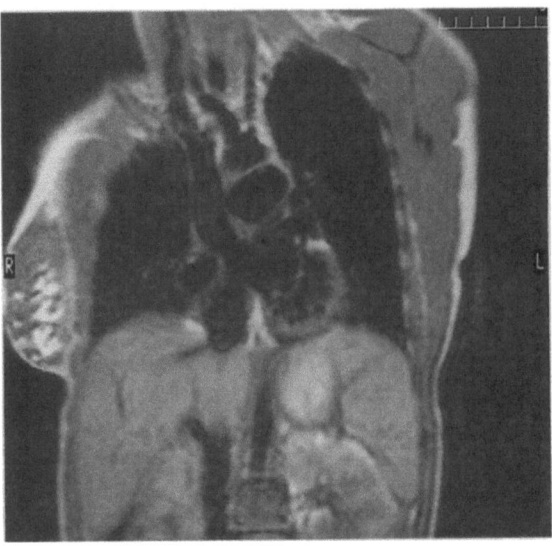

Abb. 11.9. Schräg koronales Bild bei einem Patienten nach Vorhofumkehroperation bei Transposition der großen Arterien. Die Verbindungen von oberer und unterer Hohlvene zum linken Ventrikel sind gut erkennbar

MRT ebenfalls eindeutig diagnostiziert werden kann [3].

■ Univentrikuläres Herz und Korrektur nach Fontan

Das univentrikuläre Herz ist eine komplexe Fehlbildung, bei welcher die Vorhöfe über eine oder zwei AV-Klappen an einen Ventrikel angeschlossen sind (Abb. 11.10). Der funktionslose, rudimentäre zweite Ventrikel ist meist über einen VSD mit der Hauptkammer verbunden. Von den vier beschriebenen Typen nach van Praagh ist der Typ A (morphologisch linke Hauptkammer) der häufigste. Typ B (morphologisch rechte Hauptkammer) ist seltener, Typ C und D (Hauptkammer kann morphologisch nicht zugeordnet werden) kommen kaum vor [39]. Zur Planung der Therapie ist zuerst die Identifikation des vorliegenden Typs notwendig, was mittels MRT zuverlässig möglich ist. Als weitere Gruppe haben Patienten mit Trikuspidal- oder der selteneren Mitralklappenatresie zumindest funktionell ein univentrikuläres Herz und bedürfen ebenfalls einer entsprechenden Therapie. Die wichtigste chirurgische Möglichkeit zur Behandlung univentrikulärer Herzen ist die sogenannte Fontan-OP. Bei der klassischen Form wird durch die Implantation eines Conduits, optional mit einer eingebauten

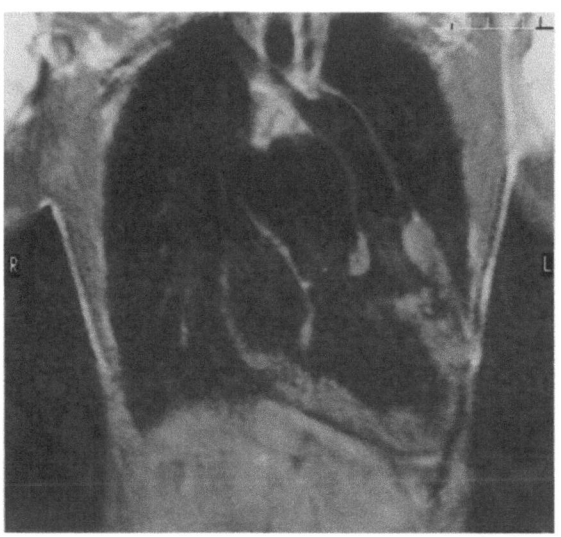

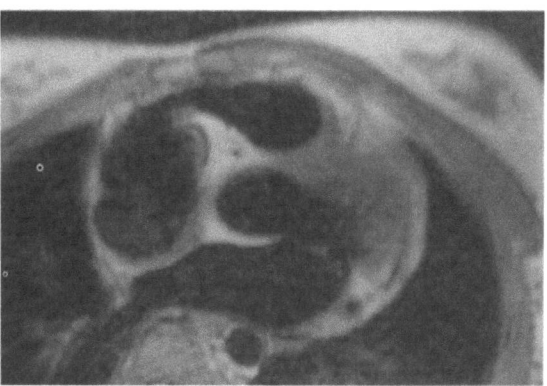

Abb. 11.11. Transversales Spinechobild eines Patienten nach Fontan-Operation. Der rechte Vorhof ist über ein Conduit mit dem rechtsventrikulären Ausflusstrakt verbunden. Diese Verbindung ist eingeengt

Abb. 11.10. Schräg koronales Spinechobild bei einem Patienten mit singulärem Ventrikel. Der Ventrikel ist vom linksventrikulären Typ. Die Erweiterung der rechts liegenden Pulmonalarterie (Transpositionsstellung) ist durch eine hochgradige Pulmonalstenose bedingt. Der kleine rechte Ventrikel, der durch einen muskulären Ausflusstrakt gekennzeichnet ist, ist durch ein Foramen bulboventriculare mit dem linken Ventrikel verbunden. Aus dem kleinen rechten Ventrikel entspringt die Aorta ascendens

(Schweine-)Kunstklappe, ein Shunt zwischen dem rechten Vorhof und dem Stamm der Pulmonalarterie geschaffen. In seltenen Fällen lässt sich das Conduit intraoperativ nur an die linke Pulmonalarterie anschließen, sodass eine weitere Anastomose von der rechten Pulmonalarterie zur Vena cava superior geschaffen werden muss (Modifikation der Fontan-OP nach Glenn). Im postoperativen Verlauf kommt es als häufigste Komplikation der klassischen Fontan-OP zur Ausbildung einer Stenose des Conduits. Bei der heute in der klinischen Routine üblicherweise durchgeführten modifizierten Fontan-Version, wird in der ersten Sitzung eine bidirektionale Glenn-Anastomose angelegt (auch „Hemi-Fontan" genannt) und die Fontan-OP in einer weiteren Sitzung durch Anlage einer Anastomose zur Vena cava inferior komplettiert [30].

Trotz Weiterentwicklungen der OP-Technik ist die Langzeitprognose der behandelten Patienten immer noch unklar und die regelmäßige Kontrolle der Flussverhältnisse im „Fontankreislauf" im Rahmen der Nachsorge von besonderer Bedeutung. In der neueren Primärliteratur wird zu diesem Zweck die kardiale MRT empfohlen (13, 15, 31). Zusammenfassend lässt sich sagen, dass sich eine erfolgreiche Entlastung des RV mittels Fontan-OP durch MRT-Messung von Flussgeschwindigkeit, Flussvolumen und EF des RV nachweisen lässt. Im Gegensatz zu einer Hemi-Fontan-OP, welche den RV nicht wesentlich entlastet, zeigt sich nach erfolgreicher vollständiger Fontan-OP innerhalb von 1-2 Jahren eine Veränderung in Herzgröße, Masse und Pumpleistung [9]. Die Einschätzung einer postoperativen Conduitstenose, der häufigsten Komplikation mit prognostischer Bedeutung, ist mittels MRT zuverlässiger als durch Echokardiographie alleine (Abb. 11.11).

■ Pulmonalstenose und Pulmonalatresie

Die Pulmonalstenose kann als Verengung der rechtsventrikulären Ausflussbahn (subvalvulär), der Pulmonalklappe (valvulär) und der proximalen Pulmonalarterie (supravalvulär) auftreten. Supravalvuläre Pulmonalstenosen finden sich häufig als Folge aortopulmonaler Shunts oder nach Fontan-Korrektur einer univentrikulären Kreislaufsituation.

GRE-Sequenzen mit Echozeiten um 10 ms lassen gut den mit der Stenose assoziierten Jet erkennen in Abb. 11.12. Dabei ist jedoch zu beachten, dass die räumliche Auflösung von konventioneller SE- und GRE-MRT eventuell nicht ausreichend ist, um auch distale Stenosierungen der kleineren Pulmonalgefäße nachweisen zu können. Durch die Gabe von

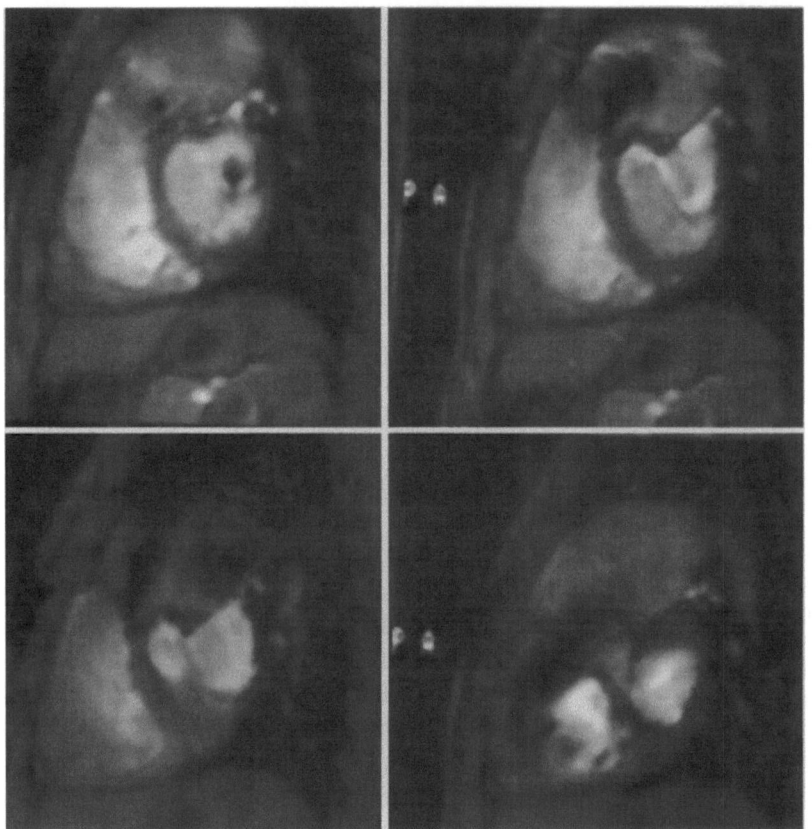

Abb. 11.12. Sagittales Gradientenechobild bei einem Patienten mit leichtgradigem kombiniertem Pulmonalvitium. Links oben das enddiastolische Bild zeigt die Erweiterung des rechten Ventrikels und der Pulmonalarterie. Im frühsystolischen Bild rechts oben sieht man die kleine Turbulenz in der Pulmonalarterie, die von der stenosierten Pulmonalklappe aus-
geht. Diese Turbulenz nimmt im weiteren Verlauf der Systole (links unten) zu. Der rechte Ventrikel ist hypokontraktil. Rechts unten erkennt man im diastolischen Bild die in den rechten Ventrikel ragende Turbulenz infolge einer Pulmonalklappeninsuffizienz. Klappendysfunktion und Ventrikelfunktion sind so in einer Bildserie analysierbar

Gd-DTPA lässt sich die Auflösung zwar steigern [30], jedoch sollte dies bei sehr kleinen Kindern nur bei strenger Indikationsstellung erfolgen, da noch keine ausreichenden Erfahrungen über mögliche Nebenwirkungen des Kontrastmittels bei Säuglingen bestehen.

Subvalvuläre Pulmonalstenosen sind meistens als hyperplastischer RV-Ausflusstrakt bereits im SE-Bild zu sehen. Eine intravalvuläre Stenose ist hingegen oft nur durch indirekte Hinweise wie ein Doming der Klappensegel oder eine poststenotische Dilatation der Pulmonalarterie erkennbar, obwohl durch GRE die Bewegungen der Klappensegel dargestellt werden können. Auch in diesem Fall ist zur Klärung eine zusätzliche Gd-DTPA-MRA hilfreich. Zur Vervollständigung des Befundes sollte mittels geschwindigkeitskodierter MRT die Blutflussgeschwindigkeit bestimmt und

mit Hilfe der Bernoulli-Formel ($dP = 4x^2$) der Druckgradient (dP) geschätzt werden. Eine vollständige Unterbrechung der Kontinuität zwischen rechtem Ventrikel und dem Stamm der Pulmonalarterie wird als Pulmonalatresie bezeichnet. In diesem Fall ist der RVOT meist hypoplastisch und endet blind. Der Pulmonalisstamm ist ebenfalls hypoplastisch, gelegentlich in Kombination mit einer Hypoplasie des rechten und linken Pulmonalishauptastes. Die Diagnose Pulmonalatresie wird am einfachsten in axialen oder sagittalen SE-MRT-Schichten durch die Darstellung von signalreichen Gewebsbrücken gestellt, welche den RVOT vom Pulmonalisstamm trennen. Üblicherweise ist mit einer kompletten Pulmonalatresie ein größerer VSD kombiniert, welcher ebenfalls in den SE-Schichten zur Darstellung kommt. Zur Planung einer chirurgischen Korrektur ist neben der Kenntnis von systemischen Kollateralen zur Lunge das Lokalisieren eines für den Ansatz von Anastomosen geeigneten, konfluierenden Gefäßbereichs außerhalb des atretischen Stamms notwendig, aus welchem möglichst viele weitere Gefäßäste entspringen. Zu diesem Zweck kommen multiplane SE-MRT-Schichten und/oder eine Gd-DTPA-MRA zum Einsatz. Systemische Kollateralen, welche die Lunge zusätzlich mit Blut versorgen, können von den Pulmonalarterien unterschieden werden, da sie hinter den Hauptbronchien verlaufen, während Pulmonalisäste vor den Bronchien lokalisiert sind.

■ Fallotsche Tetralogie

Die Fallotsche Tetralogie ist definiert als Kombination aus VSD, nach rechts überreitender Aorta, Obstruktion des RVOT und daraus resultierende RV-Hypertrophie. Sie ist das häufigste angeborene zyanotische Vitium und gelegentlich mit weiteren Fehlbildungen wie einer persistierenden linken oberen Hohlvene, Koronarabnormitäten, einem ASD oder einer Stenose der distalen Pulmonalgefäße kombiniert. Die operative Korrektur ist entscheidend für die Prognose der Erkrankten, wobei die primären Ziele des Eingriffs eine Verminderung der Obstruktion im RVOT sowie ein Verschluss des VSD sind. Als Vorbereitung auf die vollständige Korrektur kann zur Verbesserung des Pulmonalflusses und Erweiterung der hypoplastischen Pulmonalgefäße die Arteria subclavia in einem separaten Eingriff mehrere Monate vor der eigentlichen Korrektur an die Pulmonalarterie anastomosiert werden (Blalock-Shunt). Nach der endgültigen anatomischen Korrektur-Operation leiden viele Patienten weiterhin an Residuen, vor allem an einer Pulmonalinsuffizienz, die als Folge der Erweiterung des hypertrophierten RV-Ausflusstraktes oder des Pulmonalklappenrings auftreten kann. Die chronische Pulmonalinsuffizienz führt wiederum zu eingeschränkter systolischer und diastolischer RV-Funktion mit negativen Auswirkungen auf die Gesamtherzleistung und die Belastbarkeit des Patienten.

Zur Diagnosestellung der Fallotschen Tetralogie sind einfache SE-MRT-Schichten ausreichend. Der VSD und die Pulmonalstenose sind in axialer Schnittführung am besten darstellbar.

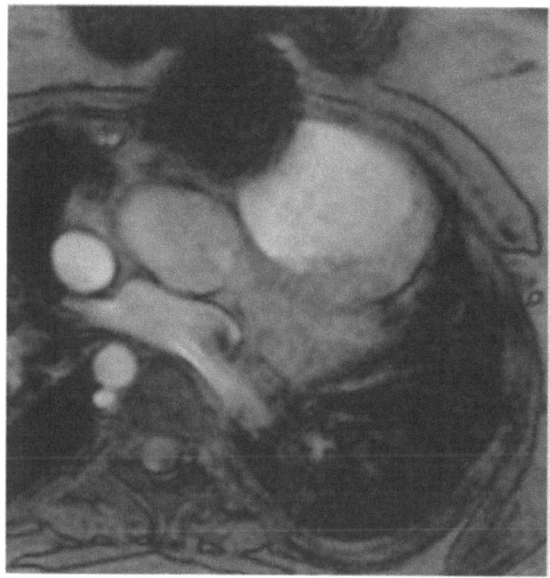

Abb. 11.13. Erweiterung des rechtsventrikulären Ausflusstraktes auf einem Gradienten-Echo-Bild. Der Patient hatte eine Fallot'sche Tetralogie, und der rechte Ventrikel wurde durch eine Patch-Plastik erweitert

Zusätzlich sollten einige 3–5 mm dicke Schichten der Pulmonalgefäße zur Abschätzung ihres Durchmessers angefertigt werden. Mittels GRE-MRT können die endsystolischen und enddiastolischen Volumina von RV und LV bestimmt und daraus die jeweilige EF berechnet werden. In der postoperativen Nachsorge ist die engmaschige Kontrolle der RV-Funktion von besonderer Bedeutung, weil persistierende RV-Hypertrophie und RV-Dilatation (Abb. 11.13) einerseits die LV-Funktion vermindern und andererseits als Risikofaktoren für den plötzlichen Herztod bekannt sind [6].

■ Conduits und Implantate

Bei der operativen Behandlung vieler Patienten mit angeborenen Herzfehlern werden Conduits und/oder Kunstklappen implantiert. Die verwendeten Materialien reichen von humanen und tierischen Geweben bis hin zu Kunststoffen und Metallen. Wie bei allen Implantaten besteht ein erhöhtes Risiko einer Obstruktion durch Anlagerung von Koageln, Vegetationen, Bindegewebe oder Verkalkungen. Aus diesem Grund müssen sich alle Implantatträger regelmäßigen Nachsorgeuntersuchungen unterziehen. Während die meisten Implantate aufgrund ihrer Zusammensetzung

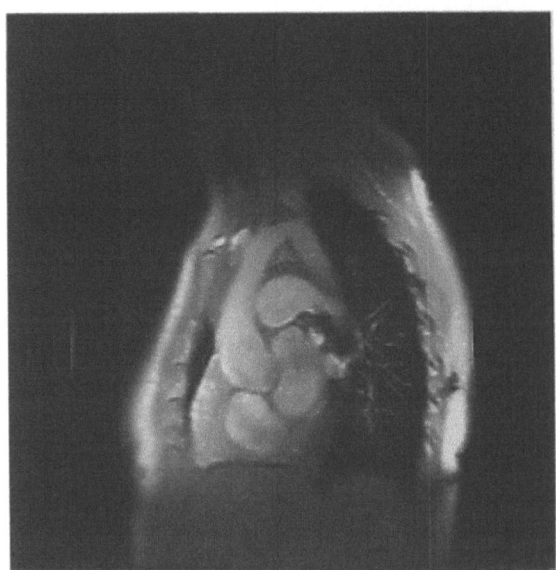

Abb. 11.14. 14-jährige Patientin, welche sich mit Verdacht auf Rezidivstenose im Bereich der mittels Conduit korrigierten Aortenisthmusstenose zur kardialen MRT vorstellte. Neben einem hypoplastischen Aortenbogen mit 12 mm Durchmesser an der engsten Stelle findet sich keine Stenosierung. Das 70×18 mm Goretex-Conduit der Aorta descendens ist in regelrechter Lage

nur schlecht echokardiographisch darstellbar sind, können alle neueren Prothesen (auch metallhaltige Modelle, die nach ca. 1990 gefertigt wurden) mittels MRT untersucht werden (siehe auch Kap. 10, Klappenfunktion). Ein extrakardialer ventrikulopulmonaler Goretex-Conduit ist zum Beispiel in 90% der Fälle durch SE-MRT beurteilbar (Abb. 11.14), mittels Echokardiographie sind dies nur 17% [28]. Kalzifizierungen allerdings, können aufgrund ihrer Signalarmut auch durch SE-MRT-Bilder nur eingeschränkt beurteilt werden und erfordern spezielle GRE-Sequenzen. Mittels geschwindigkeitskodierten MR-Bildern können in Implantaten Flussgeschwindigkeiten gemessen und anhand der Bernoulli-Gleichung ein Gradient berechnet werden [15, 17, 28]. Eine 3D-Rekonstruktion nach Gd-DTPA-Gabe kann für die nötige Übersicht zur Planung weiterer therapeutischer Eingriffe hilfreich sein.

11.2 | Kardiomyopathien (CMP)

Eine Kardiomyopathie ist als Erkrankung des Myokards unklarer Ätiologie definiert. Myokardiale Erkrankungen als Folge oder Symptom einer Systemerkrankung werden als sekundäre Kardiomyopathien bezeichnet. Drei Grundtypen der primären Kardiomyopathie werden von der WHO unterschieden: die hypertrophe Kardiomyopathie (HCM), die dilatative Kardiomyopathie (DCM) und die restriktive Kardiomyopathie (RCM). Theoretisch entspricht jede dieser Formen einer bestimmten Funktionseinschränkung, wobei es in der Praxis häufiger Überschneidungen gibt (s. Tabelle 11.2). Die HCM ist durch eine inadäquate, meist septal betonte LV-Hypertrophie bei normaler Kontraktilität mit Obstruktion des LVOT als Folge der Hypertrophie charakterisiert. Bei der DCM steht ein vergrößerter LV mit verminderter Kontraktilität im Vordergrund, während bei der restriktiven Kardiomyopathie eine eingeschränkte diastolische Füllung den wesentlichen Befund darstellt. Einige Sonderformen wie zum Beispiel die arrhythmogene RV-Dysplasie sind nur schwer mit einer der klassischen Formen zu vergleichen.

Tabelle 11.2. Morphologische und funktionelle Abnormitäten bei CMP

	DCMP	HCMP	RCMP
Morphologie			
■ LV- und RV-Größe	+++	–	–
■ Hypertrophie	+	+++	–/+
■ Vorhofdilatation	++	+	++
■ Pleuraergüsse	+	–/+	+
■ Perikardergüsse	+	–	+
■ Ventrikelthromben	+	–	–
■ Erweiterung der Hohlvenen	+	–	+++
Myokardfunktion			
■ Globale Dysfunktion	+++	+	+
■ Segmentale Dysfunktion	+	+++	+
■ Diastolische Dysfunktion	+	++	+++
Klappenfunktion			
■ Mitralinsuffizienz	+	++	+
■ Trikuspidalinsuffizienz	+	–	+

11.2.1 MRT-Signalverhalten des Myokards

Auf SE-MRT-Aufnahmen hat das Myokard eine mittlere Signalintensität, vergleichbar der von Skelettmuskel. Durch das signalreiche epikardiale Fettgewebe ist das Myokard gut von den umgebenden Strukturen abgrenzbar. Die blutgefüllten Herzhöhlen erscheinen auf SE-MRT-Aufnahmen signalarm und ermöglichen so auch eine gute intrakardiale Abgrenzbarkeit des Myokards. Die T1-Relaxationszeit von Myokardgewebe beträgt bei Verwendung eines 1,5-T-Scanners ca. 800 ms, die T2-Relaxationszeit etwa 45 ms. Bei bestimmten Erkrankungen verändern sich, wie bei vielen anderen Organen, auch die magnetischen Eigenschaften des Myokards. So erscheinen Fetteinlagerungen in der Wand des RV auf einer T1-SE-MRT als helle intramyokardiale Strukturen und können auf eine arrhythmogene RV-Dysplasie hinweisen. Myokardfibrosen und Kalzifizierungen als Folge von Infektionen oder Systemerkrankungen stellen sich dagegen auf SE-Aufnahmen als signalarme Bereiche dar.

11.2.2 Hypertrophe Kardiomyopathie (HCM)

Der wichtigste diagnostische Hinweis auf eine HCM ist die ventrikuläre Hypertrophie ohne eine nachvollziehbare Ursache wie zum Beispiel eine seit langem bestehende Hypertonie oder Aortenstenose. Die meisten Formen der primären HCM treten familiär gehäuft auf und werden in ca. 50% der Fälle an die Nachkommen

weitervererbt. Der Verlauf der Erkrankung ist unterschiedlich und mit dem zugrundeliegenden Genotyp assoziiert. Als häufigste Todesursache von HCM Patienten wird der plötzliche Herztod als Folge von Arrhythmien beschrieben [34]. Histologisch findet sich bei HCM-Patienten eine Fehlanordnung der Myofibrillen, welche, wenn auch in deutlich geringerem Ausmaß, bei Patienten mit sekundärer LVH ebenfalls nachweisbar ist [27]. Der Hauptmanifestationsort der Erkrankung ist das basale Septum, gelegentlich sind auch die mittleren und apikalen Septumabschnitte sowie die Herzspitze und in Ausnahmefällen der gesamte LV betroffen. Die meisten basal betonten Formen der HCM führen zu einer Obstruktion des LVOT. Als Zeichen der Obstruktion findet man einen Druckgradienten sowie gelegentlich zusätzlich eine septumgerichtete Bewegung des anterioren Mitralsegels während der Systole (SAM). Neben der Obstruktion stellt die diastolische Funktionsstörung des LV ein weiteres Problem von HCM-Patienten dar.

Die kardiale MRT ist bis heute noch nicht als fester Bestandteil der klinischen HCM-Diagnostik etabliert, obwohl schon auf einfachen SE-MRT-Aufnahmen die Hypertrophie, deren Verteilung und ihr Schweregrad beurteilt werden kann [16]. Mittels GRE können die Auswirkung auf die LV- und RV-Funktion sowie anhand der Flussbeschleunigung im LVOT der Grad der Obstruktion beurteilt werden. Durch die Möglichkeit der genauen Anpassung der Bildebenen an die Herzlage ist die MRT zur Bestimmung der Wanddicke und LV-Masse besonders gut geeignet (Abb. 11.15). Das Ver-

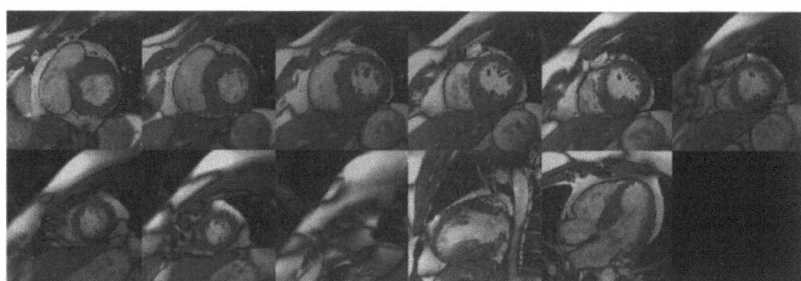

Abb. 11.15. 41-jährige Patientin, welche zur Abklärung einer Synkope stationär aufgenommen wurde. Mehrere Familienangehörige der Patientin waren in den letzten 20 Jahren am plötzlichen Herztod verstorben. Da die Patientin nur schlecht echokardiographierbar war, konnte die richtige Diagnose HCM erst mittels MRT gestellt werden. Die Hypertrophie ist am basalen und mittleren Septum am stärksten ausgeprägt und führt zu einer im Cineloop gut sichtbaren Obstruktion des LVOT mit turbulentem Fluss (Jet). Wie die spätere Genotypisierung ergab, ist die Patientin Trägerin der bei HCM-Patienten häufigen β-Myosinketten-Mutation

hältnis von Septumdicke zu übriger Wanddicke beträgt bei Patienten mit typischer HCM ca. 1,5 (etwa 1,0 bei Gesunden und ca. 0,8 bei Patienten mit sekundärer LV-Hypertrophie). Mit Hilfe des 2D- Taggings kann gezeigt werden, dass bei betroffenen Patienten die aktive systolische Wandverdickung in befallenen Bereichen im Vergleich zu Gesunden signifikant geringer ist [39]. Durch Gd-DTPA lässt sich im Bereich des Septumwulstes oft ein „late enhancement" nachweisen, welches wahrscheinlich auf die Fibrose (Nekrose) der dortigen Myokardareale zurückzuführen ist [22].

11.2.3 Dilatative Kardiomyopathie (DCM)

Histologisch finden sich Myozytenuntergänge, während die verbleibenden Myozytenhypertrophieren und zusätzliche Sarcomere ausbilden [1]. Die klinischen Symptome sind unterschiedlich, das häufigste ist das zunehmende Linksherzversagen. Viele Betroffene haben über Jahre hinweg keine oder nur minimale Beschwerden und werden durch Zufall als DCM-Patienten erkannt. Zur Diagnostik wird in erster Linie die Echokardiographie eingesetzt, um die Größe der Herzhöhlen zu bestimmen, die Wanddicke zu messen, die Pumpfunktion abzuschätzen, Ventrikelthromben oder Wandbewegungsstörungen darzustellen und andere Ursachen wie Klappenfehler oder Perikarderkrankungen auszuschließen. Typisch ist eine diffuse ventrikuläre Dysfunk-

tion, wobei der LV in erster Linie betroffen ist. Die myokardialen Trabekel, welche bei einem gesunden Herz an allen Wänden außer dem Septum dargestellt werden können, sind bei DCM-Patienten insgesamt stärker ausgeprägt und auch septal darstellbar. Mittels kardialer MRT können alle oben beschriebenen morphologischen und funktionellen Abnormitäten beurteilt werden (Abb. 11.16). Die kardiale MRT ist zur Zeit die nichtinvasive Methode mit der höchsten Genauigkeit zur Messung von Wanddicken, zur Berechnung von Myokardmassen sowie zur Bestimmung von LV/RV-Funktion und Größe [37].

11.2.4 Restriktive Kardiomyopathie (RCM)

Als Ursache der restriktiven Kardiomyopathie kommen verschiedene Pathomechanismen wie Fibrosierung, Speicherkrankheiten als Folge von Stoffwechseldefekten oder eine andere Form der Narbenbildung in Frage. Die Kontraktilität des Myokards ist bei der restriktiven Kardiomyopathie ebenso wie bei der Pericarditis constrictiva in der Regel normal, was die Unterscheidung der beiden Erkrankungen schwierig macht. Die Differentialdiagnose ist klinisch jedoch von großer Bedeutung, da eine konstriktive Perikarditis chirurgisch mittels Perikardfensterung oder Entfernung behandelt wird, während bei restriktiver Kardiomyopathie das konservative Vorgehen Mittel der Wahl ist.

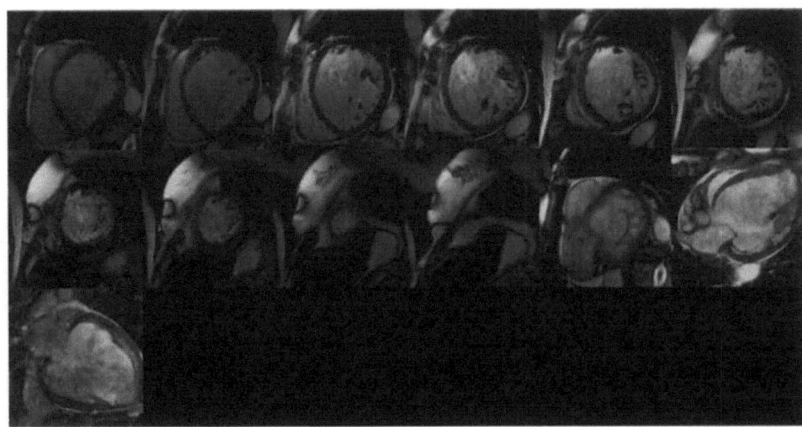

Abb. 11.16. 47-jähriger Patient mit dem Bild einer DCM. Der Patient wurde wegen erstmaliger kardialer Dekompensation stationär aufgenommen und eine ischämische oder valvuläre Ursache für die Pumpfunktionsstörung mittels Herzkatheteruntersuchung ausgeschlossen. Zum Zeitpunkt der MRT betrug die EF ca. 15%

Bei beiden Erkrankungen ist auf axialen SE-Schnittbildern eine Dilatation des rechten Vorhofs und der Hohlvene bei normal großen Ventrikeln darstellbar. Die bildgebende Differentialdiagnostik basiert hauptsächlich auf der Morphologie des Perikards. Eine mittels SE-MRT darstellbare Perikardverdickung auf mehr als 4 mm ist bei entsprechender Klinik ein wichtiger Hinweis auf eine konstriktive Perikarditis und schließt mit hoher Genauigkeit eine restriktive Kardiomyopathie aus [29].

11.2.5 Sekundäre Kardiomyopathien

■ Sarkoidose

Im T2-SE-MRT stellen sich Sarkoidoseinfiltrate als Zonen erhöhter Signalintensität im Vergleich zu gesundem Myokard dar. Ähnliche Effekte können zwar auch von anderen Entzündungen hervorgerufen werden, sind aber bei Bestehen einer Sarkoidose immer auf kardiale Beteiligung verdächtig.

■ Hämochromatose

Die MRT kann zum Nachweis und zur Quantifizierung kardialer Eisenspeicherung genutzt werden, da durch das Eisen die Feldhomogenität gestört und die T2-Relaxationszeit des Gewebes verändert wird [38]. Die Ausprägung dieser Effekte korreliert ausschließlich mit der Gewebseisenkonzentration und nicht mit der Ferritinkonzentration im Serum. Somit ist die T2-Relaxationszeit ein unabhängiger Parameter zur Beurteilung des Eisengehalts und zur Verlaufbeobachtung.

■ Endomyokardfibrose und Löffler-Endokarditis

Die restriktiven und/oder obstruktiven Komponenten beider Erkrankungen werden hauptsächlich durch eine Fibrosierung des paravalvulären und/oder apikalen Endokards verursacht. Weiterhin kommt es zu Beteiligungen der Sehnenfäden und Papillarmuskeln, was zu Klappeninsuffizienzen führt. Mittels SE-MRT können Wandverdickungen und mittels GRE-MRT Wandbewegungsstörungen und Klappeninsuffizienzen beurteilt werden. Gebiete myokardialer Fibrose erscheinen als Areale mit im Vergleich zu gesundem Myokard verminderter Signalintensität.

11.2.6 Arrhythmogene RV-Dysplasie (ARVD)

Die arrhythmogene RV-Dysplasie ist als primäre Erkrankung des rechten Ventrikels mit teilweiser oder vollständiger Verdrängung des Muskel- durch Fett- oder Bindegewebe definiert. Die ARVD tritt familiär gehäuft und hauptsächlich bei Männern auf. Das durchschnittliche Alter bei klinischer Erstmanifestation beträgt ca. 30 Jahre. Symptome in Form von rechtsventrikulären Tachyarrhythmien treten bevorzugt unter Belastung auf und müssen sorgfältig von idiopathischen RV-Tachykardien abgegrenzt werden, da nur bei ARVD ein signifikant erhöhtes Risiko für plötzlichen Herztod besteht. Die Diagnose ARVD basiert auf dem Nachweis intramyokardialer Fettzellen im Zusammenhang mit Wandverdünnung und Wandbewegungsstörungen.

Alle diese Pathologika können mittels MRT nachgewiesen werden. Fetteinlagerungen haben eine hohe Signalintensität auf T1-SE-MRT Bildern und heben sich deutlich vom umgebenden Myokardgewebe ab. Zur gezielten Untersuchung des RV mit der Fragestellung ARVD empfiehlt es sich, den Patienten mit einer Oberflächenspule und einem kleinen FOV zu scannen, um eine maximale räumliche Auflösung der RV-Wand zu erhalten (Abb. 11.17). Gegebenenfalls ist die Untersuchung in Bauchlage durchzuführen, um den Abstand zwischen Herz und Thoraxwand zu verringern. Da Flussartefakte in der Richtung der Phasenkodierung ausgelesen werden, kommen sie manchmal in Form von hellen Signalgebieten in der Wand des RV zur Darstellung. Aus diesem Grund muss eine Pulssequenz mit einem zusätzlichen Sättigungsimpuls zur Unterdrückung der ventrikulären Blutflussartefakte verwendet werden. Aufgrund der bisherigen Erfahrungen scheint die kardiale MRT die beste Methode zur Diagnostik und Verlaufsbeobachtung zu sein [2].

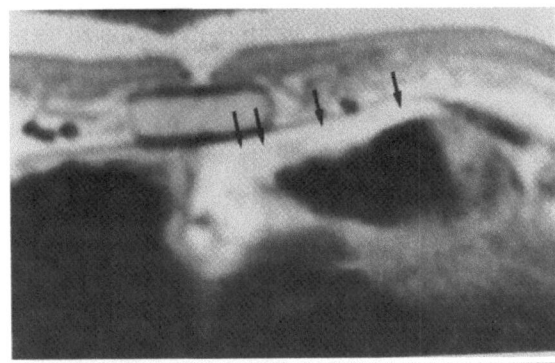

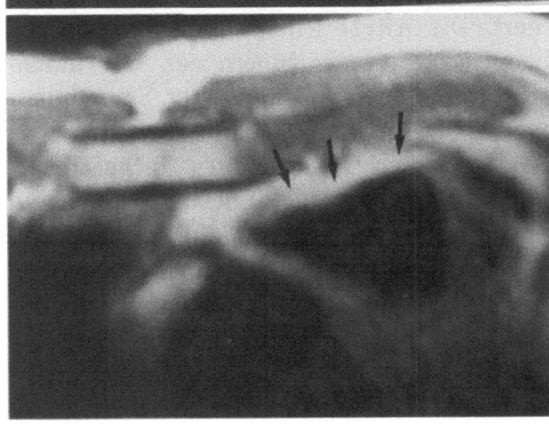

Abb. 11.17. 52-jähriger Patient mit bekannter symptomatischer (rez. VT) ARVD. Die Bilder wurden in Bauchlage mit einer Oberflächenspule und einem FOV von 150 mm aufgenommen, um eine maximale Auflösung der RV-Wand zu erreichen. Die für die ARVD typische vermehrte Fetteinlagerung im RV stellt sich auf den T1-SE-Bildern im Vergleich zu den übrigen Myokardanteilen signalreich dar (siehe Pfeile)

Literatur

1. Beltrami CA, Finato N, Rocco M, Feruglio GA, Puricelli C, Cigola E, Sonnenblick EH, Olivetti G, Anversa P (1995) The cellular basis of dilated cardiomyopathy in humans. J Mol Cell Cardiol 27:291–305
2. Blake LM, Scheinman MM, Higgins CB (1994) MR features of arrhythmogenic right ventricular dysplasia. AJR Am J Roentgenol 162:809–812
3. Blankenberg F, Rhee J, Hardy C, Helton G, Higgins SS, Higgins CB (1994) MRI vs. echo in the evaluation of the Jatene Procedure. J Comput Assisst Tomogr 18:749–754
4. Blume ED, Chung T, Hoffer FA, Geva T (1998) Images in cardiovascular medicine. Anatomically corrected malpositions of the great Arteries. Circulation 97:1207
5. Boehrer JD, Lange RA, Willard JE, Grayburn PA, Hills LD (1992) Advantages and limitations of methods to detect, localize and quantitate intracardiac left to right shunting. Am Heart J 124:448–455
6. Bricker JT (1995) Sudden death and tetralogy of Fallot. Circulation 92:162–163
7. Choe YH, Lee HJ, Kim HS, Ko KJ, Kim JE, Han JJ (1994) MRI of total anomalus pulmonary venous conections. J Comput Assist Tomogr 18:243–249
8. Choe YH, Kim YM, Han BK (1997) MR imaging of the morphologic diagnosis of congenital heart disease. Radiographice 17:403–422
9. Fogel MA, Weinberg PM, Chin AJ, Fellows KE, Hoffman EA (1996) Late ventricular geometry and performance changes of functional single ventricle throughout staged Fontane reconstructionassessed by magnetic resonance imaging. J Am Coll Cardiol 28:212–221
10. Graham TP (1991) Ventricular performance in congenital heart disease. Circulation 84:2259–2274
11. Graham TP, Jarmakani JM, Atwood GF, Canent RV (1973) Right ventricular volume determinations in children. Circulation 47:144–153
12. Groenik M, De Roos A, Mulder BJM, Spaan JAE, Van der Wall EE (1998) Changes in aortic distensibility and puls wave velocity assessed with megnetic resonance imagig following β-blocker therapy with Marfan Syndrome. Am J Cardiol 82:203–208
13. Helbing WA, Rebergen SA, Maliepaard CM (1995) Quantification of ventricular function with magnetic resonance imaging in children with normal heart and CHD. Am Heart J 130:828–837
14. Helbing WA, Niezen RA, Le Cessie S, van der Geest RJ, Ottenkamp J, de Roos A (1996) Right ventricular diastolic function in children with pulmonary regurgitation after repair of tetralogy of Fallot: volumetric evaluation by magnetic resonance velocity mapping. J Am Coll Cardiol 28:1827–1835
15. Higgins CB, Sakuma H (1996) Heart disease: functional evaluation with MR imaging. Radiology 199:307–315
16. Higgins CB, Byrd BF 3d, Stark D, McNamara M, Lanzer P, Lipton MJ, Schiller NB, Botvinick E, Chatterjee K (1985) Magnetic resonance imaging in hypertrophic cardiomyopathy. Am J Cardiol 15;55:1121–1126
17. Ho VB, Prince MR (1998) Thoracic MR aortography: imaging techniques and strategies. Radiographics 18:287–309
18. Ho VB, Kinney JB, Sahn DJ (1996) Contributes of newer MR imaging strategies for congenital heart disease. Radiographice 16:43–60
19. Hoffmann JIE (1995) Incidence of congenital heart disease: Postnatal incidence. Pediatr Cardiol 16:103–113
20. Hoppe UC, Dederichs B, Deutsch HJ, Theissen P, Schicha H, Sechtem U (1996) Congenital

heart disease in adults and adolescents: comparative value of transthoracic and transoesophageal echo and MR imaging. Radiology 199:669–677

21. Kersting-Sommerhof BA, Sechtem U, Fisher MR, Higgins CB (1987) MR imaging of congenital anomalities of the aortic arch. AJR 149:9–13

22. Koito H, Suzuki J, Nakamori H, Ohkubo N, Wakayama Y, Iwasaka T, Inada M, Katoh T (1995) Clinical significance of abnormal high signal intensity of left ventricular myocardium by gadolinium-diethylenetriaminepenta-acetic acid enhanced magnetic resonance imaging in hypertrophic cardiomyopathy. J Cardiol 25:163–170

23. Krisky GA, Rofsky NM, De Corato DR (1997) Thoracic aorta: comparison of Gd-enhanced 3D MR angiography and conventional MR imaging. Radiology 202:183–193

24. Lowell DG, Turner DA, Smith SM (1986) The detection of atrial ventricular sptal defects with electrocardiocardiographically syncronized megnetic resonance imaging. Circulation 73:89–94

25. Lundstrom NR (1995) Non invasive imaging techniques in pediatric cardiology: impact on clinical decision making. Acta Paediatr (Suppl) 410:5–7

26. Markiewicz W, Sechtem U, Higgins CB (1987) Evaluation of the right ventricel by magnetic resonance imaging. Am Heart J 113:8–15

27. Maron BJ, Roberts WC (1981) Hypertrophic cardiomyopathy and cardiac muscle cell disorganization revisited: relation between the two and significance. Am Heart J 102:95–110

28. Martinez JE, Mohiaddin RH, Kilner PJ (1992) Obstruction in extracardiac ventriculopulmonary conduits: value of nuclear magnetic resonance imaging wit velocity mapping and Doppler echokardiography. J Am Coll Cardiol 20: 338–344

29. Masui T, Finck S, Higgins CB (1992) Constrictive pericarditis and restrictive cardiomyopathy: evaluation with MR imaging. Radiology 182: 369–373

30. Rebergen SA, de Roos A (2000) Congenital heart disease. Evaluation of anatomy and function by MRI. Herz 25:365–383

31. Rebergen SA, Ottenkamp J, Doornboos J, van der Wall EE, Chin JG, de Roos A (1993) Postoperative pulmonary flow dynamics after Fontane Surgery: assessment with nuclear magnetic

resonance velocity mapping. J Am Coll Cardiol 21:123–131

32. Reiser M, Semmler W (2001) Magnetresonanztomographie. Springer, Berlin Heidelberg New York

33. Roman MJ, Rosen SE, Kramer-Fox, Devereux RB (1993) Prognostic significance of the pattern of aortic root dilatation in the Marfan Syndrome. J Am Coll Cardiol 22:1470–1476

34. Sardanelli F, Molinari G, Petillo A (1993) MRI in hypertrophic cardiomyopathy: a morphofunctional study. J Comput Assist Tomogr 17: 862–872

35. Sechtem U, Pflugfelder P, Cassidy MC (1987) VSD: visualization of shunt flow and determination of shunt size by cine MRI. AJR 149:689–692

36. Sechtem U, Pflugfelder PW, With RD (1987) Cine MR imaging: potential for the evaluation of cardiovascular function. ARJ 148:239–246

37. Semelka RC, Tomei E, Wagner S, Mayo J, Caputo G, O'Sullivan M, Parmley WW, Chatterjee K, Wolfe C, Higgins CB (1990) Interstudy reproducibility of dimensional and functional measurements between cine magnetic resonance studies in the morphologically abnormal left ventricle. Am Heart J 119:1367–1373

38. Stark DD, Felder RC, Wittenberg J, Saini S, Butch RJ, White ME, Edelman RR, Mueller PR, Simeone JF, Cohen AM (1985) Magnetic resonance imaging of cavernous hemangioma of the liver: tissue-specific characterization. AJR Am J Roentgenol 145:213–222

39. Van Praagh R, Ongley PA, Swan HJC (1964) Anatomic types of single or common ventricle in man. Morphologic an geometric aspects of sixty autopsied cases. Am J Cardiol 13:367–386

40. Vick GW III, Rockey R, Huhta JC, Mulvagh SL, Johnston DL (1990) Nuclear and magnetic resonance imaging of the pulmonary arteries, subpulmonary region and aorticpulmonary shunts: a comparative study with two-dimensional echo and angiography. Am Heart J 119:1103–1110

41. Young AA, Kramer CM, Ferrari VA, Axel L, Reichek N (1994) Three-dimensional left ventricular deformation in hypertrophic cardiomyopathy. Circulation 90:854–867

KAPITEL 12 Kardiale Tumoren

INGO PAETSCH

12.1 | Einführung

Eines der Haupteinsatzgebiete der kardialen MRT ist die Erfassung intra- und parakardialer Strukturen hinsichtlich Lokalisation, Ausdehnung und Gewebecharakterisierung. Hier erweist sich die hohe räumliche Auflösung sowie der exzellente Kontrast zwischen fließendem Blut und kardiovaskulären Strukturen als grundlegender Vorteil der MRT, um eine genaue Beteiligung von Herzkammern, Gefäßwänden und umliegenden Organstrukturen zu ermitteln. Insbesondere das große Bildgebungsfenster erlaubt die Beurteilung der Beteiligung extra- und parakardialer Strukturen und liefert wertvolle Informationen über anatomische Beziehungen. Dies erleichtert die Planung der Therapie, insbesondere wenn ein chirurgisches Vorgehen zu erwägen ist. Die Mehrzahl der Weichgewebstumoren weist kürzere Relaxationszeiten auf als Flüssigkeiten, weshalb eine intermediäre Signalintensität in T1-Wichtungen und ein relativ starkes Signal in T2-Wichtungen ensteht [18]. Mit Hilfe verschiedener Sequenzen und Vorpulse (z.B. Fettsättigungspuls) ist es möglich, einen Beitrag zur Gewebecharakterisierung zu liefern. Nach Gabe von gadoliniumhaltigen Kontrastmitteln können Informationen hinsichtlich des Vaskularisationsgrades der tumorösen Struktur erhalten werden, und auch die Abgrenzbarkeit wird weiter verbessert [7, 16]. Im Vergleich zur Computertomographie ist mit der MRT eine multiplanare Bildgebung möglich. Die Bildakquisition in optimierter Schichtführung erleichtert die räumliche Vorstellung der Lage des Tumors und seiner anatomischen Beziehungen.

12.2 | Arten von Bildgebungssequenzen

Zur Darstellung tumoröser Strukturen finden grundsätzlich drei Typen EKG-getriggerter Sequenzen ihre Anwendung: Spin-Echo-, Gradienten-Echo- und Phasen-Kontrast-Sequenzen.

Am häufigsten werden Spin-Echo(SE)-Sequenzen eingesetzt, welche mit oder ohne Inversionsvorpuls akquiriert werden können. Die Anwendung eines Inversionsvorpulses mit einer der Herzfrequenz angepassten Inversionspulsverzögerung führt dazu, dass das intrakavitäre Blut in der gewählten Schicht mit sehr geringem Signal dargestellt wird (sog. Black-blood-Technik, siehe auch Kap. 2.5). Entsprechend dem Signalverhalten in T1- oder T2-Gewichtung kann die gewebliche Zusammensetzung des Tumors (z.B. liquide oder lipomatöse Anteile) näher bestimmt werden [2, 42]. Eine genaue Klassifikation hinsichtlich der Malignität allein aufgrund des Signalmusters in T1- oder T2-gewichteten Aufnahmen ist allerdings nicht möglich.

Bei Verwendung von Gradienten-Echo-Sequenzen weist Blut eine hohe Signalintensität auf, und durch den Tumor verursachte Veränderungen des kardialen Kontraktionsablaufes können beurteilt werden. Dadurch werden Informationen gewonnen über die Beweglichkeit des Tumors, seinen Implantationsort sowie eine möglicherweise bestehende Obstruktion der Ein- oder Ausstrombahnen des Herzens. Kalzifikationen in der Tumormasse oder ihrer Umgebung, die aufgrund fehlender mobiler Spins in der MRT nicht signalgebend sind und in Spin-Echo-Sequenzen mit Inversionsvorpuls dem Nachweis entgehen können, sind hier sehr gut abgrenzbar [11].

Tabelle 12.1. Standardvorgehen zur optimalen Darstellung und Gewebecharakterisierung einer kardialen Raumforderung. Im Bedarfsfall ist das Schema zu erweitern, z.B. sollte bei Schwierigkeiten in der Abgrenzbarkeit der kardialen Struktur vom fließenden Blut zusätzlich zur Black-blood-Technik eine Phasenkontrastsequenz in geeigneter Schichtführung zum Einsatz kommen

Geometrie	Sequenztyp	Information
Darstellung der Herzfunktion in Kurz- oder Längsachsenschnitten	Turbogradientenecho	Visualisierung intra- und extrakavitärer Strukturen (Dimension, Lokalisation, Mobilität, Obstruktion, Begleiterguss etc.)
T1- und T2-Aufnahmen in optimaler Schichtführung	■ T1-Turbo-Spin-Echo (± Fettsättigung) ■ T2-Turbo-Spin-Echo (bevorzugt T1/T2-Sequenz in Black-blood-Technik)	Signalverhalten des nativen Gewebes (Typisierung)
i.v.-Kontrastmittelgabe (Gadolinium)		
Perfusion	TFE oder TFE-EPI (>60 Dynamiken)	Grad der Vaskularisation, KM-Kinetik des Tumors
T1-Spätaufnahmen	T1-Turbo-Spin-Echo	Signalverhalten nach KM (Fibrose, Nekrose, Kalk etc.)

Zur Differenzierung von Tumorgewebe oder Thromben gegenüber dem fließenden Blut bietet sich auch die Phasen-Kontrast-Bildgebung an [45]. Auf diese Weise können signalgebende Flussartefakte des intrakavitären Blutes in der Nähe von Tumor oder Thrombus differenziert werden („slow-flow-Phänomen").

In Tabelle 12.1 ist der Ablauf eines systematischen Untersuchungsganges zur Darstellung einer kardialen Raumforderung angegeben.

12.3 | Übersicht der kardialen Tumoren

Im Folgenden sollen die häufigsten kardialen Tumoren und intrakavitären Strukturen sowie ihre MR-Charakteristika dargestellt werden. Dies geschieht anhand der in Tabelle 12.2 dargestellten, an der Histologie orientierten Systematik:

Tabelle 12.2. Primär kardiale Tumoren

Benigne Tumoren	Maligne Tumoren
■ Myxom	■ Sarkom
■ Lipom	– Angiosarkom
■ Fibrom	– Lymphosarkom
■ Rhabdomyom	– Fibröses Histiozytom
■ Hämangiom	■ Lymphom
	■ Mesotheliom

12.3.1 Benigne kardiale Tumoren

■ Myxome CD

Kardiale Myxome sind die häufigsten primären intrakavitären Neoplasmen. In mehr als 75% der Fälle sind diese im linken Atrium lokalisiert und besitzen einen Pedunculus, der dem atrialen Septum nahe der Fossa ovalis anhaftet [23], eine Prädilektion, die sich durch die embryonale Entwicklung des Herzens erklären lässt [44]. Rechtsatriale Myxome hingegen weisen keine bevorzugte Lokalisation auf, ihre Häufigkeit wird mit 20% angegeben [38]. Die restlichen 5% der myxomatösen Tumoren finden sich im rechten oder linken Ventrikel. Die Patienten beklagen hierbei eine Reihe wenig spezifischer Symptome wie atypische thorakale Beschwerden,

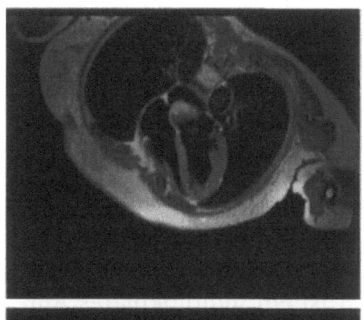

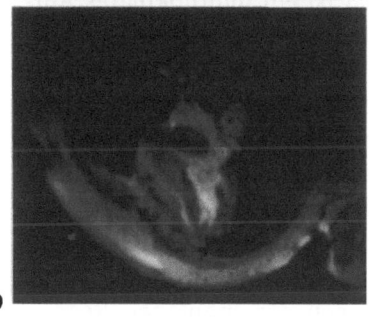

Abb. 12.1 a, b. Darstellung eines kugeligen, linksatrialen My-xoms, das mit breiter Basis dem interatrialen Septum aufsitzt. **a** T1-gewichtete Black-blood-Sequenz, **b** Einzelbildaufnahme der Perfusionsuntersuchung. Der Kontrastmittelbolus hat das rechte Herz passiert und kontrastiert nun linkes Atrium und linken Ventrikel. Das Myxom ist klar abgrenzbar und in dieser frühen Phase der Kontrastmittelpassage noch nicht kontras-tiert ⓒⒹ

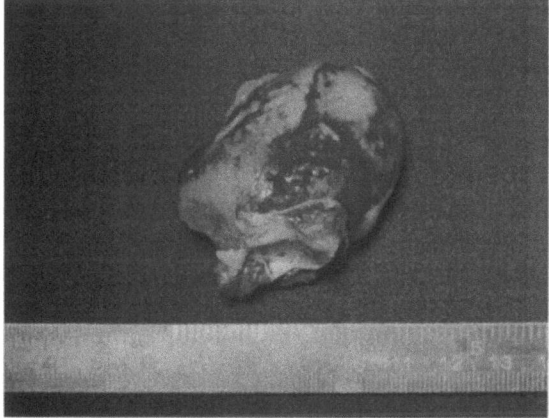

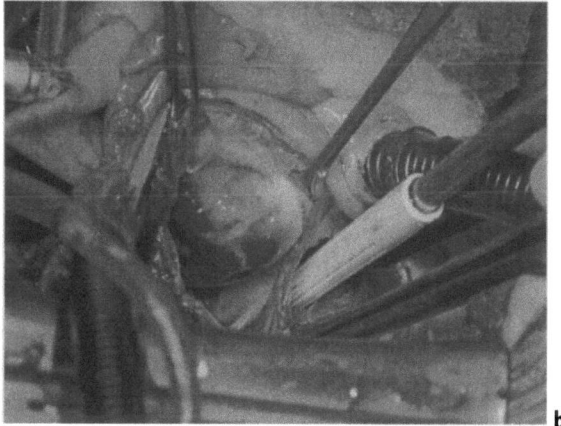

Abb. 12.2 a, b. Makroskopisches Präparat (**a**) und intraopera-tive Aufnahme des Myxoms (**b**) in Abb. 12.1. Histologisch wurde die Diagnose eines benignen Myxoms bestätigt. (Die Aufnahmen wurden freundlicherweise zur Verfügung gestellt von Dr. M. Jurmann, Oberarzt der kardiochirurgischen Abtei-lung des Deutschen Herzzentrums Berlin; Leiter: Prof. Dr. R. Hetzer) ⓒⒹ

Rhythmusstörungen in Form von Tachykar-dien oder Palpitationen sowie Auftreten von progredienter oder paroxysmaler Dyspnoe, gelegentlich einhergehend mit Husten und Hämoptysen. Je nach Größe, Lage und Motili-tät des Myxoms wird zu diesem Zeitpunkt meist die mechanische Obstruktion im Be-reich der links- oder rechtsventrikulären Ein-strombahn relevant, demzufolge ähnelt die Symptomatik häufig derjenigen von Mitral- oder Trikuspidalklappenstenosen. Aufgrund der vorzugsweisen Lokalisation im linken Atrium findet sich eine erhöhte Inzidenz sys-temisch-embolischer Ereignisse, insbesondere bei sehr mobilen Tumoren mit gallertartiger Konsistenz. Das Signalverhalten in der MRT hängt von der Zusammensetzung des Myxoms ab. In sehr heterogenen Tumormassen finden sich signalreiche intratumorale Einblutungen neben Arealen mit geringer Signalintensität oder gar Signalauslöschung, welche Kalzifizie-rungen oder Hämosiderinablagerungen ent-sprechen [11, 33, 51]. Nach Applikation gado-

liniumhaltiger Kontrastmittel bilden sich dann wiederum entsprechend der histologi-schen Zusammensetzung der Raumforderung unterschiedliche Signalintensitätsmuster ab [36]; (Abb. 12.1 ⓒⒹ und 12.2 ⓒⒹ). Stark sig-nalgebend sind die Bereiche des histologi-schen Korrelats des Myxoms (fibrös-gallert-artig mit vergrößertem Extrazellulärraum; [7]), demgegenüber stehen zystisch-nekroti-sche Regionen mit niedriger Signalintensität. Zudem sind Myxome gut vaskularisierte Tu-moren, was zur deutlichen Signalanhebung nach Kontrastmittelapplikation führt [15, 16]. Differentialdiagnostisch kommen andere pri-mär kardiale Tumoren, Metastasen extrakar-dialer Primärtumoren, aber auch ein Aneu-rysma des interatrialen Septums in Betracht.

Lipome

Die echten Lipome sind insgesamt seltener als die sogenannte lipomatöse Hypertrophie des interatrialen Septums (siehe S. 100) und stellen ungefähr 10% aller kardialen Tumoren [21]. Histologisch bestehen Lipome aus reifen, differenzierten Fettzellen. Ihre Lokalisation ist sehr variabel, sowohl intrakavitäre als auch intramyokardiale und intraperikardiale Lagen sind beschrieben. Auch bei diesem kardialen Tumor wird die Symptomatik hauptsächlich durch Lage, Mobilität und Größe bestimmt, meist stellt er jedoch einen Zufallsbefund dar ohne klinische Notwendigkeit zum interventionellen Vorgehen. Die MRT bietet hier nicht nur die Möglichkeit der Differenzierung der fettreichen Struktur vom umliegenden Blut oder Weichteilgewebe mittels T1- oder T2-Wichtung, sondern es kann zusätzlich auch mit einer fettselektiven Suppressionstechnik die differentialdiagnostische Abgrenzung z. B. gegenüber der subakuten Einblutung getroffen werden. Nach dem Sättigungspuls stellt sich Fett mit einem gegenüber der T1-Wichtung deutlich supprimiertem Signal dar, wohingegen (sub)akute Blutansammlungen eine typisch hohe Signalintensität sowohl in T1- als auch in T2-Wichtung aufweisen [39].

Fibrome

Reine Fibrome fanden sich in großen pathologischen Studien in lediglich ca. 3% der Gesamtheit kardialer Tumoren mit Bevorzugung des Kindes- und Jugendalters, wobei die Erstdiagnose häufg erst im späten Jugend- oder Erwachsenenalter erfolgte [9]. Meistens finden sich die Fibrome intramyokardial auf Ventrikelebene, vorzugsweise in den anterioren Wandabschnitten bzw. im interventrikulären Septum. Da bei dieser Patientengruppe gehäuft maligne Herzrhythmusstörungen und plötzlicher Herztod beschrieben wurden, leitet sich daraus die Notwendigkeit einer sicheren und möglichst frühzeitigen Diagnosestellung her [42]. Das Signalverhalten des Fibroms in Spin-Echo-Sequenzen gleicht dem des umliegenden Myokards, jedoch zeigt sich nach

Kontrastmittelgabe zumeist ein heterogenes Signalmuster mit hypointensem zentralen Areal und hyperintensem Saum [16].

Rhabdomyome

Diese vor allem in der frühen Kindheit diagnostizierte Tumoren sind die häufgsten primär kardialen Tumoren des Neugeborenenalters [1, 52]. Meist ist ein multilokuläres Auftreten beschrieben, und zwar sowohl auf Vorhof- als auch auf Ventrikelebene. Rhabdomyome treten im Rahmen der tuberösen Sklerose Bourneville-Pringle auf (eine Phakomatose mit Adenoma sebaceum, Epilepsie und intrakraniellen Kalzifikationen sowie progressiver geistiger Behinderung). Teilweise wird der eigentliche Tumorcharakter bestritten, denn Rhabdomyome neigen zur spontanen Regression [37]. In der MRT stellen sich diese Tumoren sowohl in der T1- als auch in der T2-Wichtung mit einer intermediären Signalintensität dar. Da selbst in späten Kontrastaufnahmen die Signalintensität des Tumors der des umliegenden Myokards ähnlich ist [48], nutzten Bouton et al. auch die Methode des myokardialen MR-Tagging zur Differenzierung zwischen Tumorgewebe und regelrecht kontrahierendem Myokard [6].

Hämangiome CD

Gemäß ihrer Histologie werden kapilläre und kavernöse Hämangiome unterschieden, wobei diese klassischerweise in der Haut und in subkutaner Muskulatur zu finden sind. Das Auftreten von Hämangiomen im Herzen ist extrem selten [8, 40]. Diese kapillären oder kavernösen Tumoren können sowohl im Myokard als auch intrakavitär lokalisiert sein CD. In der MRT findet sich ein intermediäres Signal in T1-gewichteten Aufnahmen und eine hohe Signalintensität in der T2-Wichtung (Abb. 12.3 CD). Nach Kontrastmittelapplikation bestimmt das Ausmaß des Blutflusses im Tumor die Signalintensität: Angiome mit geringem Blutfluss weisen einen stärkeren Zuwachs an Signal auf als stark durchblutete Angiome [28].

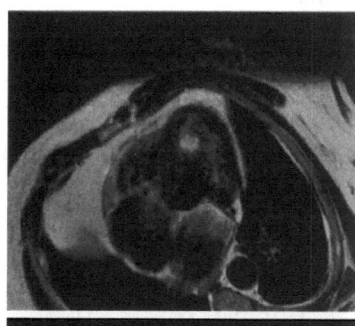
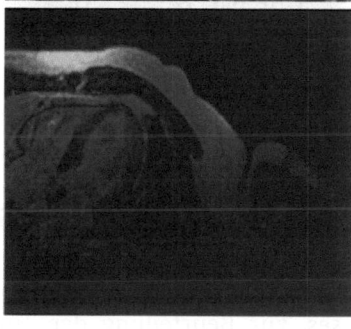

Abb. 12.3. Das im Kavum des linken Ventrikels gelegene Hämangiom zeigt in der T2-Wichtung eine hohe Signalintensität, während in der Gradienten-Echo-Sequenz das Signalverhalten des Tumors dem des Myokards ähnelt (CD)

12.3.2 Maligne kardiale Tumoren

Zu unterscheiden sind Sarkome, Lymphome und Mesotheliome:

■ Sarkome

Bei Erwachsenen sind ungefähr 25% der kardialen Tumoren maligne. Es handelt sich hierbei um eine Gruppe sehr aggressiver Tumoren, die gleichzeitig die häufigste Gruppe der primären malignen Neoplasmen darstellt. Die Überlebensraten sind sehr niedrig, und die einzige palliative Maßnahme stellt die möglichst weitgehende chirurgische Resektion des Tumors dar. Dies macht die außerordentliche Bedeutung einer vollständigen präoperativen Erfassung der Invasivität und Mitbeteiligung insbesondere der thorakalen Gefäße deutlich. Bei den Sarkomen unterscheidet man Angiosarkome, Rhabdomyosarkome und das maligne fibröse Histiozytom:

■ **Angiosarkome.** Ein Drittel der malignen Herztumoren stellen die Angiosarkome, welche aus den Endothelien der Lymph- oder Blutgefäße hervorgehen (Lymph- oder Häm-

angiosarkome). Vor allem im rechten Herzen auftretend finden sich bei diesen Tumoren multiple noduläre Strukturen entweder intrakavitär oder auch das Myokard oder Perikard infiltrierend, was nicht selten Einblutungen in den Perikardsack zur Folge hat. Die Neigung der Tumoren zur Metastasierung – insbesondere pulmonal – ist teilweise erstmalig Grund zur weiterführenden Diagnostik – vor allem bei kardial symptomarmen Patienten [3]. Die Prognose des kardialen Angiosarkoms ist in der Regel infaust. Typisch in der MR-Bildgebung ist ein „Mosaikmuster" in der T1-Wichtung, das durch die Mischung aus nodulären Tumorstrukturen und intratumoralen Einblutungen ensteht („blumenkohlartiges" Erscheinungsbild; [31]). Die T2-Wichtung führt dementsprechend zur klareren Abgrenzung des Tumors vom umliegenden Myokard [46], ebenso wie T1-gewichtete Aufnahmen nach Gabe von gadoliniumhaltigen Kontrastmitteln.

■ **Rhabdomyosarkome.** Diese aus Zellen der quergestreiften Skelettmuskulatur hervorgehenden Tumoren treten in sehr variabler Lokalisation im Herzen auf, sowohl einzeln als auch multipel. Auch hier ist die Prognose ernst. Mittels der MRT besteht eine Abgrenzung gegenüber dem umliegenden Myokard nur in der T2-Wichtung und nach Gabe von Kontrastmittel, da der Tumor in der nativen T1-Wichtung gegenüber dem Herzmuskel in der Regel isointens erscheint [53].

■ **Malignes fibröses Histiozytom** (CD). Das maligne fibröse Histiozytom ist der häufigste Weichgewebstumor im Erwachsenenalter, das Auftreten als primär kardialer Tumor ist extrem selten [13, 41]. Häufigste Lokalisation ist die posteriore Wand des linken Vorhofs, das rechte Herz ist nahezu nie beteiligt. Die histologische Differenzierung gegenüber dem benignen Myxom muss sehr sorgfältig vorgenommen werden [29]. Prognosebestimmend ist die hohe Rezidivrate und das aggressiv-infiltrative Wachstum des Tumors, was oft zu entsprechenden Hindernissen für ein chirurgisches Vorgehen bei weitreichender Infiltration umliegender thorakaler Gefäße oder Vaskularisation des Tumors durch die Koronararterien führt (Abb. 12.4 (CD) und 12.5

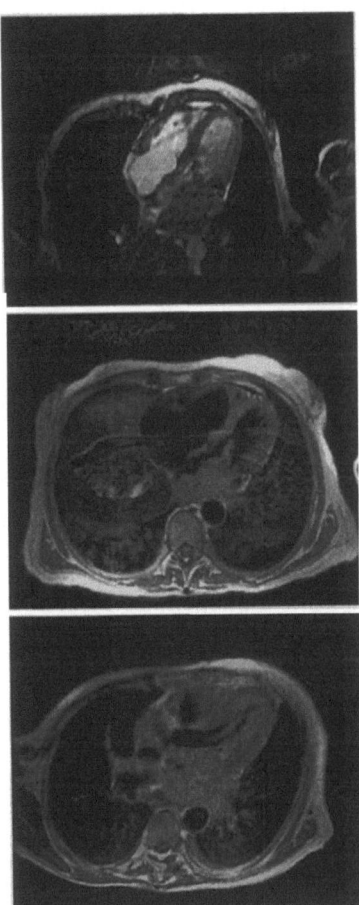

Abb. 12.4. Das maligne fibröse Histiozytom liegt der posterioren Wand des linken Atriums an und füllt nahezu den gesamten linken Vorhof aus. Der Tumor infiltriert die Wand der Aorta descendens und die Lungenvenen. Wie aus den Gradienten-Echo-Sequenzen ersichtlich (oben), prolabiert eine keulenförmige Teilstruktur des Tumors in den linken Ventrikel, woraus eine funktionelle Mitralstenose resultiert. Es erfolgte eine palliative Tumorexzision aus dem linken Vorhof sowie eine Vorhoferweiterungsplastik mit Patch ⓒⒹ

ⓒⒹ sowie Gradienten-Echo-Sequenz auf der ⓒⒹ). Der Tumor präsentiert sich mit einer intermediären Signalintensität in T1-Wichtungen und mit kräftigem Signal in der T2-Wichtung [31, 35]. Abhängig vom Grad der Vaskularisation kann in Perfusionsuntersuchungen bereits während der ersten Kreislaufpassage eine Signalanhebung beobachtet werden, ebenso wie in T1-gewichteten Spätaufnahmen (siehe hierzu Perfusionsuntersuchung auf der ⓒⒹ).

■ Lymphome

An sich sind primär kardiale Lymphome eine Rarität. Viel häufiger trifft man eine metastatische Beteiligung des Herzens im Rahmen extrakardialer Lymphommanifestationen an. Es ist jedoch aufgrund der Assoziation maligner Lymphome mit der HIV-Infektion ein Anstieg der Fallzahlen zu erwarten [4, 19]. Definitionsgemäß sollten bei primär kardialen Lymphomen lediglich Herz und/oder Perikard betroffen sein. Manifestationsformen sind im Allgemeinen unspezifisch in Form eines Perikardergusses, Arrhythmien oder dem Nachweis intrakardialer (bevorzugt intraventrikulärer) Tumormassen [10]. Bildgebende Verfahren sind wenig spezifisch hinsichtlich der Tumorcharakterisierung. Die MRT ist gut geeignet zur Evaluation eines bestehenden Perikardergusses, zur Beurteilung der Tumorausbreitung und für Verlaufsuntersuchungen bezüglich Regression des Tumors (z.B. nach Chemotherapie). Eine Zytologie von perikardialer Flüssigkeit oder eine histologische Untersuchung intraoperativ gewonnener Präparate ist derzeit jedoch unersätzlich.

■ Mesotheliom

Perikardiale Mesotheliome machen ca. 15% aller malignen kardialen Tumoren aus. Es handelt sich dabei um diffus sich ausbreitende Tumoren der viszeralen und parietalen Blätter des Perikards, wobei das invasive Wachstum im Allgemeinen nicht auf das Myokard übergreift. Im Gegensatz zu den Pleuramesotheliomen besteht hier keine Assoziation mit einer früheren Asbestexposition. Wiederum hat hier die MRT die tragende Rolle in der Darstellung der Tumorausbreitung, da bei dem typischerweise diffusen Wachstum dieser Tumorart die Resektabilität oft limitiert ist. In T1-Wichtungen gleicht die Signalintensität des Tumorareals weitgehend dem des Myokards, in T2-Wichtungen stellt sich das infiltrierte Areal iso- oder hyperintens im Vergleich zu Fettgewebe dar, wobei heterogene Signalmuster das Bestehen von Nekrosebereichen kennzeichnen [20, 27, 34]. Erst die Gabe von gadoliniumhaltigen Kontrastmitteln demarkiert das Tumorausbreitungsgebiet von Myokard und Umgebung [27]. Differential-

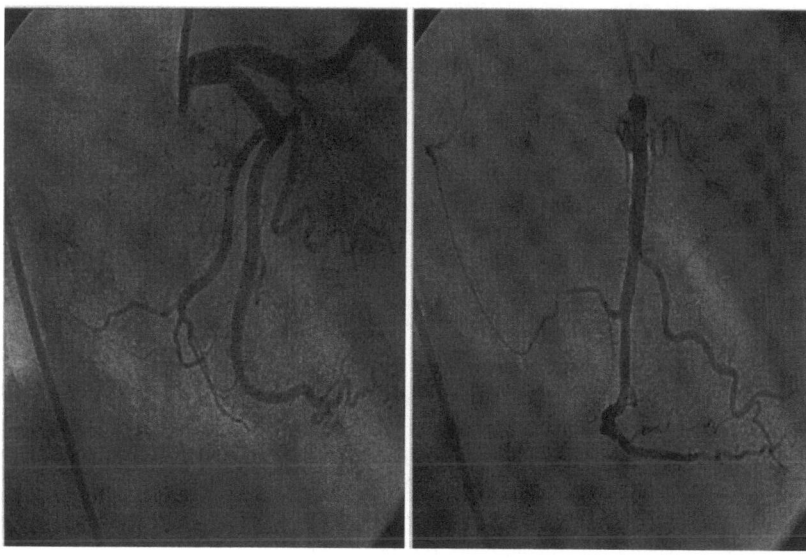

Abb. 12.5. Die Koronarangiographie demonstriert die Gefäßversorgung des Tumors vom linken und rechten Koronarsystem aus. Man beachte das ausgeprägte, den Tumor umspannende Gefäßnetz, vornehmlich vom R. circumflexus ausgehend, sowie das große tumorversorgende Gefäß der rechten Koronararterie. Die reichhaltige Vaskularisierung zeigte sich bereits durch die frühe Signalanhebung während der ersten Kreislaufpassage bei der MR-Perfusionsuntersuchung (siehe hierzu CD)

diagnostisch ist immer die perikardiale (sekundäre) Metastasierung zu erwägen, wobei diese – im Gegensatz zum perikardialen Mesotheliom – aufgrund des hochgradig invasiven Wachstums die Tendenz zur Einbeziehung myokardialer und intrakardialer Strukturen aufweist.

12.4 Nichtneoplastische kardiale Raumforderungen oder Alterationen

Im Folgenden sollen die häufigsten kardialen Raumforderungen nichtneoplastischen Ursprungs sowie die kardiale Beteiligung bei Systemerkrankungen mit den entsprechenden MR-Charakteristika behandelt werden.

12.4.1 Thrombus CD

Thromben sind die häufigsten kardialen Raumforderungen. Die Ursache für ihre Entstehung sind regionale oder globale Wandbewegungsstörungen der Ventrikel (z.B. nach abgelaufenem Myokardinfarkt und bei dilatativer Kardiomyopathie) oder Rhythmusstörungen wie Vorhofflimmern, letzteres als Ursache besonders im Zusammenhang mit Mitralklappenfehlern und Vergrößerung des lin-

ken Atriums. Meist haften dann linksatriale Thromben mit einer breiten Basis als immobile Struktur der atrialen Wand an, jedoch können diese auch gestielt und flottierend sein, was zur Verwechslung mit dem Myxom führen kann. Rechtsatriale Thromben finden sich vermehrt bei Patienten mit renalen oder hepatischen Neoplasien, auszehrenden Grundkrankheiten oder im Zusammenhang mit zentralvenösen Kathetern. Ventrikulären Thromben liegt nahezu ausnahmslos eine eingeschränkte Ventrikelfunktion mit entsprechenden regionalen oder globalen Wandbewegungstörungen zugrunde. Es handelt sich hierbei um meist breitbasig der Ventrikelwand anliegende, immobile Strukturen mit Prädilektion der apikalen Region und aneurysmatischer Myokardbezirke [30]. Verglichen mit der Echokardiographie erhöht hier die MRT die diagnostische Genauigkeit aufgrund der exzellenten Zuordenbarkeit der anatomischen Strukturen auch im Bereich des Apex oder in aneurysmatischen Wandabschnitten, wo trotz langsam fließenden Blutes eine sichere Differenzierung des Thrombus vom Myokard gegeben ist [25, 49]. Dies gelingt während einer Spin-Echo-Sequenz besonders gut bei Verwendung eines Inversionsvorpulses zur Sättigung des in die bildgebende Ebene einfließenden Blutes (Black-blood-Technik). Insgesamt weisen Thromben in Spin-Echo-Sequenzen eine höhere Signalintensität auf als normales Myokard. In Gra-

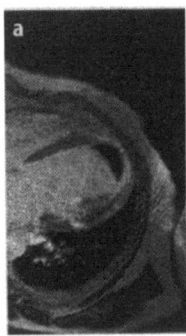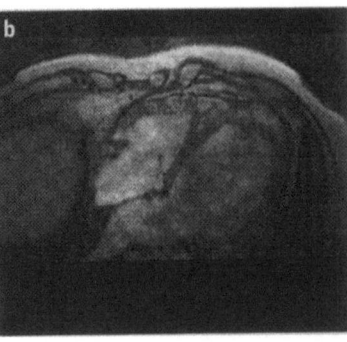

Abb. 12.6. a T1-gewichtete Sequenz nach i.v.-Gabe eines gadoliniumhaltigen Kontrastmittels (Längsachsenschnitt). Ein linksventrikulärer Spitzenthrombus (schwarz, keine Kontrastmittelanreicherung) kann deutlich von Blut und dem infarzierten, apikalen Myokardareal (kontrastmittelanreichernde Narbe) abgegrenzt werden. Deutlich verbesserte Abgrenzbarkeit an der Thrombus/Blut- wie auch der Thrombus/Myokard-Grenze im Vergleich zu den Gradienten-Echo-Sequenzen (**b**), welche in identischer Schichtführung akquiriert wurden (siehe hierzu Cine-mode-Aufnahmen auf der CD)

dienten-Echo-Sequenzen sind Thromben hypointens gegenüber dem signalreichen Blut, die Abgrenzung gegenüber dem Myokard ist jedoch schwieriger, da dieses iso- oder allenfalls leicht hyperintens erscheint. Die Signalintensität eines Thrombus in der MRT hängt vor allem von seinem Gehalt an mobilen Protonen, paramagnetischen Eisenkomplexen (entstanden aus Hämoglobinabbauprodukten) und dem Grad der Kalzifizierung ab, also Vorgängen, die zumeist durch Alter und Organisationsgrad des Thrombus bestimmt werden. Hieraus resultiert ein zeitlich sehr variables und heterogenes Signalintensitätsmuster. Hilfreich zur Verbesserung der Abgrenzung gegenüber dem Blut und dem umliegenden Myokard sind T1-gewichtete Aufnahmen nach Gabe von Gadolinium, denn postkontrast findet keine relevante Signalanhebung rein thrombotischen Materials statt [50]; (Abb. 12.6 CD). Alternativ bietet sich auch die Phasenkontrastbildgebung an [45].

12.4.2 Lipomatöse atriale Septumhypertrophie

Es handelt sich hierbei um eine Hyperplasie epikardialer und interatrial lokalisierter reifer Fettzellen. Diese Ansammlung von Fettgewebe im interatrialen Septum mit erhaltener Kontinuität zum epikardialen Fett liegt gewöhnlich im Bereich der Fossa ovalis, welche aber selbst ausgespart bleibt. Eine T1-gewichtete Aufnahme liefert somit eine hohe Signalintensität im Bereich der Raumforderung [14, 32], und mit einer selektiven Fettunterdrückung kann die weitere Gewebetypisierung vorgenommen werden.

12.4.3 Vorhofseptumaneurysma

Diese relativ seltene Anomalie tritt häufiger im Zusammenhang mit kongenitalen Vitien auf oder wenn es zu Druckerhöhungen auf Vorhofebene kommt. Es handelt sich um die Protrusion des interatrialen Septums durch die Fossa ovalis hindurch in den linken und/oder rechten Vorhof [22]. Das Vorhofseptumaneurysma ist assoziiert mit einem Vorhofseptumdefekt und Vorhofarrhythmien sowie mit systemischen ebenso wie pulmonalen embolischen Ereignissen [5, 17]. Die im Bereich eines Vorhofseptumaneurysmas gebildeten Thromben können bei gleichzeitigem Bestehen eines Vorhofseptumdefektes zu paradoxen Embolien führen. Ähnlich wie in der Echokardiographie können langsame Flussverhältnisse des Blutes im Bereich der Konkavität des Aneurysmas in Spin-Echo-Sequenzen signalgebend werden. In diesem Fall sollte durch Verwendung einer Gradienten-Echo- oder Black-blood-Sequenz diese „Struktur" aufgelöst und somit die Verwechslung mit einem Tumor ausgeschlossen werden.

12.4.4 Kardiale Beteiligung bei Systemkrankheiten

Eine weitreichende pathophysiologische Darstellung der kardialen Beteiligung bei Systemkrankheiten würde den Rahmen dieses Buches übersteigen, es seien daher nur kurz die wichtigsten – in der MRT gut darstellbaren – morphologischen Veränderungen erwähnt:

■ Libman-Sacks-Endokarditis

Dabei handelt es sich um sterile, verruköse Vegetationen oder Verdickungen der Herzklappen, vorzugsweise der Mitral- und Aortenklappe. Im Allgemeinen sind Klappenvegetationen in Spin-Echo-Sequenzen aufgrund der mangelnden zeitlichen Auflösung nicht sichtbar. Die Darstellung erfolgt mit Gradien-ten-Echo-Sequenzen, in denen sich die verdickten Klappen dunkel vom weiß erscheinenden Blut abheben, insbesondere dann, wenn sie thrombosiert sind, wobei Größenzunahmen bis zu 10 mm beschrieben wurden [24, 26].

■ Karzinoid-Syndrom

Im Rahmen eines Karzinoid-Syndroms bilden sich – vermutlich durch vasoaktive Amine aus der portalvenösen Zirkulation bedingt – fibröse Plaques im Bereich des rechten Herzens unter Einbeziehung von Herzklappen und muralem Endokard. Die diffusen oder lokalen fibrösen Endokardverdickungen liegen an den Herzklappen stets auf der dem ventrikulären Kavum zugewandten endokardialen Oberfläche und bedingen damit die Distorsion der Klappensegel und Enstehung einer Trikuspidalinsuffizienz [12, 43]. In der MRT gelingt häufig die Darstellung der endokardialen Verdickung und der vermehrten rechtsventrikulären Trabekularisierung sowie der morphologischen Veränderungen im Rahmen der Trikuspidalinsuffizienz (rechtsatriale und -ventrikuläre Dilatation).

Literatur

1. Aggoun Y, Hunkeler N, Destephen M, Vial Y, Gudinchet F, Calame A, Payot M (1992) Cardiac rhabdomyomatosis and Bourneville's tuberous sclerosis in the fetus. Apropos of 2 cases. Arch Mal Coeur Vaiss 85:609–613
2. Amparo EG, Higgins CB, Farmer D, Gamsu G, McNamara M (1984) Gated MRI of cardiac and paracardiac masses: initial experience. AJR Am J Roentgenol 143:1151–1156
3. Aouate P, Artigou JY, Rovany X, Orion L, Salloum J, Chomette G, Grosgogeat Y (1988) Contribution of nuclear magnetic resonance in right atrial angiosarcoma. Apropos of a case. Arch Mal Coeur Vaiss 81:1543–1546
4. Balasubramanyam A, Waxman M, Kazal HL, Lee MH (1986) Malignant lymphoma of the heart in acquired immune deficiency syndrome. Chest 90:243–246
5. Bogaert J, De Man F, Rademakers F, Weemaes K, Verschakelen JA, De Geest H, Baert AL (1995) Right atrial tumor arising on an atrial septal aneurysm. Assessment by MR imaging. Clin Imaging 19:172–175
6. Bouton S, Yang A, McCrindle BW, Kidd L, McVeigh ER, Zerhouni EA (1984) Differentiation of tumor from viable myocardium using cardiac tagging with MR imaging. J Comput Assist Tomogr 15:676–678
7. Brasch RC, Weinmann HJ, Wesbey GE (1984) Contrast-enhanced NMR imaging: animal studies using gadolinium-DTPA complex. AJR Am J Roentgenol 142:625–630
8. Brizard C, Latremouille C, Jebara VA, Acar C, Fabiani JN, Deloche A, Carpentier AF (1993) Cardiac hemangiomas (see comments). Ann Thorac Surg 56:390–394
9. Burke AP, Rosado-de-Christenson M, Templeton PA, Virmani R (1994) Cardiac fibroma: clinicopathologic correlates and surgical treatment. J Thorac Cardiovasc Surg 108:862–870
10. Chao TY, Han SC, Nieh S, Lan GY, Lee SH (1995) Diagnosis of primary cardiac lymphoma. Report of a case with cytologic examination of pericardial fluid and imprints of transvenously biopsied intracardiac tissue. Acta Cytol 39:955–959
11. de Roos A, Weijers E, van Duinen S, van der Wall EE (1989) Calcified right atrial myxoma demonstrated by magnetic resonance imaging. Chest 95:478–479
12. Di Luzio S, Rigolin VH (2000) Carcinoid Heart Disease. Curr Treat Options Cardiovasc Med 2:399–406
13. Fang CY, Fu M, Chang JP, Eng HL, Hung JS (1996) Malignant fibrous histiocytoma of the left ventricle: a case report. Chang Keng I Hsueh 19:187–190
14. Fisher MS, Edmonds PR (1988) Lipomatous hypertrophy of the interatrial septum. Diagnosis by magnetic resonance imaging. J Comput Tomogr 12:267–269
15. Fueredi GA, Knechtges TE, Czarnecki DJ (1989) Coronary angiography in atrial myxoma: findings in nine cases. AJR Am J Roentgenol 152:737–738
16. Funari M, Fujita N, Peck WW, Higgins CB (1991) Cardiac tumors: assessment with Gd-DTPA enhanced MR imaging. J Comput Assist Tomogr 15:953–958
17. Gallet B, Malergue MC, Adams C, Saudemont JP, Collot AM, Druon MC, Hiltgen M (1985) At-

rial septal aneurysm – a potential cause of systemic embolism. An echocardiographic study. Br Heart J 53:292–297

18. Gamsu G, Stark DD, Webb WR, Moore EH, Sheldon P (1984) Magnetic resonance imaging of benign mediastinal masses. Radiology 151:709–713

19. Gill PS, Chandraratna PA, Meyer PR, Levine AM (1987) Malignant lymphoma: cardiac involvement at initial presentation. J Clin Oncol 5:216–224

20. Gossinger HD, Siostrzonek P, Zangeneh M, Neuhold A, Herold C, Schmoliner R, Laczkovics A, Tscholakoff D, Mosslacher H (1988) Magnetic resonance imaging findings in a patient with pericardial mesothelioma. Am Heart J 115:1321–1322

21. Hananouchi GI, Goff WB (1990) Cardiac lipoma: six-year follow-up with MRI characteristics, and a review of the literature. Magn Reson Imaging 8:825–828

22. Hanley PC, Tajik AJ, Hynes JK, Edwards WD, Reeder GS, Hagler DJ, Seward JB (1985) Diagnosis and classification of atrial septal aneurysm by two-dimensional echocardiography: report of 80 consecutive cases. J Am Coll Cardiol 6:1370–1382

23. Hanson EC (1992) Cardiac tumors: a current perspective. N Y State J Med 92:41–42

24. Hojnik M, George J, Ziporen L, Shoenfeld Y (1996) Heart valve involvement (Libman-Sacks endocarditis) in the antiphospholipid syndrome. Circulation 93:1579–1587

25. Jungehulsing M, Sechtem U, Theissen P, Hilger HH, Schicha H (1992) Left ventricular thrombi: evaluation with spin-echo and gradient-echo MR imaging. Radiology 182:225–229

26. Kahan A, Amor B, de Vernejoul F, Saporta L (1985) Libman-Sacks endocarditis: the diagnostic importance of two-dimensional echocardiography. Br J Rheumatol 24:187–190

27. Kaminaga T, Yamada N, Imakita S, Takamiya M, Nishimura T (1993) Magnetic resonance imaging of pericardial malignant mesothelioma. Magn Reson Imaging 11:1057–1061

28. Kaplan PA, Williams SM (1987) Mucocutaneous and peripheral soft-tissue hemangiomas: MR imaging. Radiology 163:163–166

29. Kasugai T, Sakurai M, Yutani C, Hirota S, Waki N, Adachi S, Kitamura Y (1990) Sequential malignant transformation of cardiac myxoma. Acta Pathol Jpn 40:687–692

30. Keeley EC, Hillis LD (1996) Left ventricular mural thrombus after acute myocardial infarction. Clin Cardiol 19:83–86

31. Kim EE, Wallace S, Abello R, Coan JD, Ewer MS, Salem PA, Ali MK (1989) Malignant cardiac fibrous histiocytomas and angiosarcomas: MR features. J Comput Assist Tomogr 13:627–632

32. Levine RA, Weyman AE, Dinsmore RE, Southern J, Rosen BR, Guyer DE, Brady TJ, Okada RD (1986) Noninvasive tissue characterization: diagnosis of lipomatous hypertrophy of the atrial septum by nuclear magnetic resonance imaging. J Am Coll Cardiol 7:688–692

33. Lie JT (1989) Petrified cardiac myxoma masquerading as organized atrial mural thrombus. Arch Pathol Lab Med 113:742–755

34. Lund O, Hansen OK, Ardest S, Baandrup U (1987) Primary malignant pericardial mesothelioma mimicking left atrial myxoma. Case report. Scand J Thorac Cardiovasc Surg 21:273–275

35. Mahajan H, Kim EE, Wallace S, Abello R, Benjamin R, Evans HL (1989) Magnetic resonance imaging of malignant fibrous histiocytoma. Magn Reson Imaging 7:283–288

36. Matsuoka H, Hamada M, Honda T, Kawakami H, Abe M, Shigematsu Y, Sumimoto T, Hiwada K (1996) Morphologic and histologic characterization of cardiac myxomas by magnetic resonance imaging. Angiology 47:693–698

37. Matteucci C, Busi G, Biferali F, Paventi S (1997) Tardive pseudo-ischemic presentation of cardiac rhabdomyoma. G Ital Cardiol 27:583–587

38. McAllister HA, Jr (1979) Primary tumors and cysts of the heart and pericardium. Curr Probl Cardiol 4:1–51

39. Mitchell DG, Burk DL, Jr, Vinitski S, Rifkin MD (1987) The biophysical basis of tissue contrast in extracranial MR imaging. AJR Am J Roentgenol 149:831–837

40. Mosthaf FA, Gieseler U, Mehmel HC, Fischer JT, Gams E (1991) Left bundle-branch block and primary benign heart tumor. Dtsch Med Wochenschr 116:134–136

41. Murphey MD, Gross TM, Rosenthal HG (1994) From the archives of the AFIP. Musculoskeletal malignant fibrous histiocytoma: radiologic-pathologic correlation. Radiographics 14:807–826; quiz 827–828

42. Parmley LF, Salley RK, Williams JP, Head GBd (1988) The clinical spectrum of cardiac fibroma with diagnostic and surgical considerations: noninvasive imaging enhances management. Ann Thorac Surg 45:455–465

43. Pellikka PA, Tajik AJ, Khandheria BK, Seward JB, Callahan JA, Pitot HC, Kvols LK (1993) Carcinoid heart disease. Clinical and echocardiographic spectrum in 74 patients. Circulation 87:1188–1196

44. Reynen K (1995) Cardiac myxomas (see comments). N Engl J Med 333:1610–1617

45. Rumancik WM, Naidich DP, Chandra R, Kowalski HM, McCauley DI, Megibow AJ, Hernanz-Schulman M, Genieser NB (1988) Cardiovascular disease: evaluation with MR phase imaging. Radiology 166:63–68

46. Sato Y, Togawa K, Ogawa K, Hashimoto M, Sa-kamaki T, Kanmatsuse K (1995) Magnetic resonance imaging of cardiac hemangiopericytoma. Heart Vessels 10:328–330
47. Sechtem U, Jungehulsing M (1990) Noninvasive imaging of cardiac masses. Curr Opin Radiol 2:575–580
48. Semelka RC, Shoenut JP, Wilson ME, Pellech AE, Patton JN (1992) Cardiac masses: signal intensity features on spin-echo, gradient-echo, gadolinium-enhanced spin-echo, and TurboFLASH images. J Magn Reson Imaging 2:415–420
49. Stratton JR, Lighty GW, Jr, Pearlman AS, Ritchie JL (1982) Detection of left ventricular thrombus by two-dimensional echocardiography: sensitivity, specificity, and causes of uncertainty. Circulation 66:156–166
50. Unger EC, Glazer HS, Lee JK, Ling D (1986) MRI of extracranial hematomas: preliminary observations. AJR Am J Roentgenol 146:403–407
51. Watanabe M, Takazawa K, Wada A, Hirano A, Yamaguchi H, Hosoda Y, Katayama H (1994) Cardiac myxoma with Gamna-Gandy bodies: case report with MR imaging. J Thorac Imaging 9:185–187
52. Yanagisawa H (1991) Left ventricular intramyocardial rhabdomyoma suggested by coronary angiography. Cardiology 79:146–150
53. Yousem DM, Lexa FJ, Bilaniuk LT, Zimmerman RI (1990) Rhabdomyosarcomas in the head and neck: MR imaging evaluation. Radiology 177:683–686

Zusätzliche Materialien auf der CD-ROM

■ Myxom

■ Intraventrikuläres Hämangiom

■ Malignes fibröses Histiozytom

■ Thrombus

KAPITEL 13 Myokarditis und Perikarditis

EIKE NAGEL

13.1 | Einführung

Mit der Magnetresonanztomographie können die charakteristischen funktionellen und morphologischen Veränderungen sowohl bei Myokarditiden als auch bei Perikarditiden dargestellt werden. Dadurch ist es möglich, akute Entzündungen zu erkennen, sowie ihren Verlauf exakt zu beurteilen.

13.2 | Myokarditis

In der klinischen Routine wird die Diagnose Myokarditis entweder als Ausschlussdiagnostik oder nach Erhalt einer positiven Biopsie gestellt. Allerdings ist die Wertigkeit der Biopsie umstritten und ihre Durchführung nicht komplikationsfrei. Nach Gabe von Gadolinium-DTPA zeigen sich in T1-gewichteten Spin-Echo-Sequenzen entzündliche Bereiche des Herzmuskels als meist diffus verteilte, sich hell anfärbende Bereiche (Abb. 13.1) [1]. Dabei konnte bei Erkrankungsbeginn gezeigt werden, dass sowohl die linksventrikuläre Funktionseinschränkung als auch die klinischen Symptome mit der Intensität der Signalverstärkung korrelieren. Dieser Ansatz wird in einigen Zentren in der Routine eingesetzt, eine Multicenterstudie zur Definition der Reproduzierbarkeit und allgemeinen Wertigkeit ist zur Zeit in Vorbereitung.

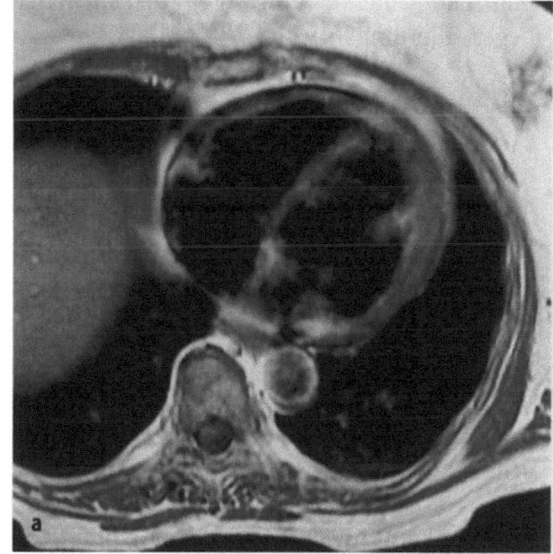
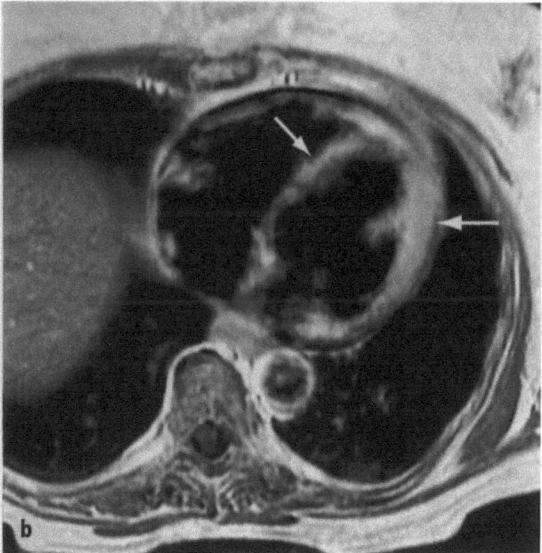

Abb. 13.1 a, b. T1-gewichtete Spin-Echo-Aufnahme (TE 23 ms, TR = RR) vor (**a**) und nach (**b**) Gabe von Gd-DTPA bei einer 42 Jahre alten Frau mit akuter viraler Myokarditis. In den septalen und lateralen Myokardabschnitten (Pfeile) zeigt sich eine vermehrte Kontrastaufnahme. Die Signalanhebung im Vergleich zur Skelettmuskulatur betrug 4,7 (normal < 4,0). (Mit freundlicher Genehmigung von M. Friedrich, Charité, FVK Berlin-Buch)

13.3 | Perikarditis

Bei Herzgesunden grenzt sich das Perikard in T1-gewichteten Spin-Echo-Sequenzen als dunkle Zone zwischen epikardialem und parakardialem Fett ab. Dabei beträgt die Dicke des normalen Perikards enddiastolisch 1–3 mm. Bei akuter Perikarditis kann eine regionale Verdickung des Perikards auf höhere Werte mit regionaler Signalverstärkung (= Entzündung) nachgewiesen werden, systematische Untersuchungen zu diesem Thema liegen allerdings nicht vor [2–4].

mensionale Darstellung die Quantifizierung des Ergusses erleichtert, ist aufgrund von Susceptibilitäts-Effekten und schrägen Anschnitten bisher noch keine wirklich exakte Quantifizierung gezeigt worden.

Mit der Magnetresonanztomographie besteht die Möglichkeit, die Art des Ergusses genauer zu beschreiben. Dabei zeigt ein serös-fibrinöser Erguss eine niedrige, ein Exsudat eine mittlere und ein blutiger Erguss eine hohe Signalintensität. Es ist jedoch mit Überlappungen zwischen den verschiedenen Signalintensitäten zu rechnen.

13.4 | Perikarderguss

Perikardergüsse können ebenfalls auf T1-gewichteten Spinechobildern erkannt werden, wobei insbesondere der Bereich der Hinterwand und lateral des rechten Vorhofs beachtet werden sollte (Abb. 13.2). Eine Vermehrung des perikardialen Raumes auf >5 mm zwischen der Vorderwand des rechten Ventrikels und dem Perikard gilt dabei als mittelschwerer Perikarderguss [3]. Obwohl die dreidi-

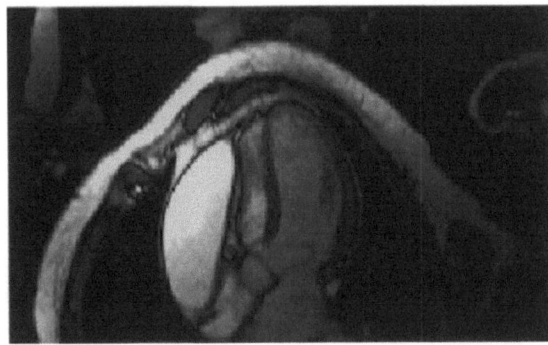

Abb. 13.2. 4-Kammerblick bei einem Patienten mit ausgeprägtem Perikarderguss lateral des rechten Ventrikels und rechten Vorhofs, der sich hell darstellt (Aufnahmetechnik: Balanced FFE)

13.5 | Konstriktive Perikarditis

Bei konstriktiver Perikarditis kann eine Verdickung des Perikards auf mehr als 3 mm beobachtet werden. Im Gegensatz zur akuten Entzündung treten jedoch keine höheren Signalintensitäten des Perikards selbst auf. Eine solche Signalverstärkung spricht für eine akute Entzündung.

| Literatur

1. Friedrich MG, Strohm O, Schulz-Menger J, Marciniak H, Luft FC, Dietz R (1998) Contrast media enhanced magnetic resonance imaging visualizes myocardial changes in the course of viral myocarditis. Circulation 97:1802–1809
2. Masui T, Finck S, Higgins CB (1992) Constrictive pericarditis and restrictive cardiomyopathy: evaluation with MR imaging. Radiology 182:369–373
3. Sechtem U, Tscholakoff D, Higgins CB (1986) MRI of the abnormal pericardium. AJR Am J Roentgenol 147:245–252
4. Stark DD, Higgins CB, Lanzer P et al (1984) Magnetic resonance imaging of the pericardium: normal and pathologic findings. Radiology 150: 469–474

KAPITEL 14

Magnetresonanzangiographie der Aorta

DOMINIK WEISHAUPT und PAUL R. HILFIKER

14.1 | Einführung

Derzeit stehen dem Kliniker drei diagnostisch sehr effiziente nichtinvasive Methoden zur Darstellung der thorakalen und abdominalen Aorta zur Verfügung: die Sonographie, die Computertomographieangiographie (CTA) und die Magnetresonanzangiographie (MRA). Im Vergleich zur Sonographie hat die MRA den Vorteil, dass sie weniger untersucherabhängig ist und durch Patienten-spezifische Faktoren, wie beispielsweise Darmgasüberlagerung, nur geringfügig limitiert wird. Gegenüber der CTA hat die MRA den Vorteil, dass keine Exposition durch Röntgenstrahlen vorhanden ist und auch Patienten mit eingeschränkter Nierenfunktion problemlos untersucht werden können.

Seit der Einführung der MR-Technologie in den klinischen Alltag stand die nichtinvasive Gefäßdarstellung aufgrund der Sensitivität des MR-Experimentes auf Flusseffekte im Zentrum des Interesses. Die „Black-blood-MRA" basiert auf der Induktion von Signalauslöschungen durch fließende Spins in Kombination mit konventionellen Spin-Echo-Sequenzen. Während diese Technik die endoluminale Gefäßmorphologie nur unzureichend darzustellen vermag, besteht ihre Bedeutung vor allem in der Darstellung der Gefäßwand, der Wanddicke sowie des Vorliegens und Ausmaßes von Gefäßwandthromben oder entzündlichen Wandveränderungen der thorakalen und abdominalen Aorta [28].

Grundsätzlich gibt es zwei MR-Techniken, bei welchen das Blut als helles Signal erscheint („Bright-blood-MRA"): Time-of-flight -(TOF-)MRT und Phasenkontrast-(PC-)MRT. Während beide Techniken die Beurteilung der vaskulären Morphologie ermöglichen, können mittels PC-MRT zusätzlich Flusskurven generiert werden, welche eine detaillierte Auskunft über die Größe und die Richtung des Blutflusses im thorakalen oder abdominalen Gefäßbaum geben [2, 21]. Der Einfluss von Atemartefakten kann bei der PC-MRT dadurch minimiert werden, dass das Datenvolumen innerhalb eines Atemzuges akquiriert wird [4].

Obschon die Bright-blood-MRA-Techniken und dabei insbesondere die TOF-MRA bei der Evaluation des portalvenösen Systems nützlich sind [6, 7], und auch einige Autoren über eine hohe diagnostische Aussagekraft der Methode bei der Evaluation der arteriellen Beckengefäße berichten [1], ist die Methode durch inhärente technische Gegebenheiten limitiert. Dabei sind die Abhängigkeit von Fließeigenschaften des Blutes, das Auftreten von Saturationseffekten insbesondere bei langsamem Blutfluss und durch Turbulenzen bedingte Signalauslöschungen zu erwähnen [14, 19].

Die Einführung der kontrastmittelverstärkten, dreidimensionalen (3D-) MRA hat die Möglichkeiten der nichtinvasiven Darstellung der thorakalen und abdominalen Aorta erheblich erweitert [22]. Die Technik basiert auf der Kombination von zwei wichtigen Errungenschaften: der selektiven Darstellung des arteriellen Gefäßbaumes mit Hilfe von Kontrastmitteln und der Akquisition eines dreidimensionalen Datensatzes. Der selektiven Gefäßdarstellung liegt dabei die Datenakquisition während der intraarteriellen Phase eines intravenös verabreichten Kontrastmittels zugrunde. Das im Bolus applizierte paramagnetische Kontrastmittel führt in den Gefäßen zu einer erheblichen Verkürzung der T1-Relaxationszeit und dadurch zu einem deutlich verstärkten Signalanstieg auf stark T1-gewichteten 3D-Gradientenecho-(GRE-)-Sequenzen.

Durch die Verwendung von sehr kurzen Anregungszeiten (TR <6 ms) kommt das umliegende, nicht Kontrastmittel enthaltende Gewebe dunkel zur Darstellung. Da die Schichtebene entsprechend der Hauptachse des Gefäßbaumes frei gewählt werden kann, ist die Abtastung größerer Gefäßregionen mit sehr kurzen Akquisitionszeiten möglich. Es resultiert dabei eine Gefäßdarstellung, welche der konventionellen Katheterangiographie in vielerlei Hinsicht sehr ähnlich ist.

In diesem Kapitel werden die technischen Grundlagen der MRA der thorakalen und abdominalen Aorta vorgestellt und eine Übersicht über Einsatzgebiet und diagnostische Treffsicherheit gegeben.

14.2 | Technik

Die thorakale und abdominale Aorta kann grundsätzlich mit der Körperspule untersucht werden. Um eine bessere Bildqualität zu erreichen, werden heute in den meisten Zentren Oberflächenspulen bevorzugt („phased array torso coil"). Diese Spulen verbessern die Bildqualität über eine Erhöhung des Signal/Rausch-Verhältnisses, allerdings auf Kosten eines eingeschränkten Gesichtsfeldes.

Das Untersuchungsprotokoll für die thorakale und abdominale Aorta besteht aus einer Kombination von nicht kontrastmittelverstärkten T1-gewichteten SE-Sequenzen und kontrastmittelverstärkten 3D-GRE-Sequenzen. Bei Frage nach einem entzündlichen Gefäßwandprozess wird zusätzlich nach der kontrastmittelverstärkten 3D-GRE-Sequenz noch eine weitere T1-gewichtete SE-Sequenz oder eine GRE-Sequenz angeschlossen.

14.2.1 Nicht kontrastmittelverstärkte Sequenzen

Axiale T1-gewichtete Spin-Echo-Sequenzen ermöglichen einerseits einen Überblick über die intraabdominalen Organe, andererseits sind sie von besonderer Wichtigkeit bei der Beurteilung der Gefäßwand und des luminalen Gefäßdurchmessers. Typische Parameter

sind: TR/TE 320/9 ms; Schichtdicke 8 mm; Zwischenschichtabstand 3 mm; Gesichtsfeld 30–36 cm; Matrix 256×192–256 Bildpunkte.

Der Nutzen von T2-gewichteten (wenn möglich fettsupprimierten) Fast-Spin-Echo-Sequenzen ist limitiert, weshalb dieses Verfahren nicht routinemäßig durchgeführt wird. T2-gewichtete Sequenzen können hilfreich sein bei der Evaluation von infizierten Gefäßgrafts oder bei klinischem Verdacht auf eine Takayasu-Arteritis [3]. Allerdings werden entzündliche Gefäßwandveränderungen besser durch T1-gewichtete SE- oder GRE-Sequenzen unmittelbar nach Kontrastmittelgabe erfasst (Abb. 14.1 ⓒⒹ).

14.2.2 Kontrastmittel-verstärkte 3D MRA-Sequenzen

Die kontrastmittel-verstärkte 3D-MRA erlaubt eine selektive, nicht flussabhängige Darstellung der Aorta und ihrer Äste in Verbund mit dreidimensionaler Bildgebung. Obschon die meisten Erfahrungen mit der KM-verstärkten 3D-MRA bei einer Feldstärke von 1,5 T vorliegen, können auch 1,0 und 0,5 T-MR-Systeme zur Aufnahme von 3D-Datensätzen eingesetzt werden. Da während der frühen intravaskulären Phase eine sehr hohe Konzentration von paramagnetischem Kontrastmittel mit entsprechender ausgeprägter Verkürzung der T1-Relaxationszeit vorliegt, sind die durch die Feldstärke bedingten Signalunterschiede weniger bedeutend. Weitaus wichtiger als die Feldstärke ist das Leistungsprofil der Gradientensysteme. Diese sind entscheidend für die Dauer der Messzeiten. Kurze Messzeiten stellen die Grundlage für die Datenakquisition unter Apnoebedingungen dar. Besonders zur Beurteilung der kleineren, kaliberschwächeren Äste der thorakalen Aorta sind atemangehaltene Aufnahmen wichtig [27], da damit atembedingte Artefakte wie z.B. Verschmieren von Gefäßsegmenten minimiert werden. Auch die 3D-MRA der abdominalen Aorta wird vorzugsweise atemangehalten durchgeführt, da dies für die Beurteilung von distal gelegenen Segmenten der Nierenarterien von Vorteil ist.

Während konventionelle Gradientensysteme zur Akquisition eines 3D-Volumensatzes für die Darstellung der Aorta abdominalis zwischen 2 und 4 Minuten benötigen [22, 23], ermöglichen Hochleistungsgradientensysteme eine deutliche Reduktion der Zeit für die Datenakquisition [13, 17]. Ein kompletter 3D-Datensatz kann innerhalb von 30 s akquiriert werden, was bei der Mehrzahl der untersuchten Patienten einer einzigen Atemphase entspricht. Die Sequenzarchitektur für die KM-verstärkte 3D-MRA basiert auf einer 3D-Fourier-Gradientenechosequenz. Repetitions- und Echozeiten sollten so kurz wie möglich gehalten werden. Für die Darstellung der aortalen Gefäßäste von Thorax und Abdomen sollte die Repetitionszeit (TR) unter 6 ms und die Echozeit (TE) unter 2,5 ms liegen [17]. In Kombination mit einem Flip-Winkel von 30–60° wird damit eine hohe T1-Wichtung erreicht. Für die Darstellung der thorakalen und abdominalen Aorta bevorzugen wir ein großes Gesichtsfeld von 32–36 cm in Kombination mit einer Bildmatrix von 256×192 Punkten. Durch die Verwendung von Interpolationsalgorithmen kann eine Verbesserung der räumlichen Auflösung um einen Faktor 2 bis 4 in der Schicht und der Schichtdicke erreicht werden. Eine weitere Verbesserung der Ortsauflösung ist durch Erhöhung der Empfängerbandbreite möglich.

■ **Zur Beachtung:** Die Schichtdicke liegt im Allgemeinen zwischen 1,5 und 3 mm, wobei auch hier Interpolationsalgorithmen den Schichtabstand um den Faktor 2 bis 4 verringern können.

Unter Verwendung der partiellen k-Raum-Abtastungsstrategie können bis zu 48 aufeinander folgende Schichten innerhalb 20 bis 30 s akquiriert werden.

Die Ausrichtungsebene für die Akquisition des 3D-Datensatzes kann frei gewählt werden. Für die Aorta abdominalis wird meist die koronare Ebene bevorzugt, der Akquisitionsebene des Datensatzes der thorakalen Aorta kann eine Akquisition in der sagittalen oder sagittal-obliquen Ebene vorteilhaft sein.

Verschiedene Strategien der Kontrastmittelapplikation bezüglich zu verabreichender Dosis, Dosischema [9] und Abfolge der Kontrastmittelgabe [5, 15] wurden beschrieben. Entscheidend ist, dass bei der Aufnahme der zentralen k-Linien das Kontrastmittel in hoher homogener Konzentration im zu untersuchenden

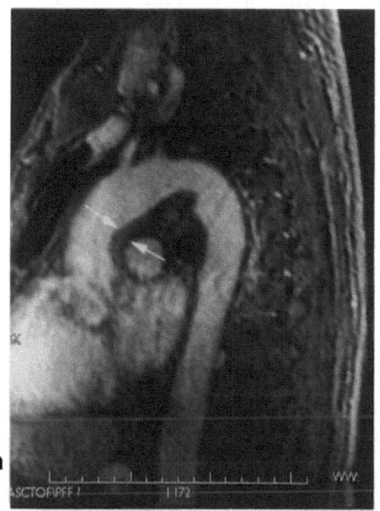
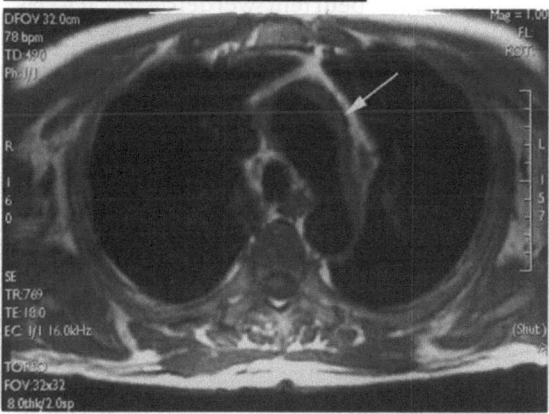
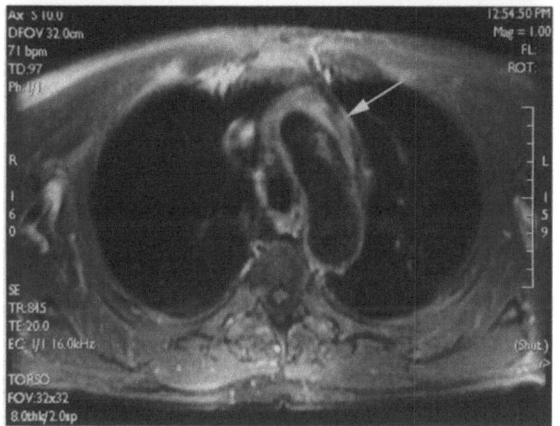

Abb. 14.1. 78-jähriger Patient mit retroperiteonaler Fibrose mit Ausdehnung in das Mediastinum. **a** Die kontrastmittelverstärkte MRA zeigt eine Verdickung der Gefäßwand der thorakalen aszendierenden Aorta (Pfeile). **b**, **c**. Die transversalen SE-MR-Bilder vor (**b**) und nach Kontrastmittelapplikation (**c**) zeigen die Kontrastmittelaufnahme der verdickten Wand selbst sowie des periaortischen Gewebes im Sinne einer Periaortitis (Pfeile)

Gefäßbaum ist. Um dies zu erreichen, sind verschiedene automatische Kontrastmittelbolus-Detektionsalgorithmen enwickelt worden. Mit Hilfe einer sehr schnellen multiphasischen GRE-Sequenz wird das Kontrastmittelprofil in der Aorta proximal der zu untersuchunden Gefäßregion mit hoher zeitlicher Auflösung abgetastet. Kommt es durch die Ankunft des Kontrastmittelbolus zu einem Signalanstieg, setzt die Datenakquisition ein [12]. Alternativ kann auch das Testbolusverfahren zur Bestimmung der Kreislaufzeit des Kontrastmittels angewendet werden. Bei diesem Verfahren wird ein kleines Kontrastmittelvolumen (1–2 ml) intravenös appliziert und das zu untersuchende Gefäßterritorium durch schnell aufeinanderfolgende MR-Bilder abgetastet [5, 9]. Die Ankunft des Kontrastmittels wird durch eine transiente Signalerhöhung angezeigt. Anhand dieser zeitlichen Information wird die zeitliche Abfolge der Kontrastmittelgabe und der Datenaufnahme optimiert. Die Verzögerung der Datenaufnahme entspricht der gemessenen Testboluszeit von der Armvene zu der zu untersuchenden Gefäßregion.

Die Dosierung des Kontrastmittels für die 3D-MRA sollte gewichtsabhängig erfolgen. Sie beträgt im Allgemeinen für die gebräuchlichen extrazellulären paramagnetischen Kontrastmittel 0,2 mmol/kg Körpergewicht. Insgesamt wird ein Volumen von 20–40 ml mit einer Geschwindigkeit von 1,5–3,0 ml/s mittels einer automatischen Injektionspumpe appliziert. Die Injektionsrate sollte dahingehend angepasst werden, dass die injizierte Boluslänge 60–80% der Akquisitionszeit beträgt.

Neue extrazelluläre Kontrastmittel mit erhöhter T1-Relaxationseigenschaften sind gegenwärtig in klinischer Testung. Die Bedeutung von intravaskulären Kontrastmitteln für die 3D-MRA ist noch unklar. Vorteilhaft bei diesen Kontrastmitteln ist, dass die Datenakquisition nicht mehr nur auf die arterielle Phase beschränkt ist. Präliminäre Daten zeigen, dass die diagnostische Treffsicherheit von intravaskulären Kontrastmitteln für das aortoiliakale Gefäßsystem derjenigen von extrazellulären Kontrastmitteln vergleichbar ist [29]. Allerdings ist die Beurteilbarkeit aufgrund der venösen Überlagerung beim Gebrauch von intravaskulären Kontrastmitteln erschwert. Die Einführung einer Software für eine automatisierte Trennung der verschiedenen Gefäßphasen könnte aber diese Limitation in naher Zukunft aufheben.

14.2.3 Bildanalyse

Die Bildanalyse der kontrastmittelverstärkten 3D-MRA sollte interaktiv auf einer Workstation erfolgen. Maximale Intensitätsprojektionen vom gesamten Datensatz oder nur von selektierten Schichtbilder gehören zum Standard bei der diagnostischen Analyse. Da die Natur des 3D-Datensatzes eine Reformierung der Daten in jeder beliebigen Ebene erlaubt, können so auch vom Verlauf her komplexe Gefäßabschnitte beurteilt werden. Der 3D-Datensatz erlaubt auch eine umfangreiche Bildnachbearbeitung. So kann der Datensatz für eine virtuelle Angioskopie aufbereitet werden ⓒⒹ, oder es können Gefäßpathologien mittels Oberflächen- oder Volumenbeleuchtung dargestellt werden.

14.3 | Klinische Anwendungen

■ Thorakale Aorta

Aufgrund des hohen Kontrastes und der Dreidimensionalität des Datensatzes lässt sich die thorakale Aorta mittels 3D-MRA umfassend beurteilen. Auch die Abgänge der supraaortalen Äste können zuverlässig untersucht werden.

Mittels 3D-MRA können bei der thorakalen Aortendissektion neben dem Dissektionstyp die exakte Lokalisation der Intimaperforation beziehungsweise Ein- und Austritt des wahren und falschen Lumens definiert werden [24]; (Abb. 14.2 ⓒⒹ und 14.3 ⓒⒹ). Auch für den Nachweis von thorakalen Aortenaneurysmen ist die 3D-MRA geeignet. Allerdings muss erwähnt werden, dass bei der 3D-MRA lediglich die umflossenen Anteile des Aneurysmas dargestellt werden. Zur Beurteilung der Aortenwand und Bestimmung der thrombosierten Anteile bedarf es deshalb der Akquisition von T1-gewichteten Datensätzen (vor und/oder nach Kontrastmittelgabe) vorzugsweise in der axialen oder koronaren Ebene (Abb. 14.4).

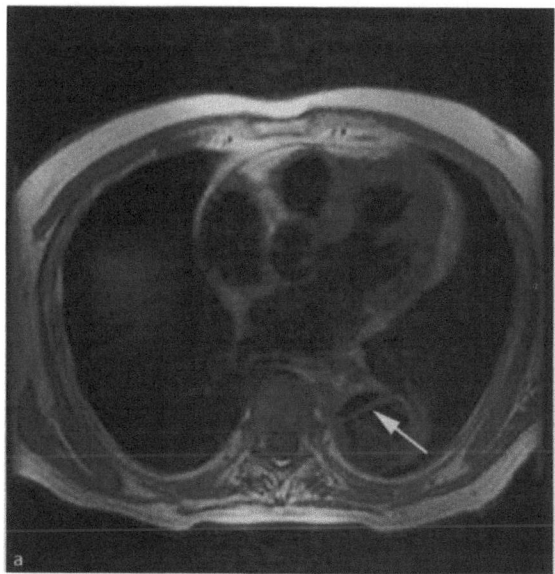

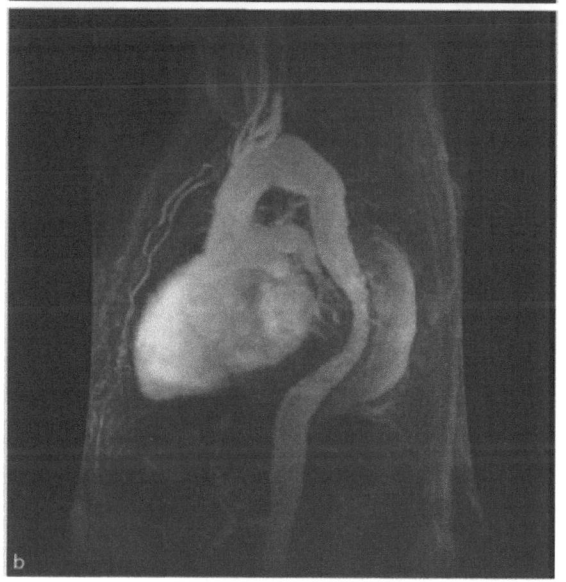

Abb. 14.2. Akute thorako-abdominale Aortendissektion (Stanford-Typ B). **a** Der Intima-Flap in der deszendierenden thorakalen Aorta (Pfeil) ist gut als lineares intermediäres Signal in der axialen T1-gewichteten Spin-Echo-(SE-)Sequenz erkennbar. **b** In der sagittalen multiplanaren Maximalintensitätsprojektion (MIP) sind der Intima-Flap und die Ausdehnung der Dissektion gut erkennbar ⓒⒹ

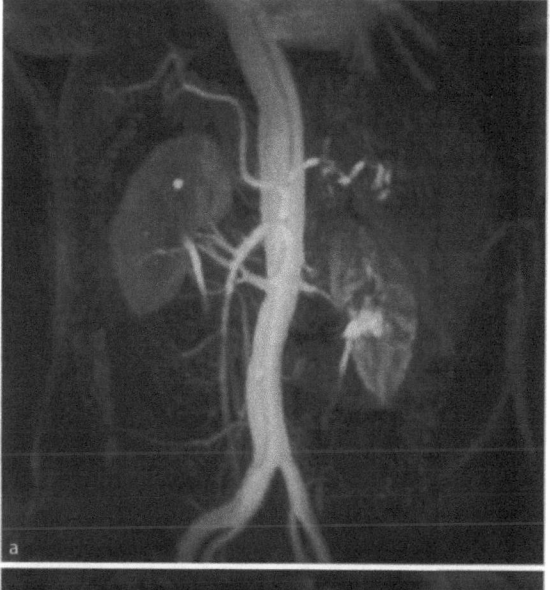

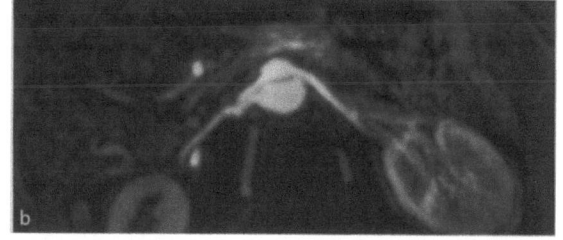

Abb. 14.3. Kontrastmittelverstärkte 3D-MRA einer thorako-abdominalen Typ-B-Aortendissektion. **a** Die Intimaablösung kommt gut zur Darstellung und setzt sich bis in die rechte A. iliaca communis fort. Das wahre Lumen ist vom falschen Lumen gut zu trennen. **b** Die selektive Reformation in axialer Ebene zeigt, dass beide Nierenarterien vom komprimierten, ventral liegenden wahren Lumen abgehen ⓒⒹ

nichtinvasive Abklärung von Anomalien des Aortenbogens mit aberrierend verlaufenden supraaortalen Gefäßen ⓒⒹ. Die Methode hat auch einen Stellenwert in der präoperativen und postoperativen Darstellung von Aortenisthmusstenosen (Abb. 14.5). Dabei erlaubt die Kombination mit der PC-Technik eine Bestimmung von Druckgradient und Ausmaß der Kollateralzirkulation.

■ Abdominale Aorta

Mit der kontrastmittelverstärkten MRA können abdominale Aortenaneurysmen umfassend abgeklärt werden. Hany und Mitarbeiter [8] zeigten in einer Studie mit 49 Patienten, dass die 3D-MRA im Hinblick auf die Detektion und Charakterisierung von aortalen Aneurysmen im Vergleich zur Katheterangio-

Eine EKG-Triggerung wird für die Aufnahme des 3D-Datensatzes nicht benötigt, jedoch ist sie zur Reduktion von Pulsationsartefakten bei T1-gewichteten SE- oder GRE-Sequenzen hilfreich.

Die 3D-MRA eignet sich auch zur Evaluation von kongenitalen aortalen Missbildungen. So erlaubt die Methode eine umfassende

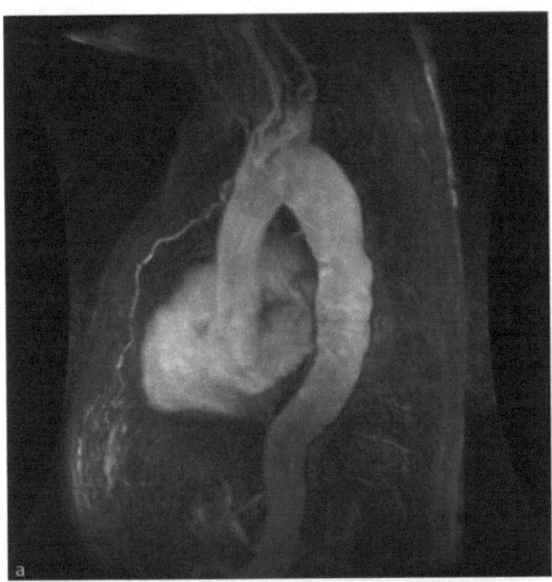

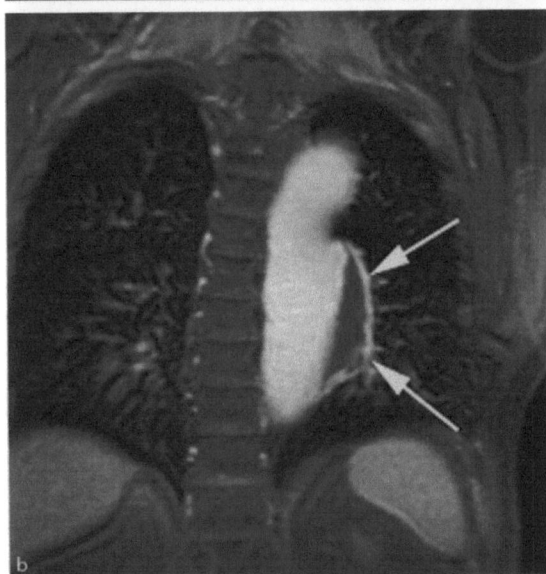

Abb. 14.4. 71-jähriger Patient mit thorakalem Aortenaneurysma. **a** Das Aneurysma ist in der sagittalen 3D-MRA gut sichtbar. **b** In der koronaren Einzelschicht einer Gradienten-Echo-Sequenz nach Kontrastmittelgabe stellt sich der Gefäßwandthrombus (Pfeil) dar

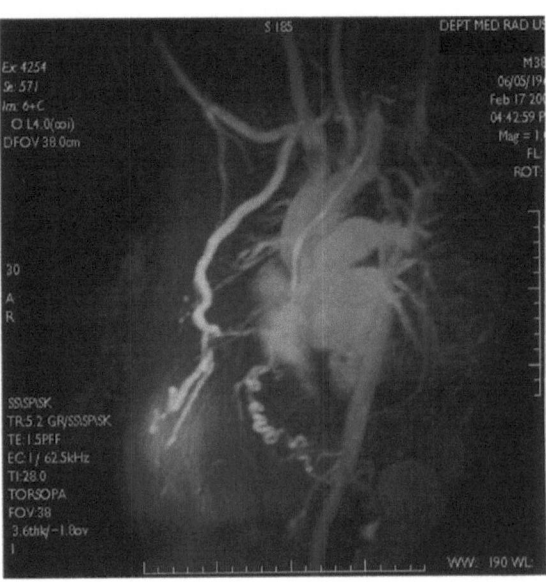

Abb. 14.5. Sagittale 3D-MRA zeigt eine Koarktation der Aorta mit einer Erweiterung der linken Arteria subclavia sowie ausgedehnte Kollateralgefäße, welche aus der dilatierten A. subclavia entspringen. Dies weist auf eine hämodynamische Signifikanz der Stenose hin

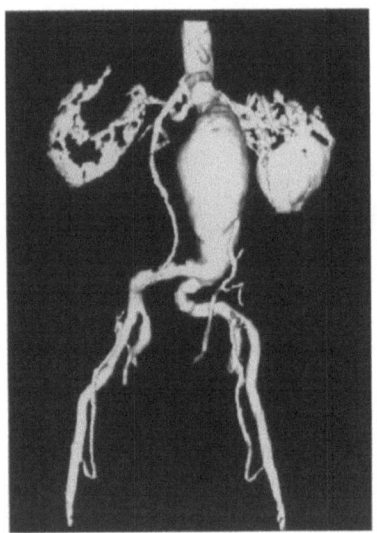

Abb. 14.6. Kontrastmittelverstärkte 3D-MRA eines infrarenalen Bauchaortenaneurysmas dargestellt mit Oberflächenrekonstruktion. Die A. mesenterica inferior hat ihren Ursprung im Aneurysma ⓒⒹ

graphie zu 100% sensitiv und spezifisch ist. Nebst der Beurteilung des aortalen Gefäßdurchmessers und der kraniokaudalen Ausdehnung können auch die Beziehung zu den viszeralen aortalen Ästen und das Vorliegen einer zusätzlichen iliakalen Gefäßverengung zuverlässig beurteilt werden (Abb. 14.6 ⓒⒹ). Allerdings muss auch hier betont werden, dass die Untersuchung durch axiale, T1-gewichtete Spin-Echo- oder GRE-Sequenzen er-

gänzt werden sollte, da die Aortenwand in der 3D-MRA nicht dargestellt wird. Mittels speziell entwickelter Software können die Daten der 3D-MRA auch zur exakten Planung und virtuellen Implantation von aortalen Gefäßprothesen genutzt werden [30].

Aortenokklusionen (Leriche-Syndrom) sind überlicherweise im Bereich der aortoiliakalen Bifurkation lokalisiert und mittels konventioneller Katheterangiographie technisch schwierig darzustellen, da ein brachialer Zugang nötig ist. Die 3D-MRA ermöglicht eine umfassende Darstellung von Aortenokklusionen, da sowohl die proximal der Okklusion gelegenen Arterien als auch die distalen Anschlussgefäße zuverlässig dargestellt werden können [25]; ⒸⒹ.

Die Verlaufsbeurteilung von aortalen Gefäßendoprothesen ist mittels 3D-MRA ebenfalls möglich [26]. Allerdings wird die Wanddicke der Gefäßprothese in den 3D-MRA-Datensätzen in der Regel überschätzt, was eine Unterschätzung des offenen Gefäßlumens zur Folge hat.

Die 3D-MRA etabliert sich zunehmend auch als primäre Bildgebungsmethode im Rahmen der Abklärung der renovaskulären Hypertonie. Die Nierenarterienstenose kann einerseits Ursache einer renovaskulären Hypertonie und andererseits Folge einer essentiellen Hypertonie sein. Ungefähr 70% der Nierenarterienstenosen sind arteriosklerotisch bedingt. Sie sind klassischerweise exzentrisch am Abgang aus der Aorta oder im proximalen Drittel des Nierenhauptstammes lokalisiert. Zweithäufigste Ursache für eine Nierenarterienstenose ist die fibromuskuläre Dysplasie. Sie befällt vorwiegend Frauen und ist im mittleren und distalen Drittel der Nierenarterie und ihren Aufzweigungen lokalisiert. Für eine diagnostische Bildqualität bei der Nierenarteriendarstellung ist die Akquisition der 3D-MRA-Daten unter Apnoebedingungen unabdingbar [26]. Durch eine optimierte Technik gelingt die Darstellung eines 12 cm dicken Volumens in ventrodorsaler Ausdehnung in weniger als 30 s, womit die Nierenarterien in ihrem ganzen Verlauf abgebildet werden [17]. In einer kürzlich publizierten Studie wurden 89 Patienten mit klinischem Verdacht auf Vorliegen einer renosvaskulären Hypertonie mittels Duplexsonographie, 3D-MRA und konventioneller Angiographie untersucht, wobei die letztere Methode als Referenzstandard diente [18]. Die Resultate dieser Studie zeigten, dass die 3D-MRA in der Diagnostik von signifikanten Nierenarterienstenosen (d. h. Stenose ≥60% des Gefäßdurchmessers) der Duplexsonographie überlegen war (Sensitivität/Spezifität der

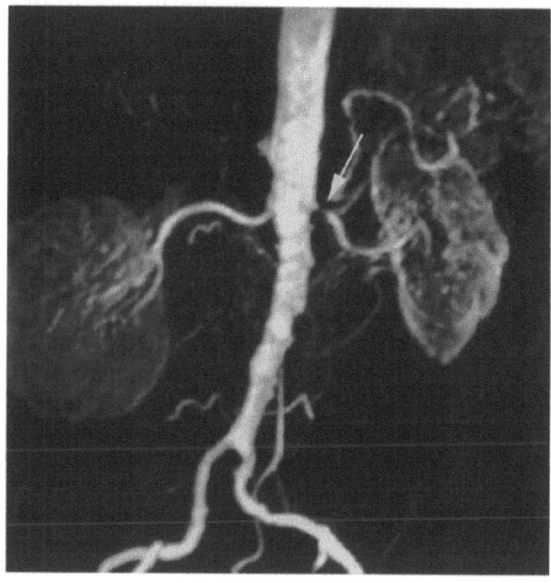

Abb. 14.7. Hochgradige linksseitige ostiumnahe Nierenarterienstenose bei einer 75-jährigen Patientin mit arterieller Hypertonie. Das Ausmaß der Stenose wird durch selektive Reformation der 3D-MRA-Daten exakt dargestellt

3D-MRA: 90%/86%; Sensitivität/Spezifität der Duplexsonographie 81%/87%). Zusätzlich zeigte diese Studie, dass mittels 3D-MRA auch 96% der akzessorischen Nierenarterien dargestellt werden konnten. Mittels Duplexsonographie werden lediglich 5% aller akzessorischen Nierenarterien diagnostiziert (Abb. 14.7). Die meisten Fehler bei der prospektiven Evaluation der Daten der 3D-MRA ereigneten sich bei der Untersuchung von Gefäßsegmenten bei Patienten mit fibromuskulärer Dysplasie, was auch unserer praktischen Erfahrung entspricht ⒸⒹ.

Die konventionelle Angiographie stellt auch heute noch den Referenzstandard in der Diagnostik der akuten und chronischen mesenterialen Ischämie dar ⒸⒹ. Die Resultate von Meaney und Mitarbeiter [20] zeigen aber, dass die 3D-MRA auch bei dieser Indikation das Potential hat, sich als nicht-invasive diagnostische Methode zu etablieren. In einer prospektiven Studie an Patienten mit chronischer mesenterialer Ischämie erreichte die 3D-MRA eine Sensitivität von 100% und eine Spezifität von 95%. Allerdings wurden in dieser Studie nur die proximalen Segmente des Truncus coeliacus und der mesenterialen Gefäße beurteilt, da die Ortsauflösung für die weiter distal gelegenen Gefäßsegmente zu gering war. Weitere technologische Verbesserungen durch kürzere Datenakquisitionszeiten, Verwendung von Interpolationsalgorithmen zur Verbesserung der Rekonstruktion und Spulen mit besseren Signal/Rausch-Verhältnis werden diese Limitation in naher Zukunft weiter verringern.

■ Darstellung der hirnversorgenden Gefäße

Mit der gleichen Technik ist die Darstellung der extrakraniellen und intrakraniellen hirnversorgenden Gefäße möglich. Im Gegensatz zur Darstellung der Aorta ist jedoch darauf zu achten, dass Akquisitionsfenster auf ca. 6 bis 7 Sekunden zu begrenzen, da dann schon venöser Rückfluss mit entsprechender Bildüberlagerung zu erwarten ist. Die Erkennung einer signifikanten Stenose entspricht dabei weitgehend der invasiven Angiographie allerdings ist bei der Quantifizierung von Stenosen mit einer tendenziellen Überschätzung des Schweregrades zu rechnen.

14.4 Zusammenfassung und Ausblick

Die kontrastmittelverstärkte 3D-MRA stellt ein robustes, treffsicheres und nichtinvasives Verfahren zur Abklärung von Pathologien der thorakalen und abdominalen Aorta dar. Der hohe Gefäßkontrast, die Natur der Dreidimensionalität des Datensatzes, das Fehlen von Nephrotoxizität und Strahlenbelastung machen die Methode zu einer attraktiven Alternative zur konventionellen diagnostischen Katheterangiographie. Weitere Fortschritte in der Technologie von MRT-Systemen mit Hochleistungsgradienten werden die Repetitionszeit und damit die Aufnahmezeit von kompletten 3D-Datensätzen weiter verkürzen. Damit wird eine Ausweitung der Darstellung der Gefäßabschnitte innerhalb der arteriellen Kontrastmittelphase ermöglicht. Mit optimierten Oberflächenspulen kann das Signal/Rausch-Verhältnis weiter verbessert werden. Zusammen mit verbesserten Rekonstruktionsalgorithmen und optimierten Sequenzen, beispielsweise durch partielle Fettsaturation der

3D-GRE-Sequenz [11], wird damit eine verbesserte Ortsauflösung in naher Zukunft zu erwarten sein.

Literatur

1. Baum RA, Rutter CM, et al (1995). Multicenter trial to evaluate vascular magnetic resonance angiography of the lower extremity. JAMA 274:875–880
2. Chao PW, Goldberg H, Doumoulin CL, Wehrli FW (1989) Comparison of time-of-flight versus phase contrast techniques: visualization of the intra- and extracerebral carotid artery. In: Book of Abstracts Society of Magnetic Resonance in Medicine. Society of Magnetic Resonance in Medicine Amsterdam, NL, p 165
3. Choe YH, Kim DK, Koh EM, Do SY, Lee WR (1999) Takayasu Arteritis: diagnosis with MR imaging and MR angiography in acute and chronic active stages. JMRI 10:751–757
4. Debatin JF, Ting RH, Wegmüller H et al (1994) Renal artery blood flow: quantification with phase contrast imaging with and wihout breath-holding. Radiology 190:371–378
5. Earls JP, Rofsky NM, De Corato DR et al (1996) Breath-hold single dose gadolinium-enhanced three-dimensional MR aortography: usefulness of a timing examination and MR power injector. Radiology 201:705–710
6. Edelman RR, Zhao B, Liu C et al (1989) MR angiography and dynamic flow evaluation of the portal venous system. AJR 153:755–760
7. Evans HD, Spritzer CE, Coleman RE, Grist TM, MacFall JR, Sostman HD (1993) Detection of deep venous thrombosis. Prospective evaluation of MR imaging with contrast venography. AJR 161:131–139
8. Hany TF, Debatin JF, Leung DA, Pfammatter T (1997) Evaluation of the aortoiliac and renal arteries with breath-hold contrast-enhanced 3D MR angiography: comparison with conventional angiography. Radiology 204:357–362
9. Hany TF, McKinnon G, Leung DA, Pfammater T, Debatin JF (1997) J Magn Reson Imag 7:551–556
10. Hilfiker PR, Quick HH, Pfammatter T, Schmidt M, Debatin JF (1999) Three-dimensional MR angiography of a nitinol-based abdominal aortic stent graft: assessment of heating and imaging characteristics. Eur Radiol 9:1775–1780
11. Hilfiker PR, Herfkens RJ, Heiss SG, Alley MT, Fleischmann D, Pelc NJ (2000) Partial fat-saturated contrast-anhanced three-dimensional MR angiography compared with non-fat-saturated and conventional fat-saturated MR angiography. Radiology 216:298–303

12. Ho, Foo TK (1998) Optimization of gadolinium-enhanced magnetic resonance angiography using an automated bolus detection algorithm (MR Smart Prep). Invest Radiol 33:515–523

13. Holland GA, Dougherty L, Carpenter JP, Golden MA, Gilfeather M, Slosman F (1996) Breath-hold ultrafast three-dimensional gadolinium enhanced MR angiography of the aorta and the renal and other visceral abdominal arteries. AJR 66:971–981

14. Kaufmann JA, McCarter D, Geller SC, Waltman AC (1998) Two-dimensional time-of-flight MR angiography of the lower extremities: artifacts and pitfalls. AJR 171:129–135

15. Korosec F, Frayne R, Grist T, Mistretta C (1996) Time resolved contrast-enhanced 3D MR angiography. Magn Reson Med 36:345–351

16. Lee V, Rofsky N, Krinsky G, Stemerman D, Weinreb J (1999) Single-dose breath-hold gadolinium-enhanced three-dimensional MR angiography of the renal arteries. Radiology 211:69–78

17. Leung DA, McKinnon GC, Davis CP, Pfammatter T, Krestin GP, Debatin JF (1996) Breath-hold, contrast enhanced, three-dimensional MR angiography. Radiology 200:569–571

18. Leung DA, Hoffmann U, Pfammatter Th, Hany TF, Rainoni L, Hilfiker P, Schneider E, Zimmermann-Paul G, Debatin JF (1999) Magnetic resonance MR angiography versus duplex sonography for diagnosing renovascular disease. Hypertension 33:726–731

19. Lin W, Tkach JA, Haacke EM, Masaryk TJ (1993) Intracranial MR angiography: application of magnetization transfer contrast and fat saturation to short gradient-echo, velocity-compensated sequences. Radiology 186:753–761

20. Meaney JFM, Prince MR, Nostrant TT, Stanley JC (1997) Gadolinium-enhanced MR angiography of the visceral arteries in patients with suspected chronic mesenteric ischemia. JMRI 7:171–176

21. Pelc NJ, Herfkens RJ, Shimakawa A, Enzmann DR (1991) Phase contrast cine magnetic resonance imaging. Magn Reson Quarterly 4:229–254

22. Prince MR (1994) Gadolinium-enhanced MR aortography. Radiology 191:155–164

23. Prince MR, Yucek EK, Kaufmann JA, Harrison DC, Geller SC (1993) Dynamic gadolinium enhanced three dimensional abdominal MR arteriography. J Magn Reson Imag 3:877–881

24. Prince MR, Narsimham DL, Jacoby WT et al (1996) Three dimensional gadolinium-enhanced MR angiography of the aorta. AJR 166:1387–1397

25. Ruehm SG, Weishaupt D, Debatin JF (2000) Contrast-enhanced MR angiography in patients with aortic occlusion (Leriche syndrome). J Magn Reson Imag 11:401–410

26. Snidow JJ, Johnson MS, Harris VJ, Margosian PM, Aisen AM, Lalka SG, Cikrit DF, Treotola SO (1996) Three-dimensional gadolinium-enhanced MR angiography for aortoiliac inflow assessment and plus renal artery screening in a single breathhold. Radiology 198:725–732

27. Steiner P, Mc Kinnon GC, Romanowski B, Goehde SC, Hany T, Debatin JF (1997) Contrast enhanced ultrafast 3D pulmonary MR angiography in a single breath-hold: initial assessment of -imaging performance. J Magn Reson Imaging 7:177–182

28. Toussaint JF, LaMuraglia GM, Southern JF, Fuster V (1996) Magnetic resonance images lipid, fibrous, calcified, hemorrhagic, and thrombotic components of human atherosclerosis in vivo. Circulation 94:932–938

29. Weishaupt D, Ruehm SG, Binkert CA, Schmidt M, Patak MA, Steybe F, McGill S, Debatin JF (2000) Equilibrium phase MR angiography of the aorto-iliac and renal arteries using a blood pool contrast agent. AJR175:189–195

30. Wildermuth S, Stern C, Hilfiker PR, Pfammatter T, Debatin JF (1999) Interactive definition of endoluminal aortic stent size and morphology based on virtual angioscopic rendering of 3D MRA (abstr). Radiology 209 (P):226

Zusätzliche Materialien auf der CD-ROM

■ Dreidimensionale Abdomenübersicht

■ Optimales Timing des Kontrastmittelbolus

■ Retroperitoneale Fibrose

■ Aortendissektion

■ Rechtsdeszendierender Aortenbogen

■ Infrarenales Bauchaortenaneurysma

■ Leriche-Syndrom (Aortenbifurkationssyndrom)

■ Arterielle Hypertonie

■ Proximale Stenose des Truncus coeliacus

■ Virtuelle Endoskopie

KAPITEL 15 Periphere Magnetresonanzangiographie

PAUL R. HILFIKER und DOMINIK WEISHAUPT

15.1 | Einführung

Die Arteriosklerose ist eine häufig vorkommende Krankheit mit potenziell schwerwiegenden Gesundheitsfolgen für den einzelnen Patienten. Die gesundheitsökonomische Bedeutung der Krankheit spiegelt sich in der altersabhängigen Prävalenz der Krankheit wider. Während die Prävalenz für Arteriosklerose bei Personen unter 60 Jahren 3% beträgt, liegt sie in der Altersgruppe der 75-Jährigen bereits bei 20% [15]. Die Häufigkeit der Krankheit macht somit eine exakte und gut verfügbare Diagnostik unabdingbar, umso mehr, als fortgeschrittene Krankheitsstadien der Arteriosklerose, insbesondere die periphere arterielle Verschlusskrankheit, heute effektiv mittels interventionell-radiologischen Methoden wie beispielsweise der perkutanen transluminalen Kathetertherapie oder durch Einlage von peripheren Gefäßstents behandelt werden können.

Bis vor wenigen Jahren war die konventionelle fluoroskopische Katheterangiographie die einzige Bildgebungsmethode zur Darstellung der peripheren arteriellen Gefäße. Technische Verbesserungen insbesondere der Einführung der Seldinger-Technik bei der Gefäßpunktion, die routinemäßige Anwendung der digitalen Subtraktionsangiographie (DSA) und der Gebrauch von Röntgenkontrastmittel mit optimiertem Sicherheitsprofil haben zu der Verbreitung der fluoroskopischen Angiographietechnik beigetragen. Allerdings ist diese Technik mit einer substanziellen Morbidität verbunden [16], als Komplikationen sind insbesondere das postinterventionelle Leistenhämatom, die Gefäßdissektion und die Gefahr einer distalen Embolisation zu erwähnen.

Die MR-Angiographie (MRA) hat sich innerhalb weniger Jahre zu einer attraktiven nichtinvasiven Bildgebungsmodalität zur Darstellung der großen thorakoabdominalen Gefäße sowie der Beckengefäße entwickelt [2, 3, 9, 10]. Basierend auf der Entwicklung von Tischverschiebetechniken, zur Datenakquisition, wird nun auch eine nahtlose arterielle Darstellung über mehrere vaskuläre Territorien möglich [4–7, 13]. Damit wird die Technik auch als nichtinvasive Bildgebungsmodalität zur Darstellung der Becken- und Beinarterien attraktiv, da nun diese Gefäßachse in einer Untersuchung komplett dargestellt werden kann. Erste Studienresultate zeigen, dass mittels MRA klinisch wichtige Fragestellungen bezüglich der peripheren Gefäße, wie die genaue Höhe, die Multiplizität und der Schweregrad von Stenosen, zuverlässig erfasst werden können [14].

Dieses Kapitel gibt einen Überblick über die Bedeutung und den Stellenwert der MR-Angiographie bei der Darstellung der peripheren arteriellen Gefäße. Besonderes Gewicht wird auf die Beschreibung der kontrastmittelverstärkten dreidimensionalen MR-Angiographie (3D-MRA) gelegt, welche heute die MRA-Technik mit dem größten Potential zur nichtinvasiven Gefäßdarstellung ist.

15.2 | Technische Aspekte

Bei allen im Folgenden beschriebenen Techniken zur Darstellung der peripheren Gefäße mittels MRT werden die Patienten in Rückenlage untersucht. Viele Untersucher verwenden die Körperspule als Signalempfänger. Das Signal/Rausch-Verhältnis kann durch die Verwendung von dezidierten vaskulären Oberflächenspulen deutlich verbessert werden [13] (⊙). Diese Spulen bestehen aus in Serie geschalteten Oberflächenspulen (Stationen), welche bis zu drei 40 cm lange Abschnitte abdecken. Damit kann das Gefäßgebiet von den Nierenarterien bis zu den Sprunggelenken untersucht werden. Die Kombination von Oberflächenspulen und kurzen Repetitionszeiten (TR) führt zu einer weiteren Verbesserung des Kontrast/Rausch-Verhältnisses, sodass auf eine Bildsubtraktion in der Regel verzichtet werden kann. Die Bildanalyse insbesondere der kontrastmittelverstärkten 3D-MRA sollte interaktiv auf einer Workstation erfolgen. Maximale Intensitätsprojektionen (MIP) vom gesamten Datensatz oder nur selektierte Schichtbilder in verschiedenen Projektionen (sog. multiplanare Rekonstruktionen) gehören zum Standard bei der diagnostischen Analyse. Da die Natur des 3D-Datensatzes eine Reformation der Daten in jeder beliebigen Ebene erlaubt, können so auch vom Verlauf her komplexe Gefäßabschnitte beurteilt werden.

15.3 | 2D-TOF-Methode

Die technischen Parameter wurden bereits in den vorhergehenden Kapiteln besprochen. Die transaxiale zweidimensionale „time-of-flight"-Technik (2D-TOF-Technik) war eine sehr verbreitete Methode zur Erstellung von MR-Angiogrammen der peripheren Gefäße. Insbesondere die Unabhängigkeit von Kontrastmitteln wurde als großer Vorteil betrachtet [1]. In einer Studie von Owen und Mitarbeitern [8] wurde gezeigt, dass mit kleinen Oberflächenspulen und überlappenden Akquisitionen selbst Gefäße distal von peripheren Verschlüssen nachgewiesen werden konnten, die mit konventioneller Angiographie nicht sichtbar waren [8]. Allerdings ist sowohl die Datenaufnahme als auch die korrekte Interpretation von 2D-TOF-MR-Angiographien sehr komplex. Insbesondere zur Darstellung der gesamten unteren Extremitäten muss ein sehr großes Datenvolumen akquiriert werden, was zu langen Untersuchungszeiten führt. Daneben sind vor allem im Bereich der Beckenarterien ausgeprägte Artefakte, wie Fluss-Sättigung in der Aufnahmeebene oder Suszeptibilität aufgrund von Darmgasen oder Gefäß-

clips vorhanden. In der Praxis wird deshalb die 2D-TOF-Technik nur für umschriebene Gefäßegmente, in denen eine Gefäßpathologie vermutet wird, verwendet.

15.4 | Kontrastmittelverstärkte 3D-MR-Angiographie

Die Einführung der kontrastmittelverstärkten dreidimensionalen MR-Angiographie vor wenigen Jahren hat die Möglichkeit der Gefäßdarstellung mittels MR-Technik erheblich erweitert. Das Verfahren basiert auf einer selektiven Kontrastierung des arteriellen Gefäßbaums mit Gadolinium-haltigem Kontrastmittel im Verbund mit der Gewinnung eines dreidimensionalen Datensatzes. Das verabreichte paramagnetische Kontrastmittel führt in den Gefäßen zu einer erheblichen Verkürzung der T1-Relaxationszeit und dadurch zu einem deutlichen Signalanstieg auf den stark T1-gewichteten 3D- Gradientenechobildern. Aufgrund der sehr kurzen Anregungszeiten kommt das umliegende, nicht Kontrastmittel enthaltende Gewebe dunkel zur Darstellung. Im Unterschied zur 2D- TOF-Technik, bei der Flusseffekte eine wichtige Rolle spielen, ist es die Verteilung des intravenös applizierten paramagnetischen Kontrastmittels, welche die Basis der kontrastmittelverstärkten 3D-MRA darstellt (Abb. 15.1).

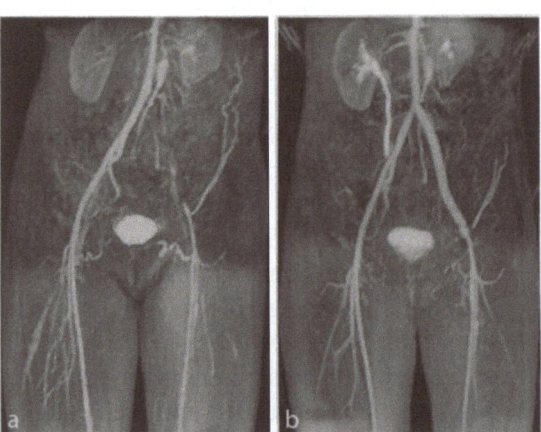

Abb. 15.1. a Präoperative Darstellung der Beckengefäße bei einer 10-jährigen Patientin mit einer Atresie der linken Iliakalgefäße; **b** Zustand noch Graftimplantation iliakal links. Die postoperative MR-Angiographie zeigt regelrechte Verhältnisse

Mehrere Techniken zur Durchführung der kontrastmittelverstärkten peripheren 3D-MRA wurden beschrieben. Bei der Subtraktionstechnik wird ein 3D-Datensatz der peripheren Gefäße jeweils vor und nach Kontrastmittelinjektion gewonnen und anschließend elektronisch subtrahiert [11, 129]. Diese Technik bedarf zwar einer relativ niedrigen Kontrastmitteldosis, allerdings ist die Gefäßdarstellung auf ein limitiertes Gesichtsfeld, d.h. auf die Darstellung eines einzelnen vaskulären Territoriums, beschränkt. Vorteil der Technik ist jedoch die Möglichkeit, eine hohe örtliche Auflösung zu erzielen.

Die Einführung der Tischverschiebetechnik erlaubte erstmals die Darstellung der peripheren Gefäße über 2–3 vaskuläre Territorien. Dabei wird der MRT-Tisch manuell oder automatisch durch den Scanner gefahren, während gleichzeitig der Datensatz für die 3D-MRA akquiriert wird. Bei der 3-Stationen-MRA werden die 3D-Datensätze auf der Höhe von Becken/Oberschenkel, Oberschenkel/Knie und Unterschenkel akquiriert, während gleichzeitig Gadolinium-haltiges Kontrastmittel appliziert wird. Typische Sequenzparameter für eine Station sind: TR/TE 8/2 ms, Flipwinkel 45°, 1 Anregung, Gesichtsfeld von $40 \times 30 \times 10$ cm, Bildmatrix von 256×192 Punkten. Dabei können 24 Schichten aufgenommen werden, welche durch Interpolationsalgorithmen 48 Schichten ergeben (Abb. 15.2 CD).

Die Gabe des Gadolinium-haltigen kontrastmittels kann entweder als Dauerinfusion [5, 7] oder als singulärer Bolus erfolgen [5, 13]. Beide Techniken der Kontrastmittelapplikation haben Vor- und Nachteile.

■ Bei der Dauerinfusionstechnik erfolgt eine relativ langsame Applikation von 40 ml des Kontrastmittels [5, 7] über die gesamte Dauer der Datengewinnung. Die Technik basiert auf folgender Beobachtung: Wird das Kontrastmittel mit einer Geschwindigkeit von 0,5 ml/s oder weniger infundiert, so wird der Großteil des Gadoliniums beim „first pass" durch das Gewebe extrahiert und damit die venöse Überlagerung deutlich reduziert. Da das Gadolinium-haltige Kontrastmittel bei dieser Technik mit einer relativ niedrigen Flussrate infundiert wird, ist auch die Gd-Konzentration im Blut rela-

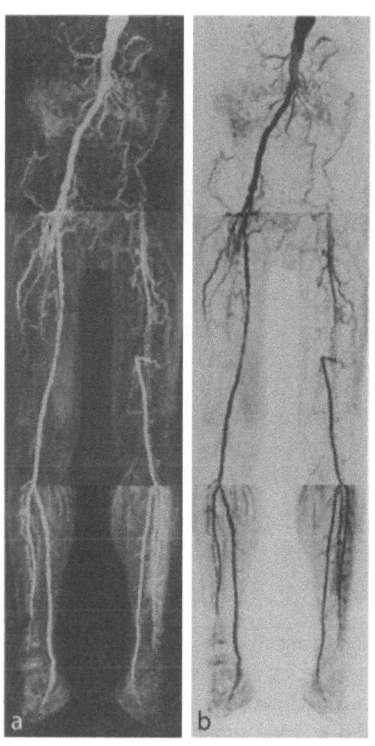

Abb. 15.2. a 79-jährige Patientin mit langstreckigem Verschluss links (Beckenarterie links, A. femoralis communis und superficialis links). Wiederauffüllen der A. femoralis superficialis im Adduktorenkanal durch lokale Kollateralen aus der A. femoralis profunda links. Die vermehrte Kontrastmittelaufnahme am linken Unterschenkel ist aufgrund einer Hyperperfusion bei einem Hautulkus bedingt; **b** gleiche Patientin und Untersuchung: inverses Bild, welches aufgrund der Schwarz-Weiß-Umkehr mehr einer intrarteriellen digitalen Substraktionsangiographie gleicht CD

tiv gering, was sich auf die Signalintensität des kontrastierten Gefäßabschnitt auswirkt. Um das geringere Signal zu kompensieren werden bei dieser Technik deshalb im allgemeinen die Voxelzahlen vergrößert, (Abb. 15.3).

■ Alternativ kann das MR-Kontrastmittel als Bolus mit einer höheren Flussrate, gefolgt von einer Injektion von Kochsalzlösung, appliziert werden („Bolusverfolgungstechnik"). Typische Injektionsparameter sind dabei: 0,3 mmol/kg Körpergewicht Gd, Injektionsgeschwindigkeit 0,8 ml/s. Sobald die Gadoliniumdosis vollständig appliziert ist, erfolgt die Injektion von Kochsalzlösung mit dem Ziel, die Bolusspitze weiter in die peripheren Gefäße „voranzutreiben". Nachteilig bei dieser Form der Kontrastmit-

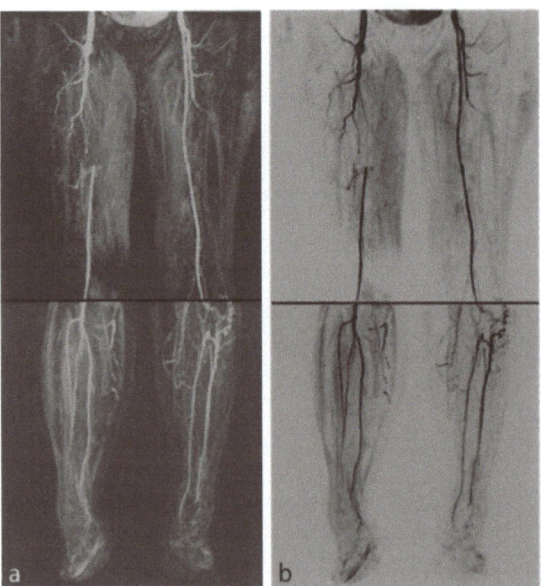

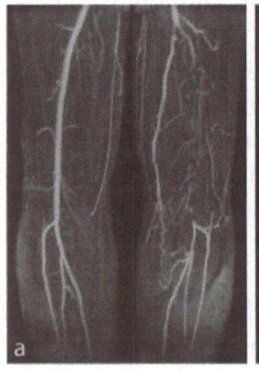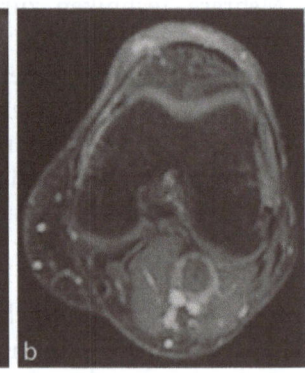

Abb. 15.4. a 61-jähriger Patient: Kontrastmittelverstärkte 3D-MR-Angiographie zeigt einen Verschluss der distalen A. femoralis superficialis und der A. poplitea links bei normalen Verhältnissen rechts. Wiederauffüllen der Unterschenkelarterien links durch lokale Kollateralen aus der A. femoralis profunda links; **b** die axiale T1-gewichtete Aufnahme nach Gadoliniumapplikation auf Höhe des Knies zeigt ein thrombosiertes Poplitealaneurysma als Ursache des Verschlusses

Abb. 15.3. a 67-jährige Patientin mit einem Verschluss der A. femoralis superficialis rechts ab Abgang bis auf Höhe des Adduktorenkanals und Verschluss der A. poplitea links mit Ausbildung von lokalen Kollateralen auf die Unterschenkelgefäße; **b** gleiche Patientin und Untersuchung: inverses Bild, welches aufgrund der Schwarz-Weiß-Umkehr mehr einer intrarteriellen digitalen Substraktionsangiographie gleicht

telapplikation ist die Tatsache, dass die Gefahr einer venösen Überlagerung deutlich größer ist, da die First-pass-Extraktion des Kontrastmittels limitiert ist. Außerdem ist die Bolusverfolgungstechnik bei Patienten mit assymmetrischen Gefäßokklusionen ungünstig, ähnlich wie die konventionelle Angiographie. Der unterschiedliche Fluss in den Extremitätenarterien kann zu Verzögerungen der Kontrastmittelanflutung führen und entsprechend die Opazifizierung der Gefäße limitieren.

Wie bereits im vorhergehenden Kapitel bei der Aortendarstellung besprochen, ist die Kreislaufzeitberechnung, d.h. der Zeitraum, welcher von der intravenösen Kontrastmittelapplikation bis zur Datenakquisition verstreicht, bei beiden Kontrastmittelapplikationsmethoden für die Bildgebung wichtig. Unsere Erfahrungen zeigen, dass die Kreislaufzeitbestimmung mittels Testbolusmethode (siehe S. 110) für die periphere 3D-MRA deutlich besser ist als automatisierte Kontrastmittelbolus-Detektionsmethoden (Abb. 15.4).

Präliminäre Daten machen deutlich, dass mit der peripheren 3D-MRA mit Tischverschiebetechnik zur Diagnose von hämodynamisch signifikanten peripheren Stenosen eine Sensitivität von 92–94% und eine Spezifität von 93–97% erreicht werden kann [5, 7, 13]. Allerdings muss in diesem Zusammenhang erwähnt werden, dass sich diese Resultate auf die Graduierung der Stenosen kranial der Unterschenkeltrifurkation beziehen. Künftige Studien werden zeigen, ob diese hohe diagnostische Treffsicherheit auch für die Unterschenkelarterien bzw. die Gefäße der oberen Extremitäten gilt (🆑).

15.5 | Zusammenfassung und Ausblick

Die kontrastmittelverstärkte 3D-MRA der peripheren Arterien ist eine robuste Methode und erlaubt die umfassende Darstellung des arteriellen Gefäßgebietes vom Becken bis zu den Unterschenkeln in einer Untersuchungsdauer von weniger als 20 Minuten. Trotz der ermutigenden Ergebnisse bezüglich der diagnostischen Treffsicherheit sind vor einer breiten klinischen Einführung noch weitere technische Verbesserungen notwendig. Im Vordergrund steht dabei die Automatisierung der

Tischverschiebung mit ausreichender Geschwindigkeit und Genauigkeit. Eine weitere Verbesserung kann mit stärkeren Gradienten und mit der Entwicklung von dezidierten peripheren Gefäßspulen mit ausreichender kraniokaudaler Ausdehnung erreicht werden.

Literatur

1. Cambria RP, Yucel EK, Brewster DC, L'Italien G, Gertler JP, LaMuraglia GM, Kaufman JA, Waltman AC, Abbott WM (1993) The potential for lower extremity revascularization without contrast arteriography: experience with magnetic resonance angiography. J Vasc Surg 17:1050–1056; discussion 1056–1057
2. Grist TM (1999) Magnetic resonance angiography of renal arterial stenosis. Coron Artery Dis 10:151–156
3. Hany TF, Debatin JF, Leung DA, Pfammatter T (1997) Evaluation of the aortoiliac and renal arteries: comparison of breath-hold, contrast-enhanced, three-dimensional MR angiography with conventional catheter angiography. Radiology 204:357–362
4. Ho VB, Prince MR (1998) Thoracic MR aortography: imaging techniques and strategies. Radiographics 18:287–309
5. Ho VB, Choyke PL, Foo TK, Hood MN, Miller DL, Czum JM, Aisen AM (1999) Automated bolus chase peripheral MR angiography: initial practical experiences and future directions of this work-in-progress. J Magn Reson Imaging 10:376–388
6. Ho VB, Prince MR, Dong Q (1999) Magnetic resonance imaging of the aorta and branch vessels. Coron Artery Dis 10:141–149
7. Meaney JF, Ridgway JP, Chakraverty S, Robertson I, Kessel D, Radjenovic A, Kouwenhoven M, Kassner A, Smith MA (1999) Stepping-table gadolinium-enhanced digital subtraction MR angiography of the aorta and lower extremity arteries: preliminary experience. Radiology 211:59–67
8. Owen RS, Carpenter JP, Baum RA, Perloff LJ, Cope C (1992) Magnetic resonance imaging of angiographically occult runoff vessels in peripheral arterial occlusive disease [see comments]; Comment in: N Engl J Med (1992) 326:1624–1626; Comment in: N Engl J Med (1992) 327:1319; discussion 1320; Comment in: 326: 1577–1581
9. Prince MR, Narasimham DL, Stanley JC, Chenevert TL, Williams DM, Marx MV, Cho KJ (1995) Breath-hold gadolinium-enhanced MR angiography of the abdominal aorta and its major branches. Radiology 197:785–792
10. Prince MR, Narasimham DL, Jacoby WT, Williams DM, Cho KJ, Marx MV, Deeb GM (1996) Three-dimensional gadolinium-enhanced MR angiography of the thoracic aorta. Am J Roentgenol 166:1387–1397
11. Prince MR, Chenevert TL, Foo TK, Londy FJ, Ward JS, Maki JH (1997) Contrast-enhanced abdominal MR angiography: optimization of imaging delay time by automating the detection of contrast material arrival in the aorta. Radiology 203:109–114
12. Rofsky NM, Johnson G, Adelman MA, Rosen RJ, Krinsky GA, Weinreb JC (1997) Peripheral vascular disease evaluated with reduced-dose gadolinium-enhanced MR angiography. Radiology 205:163–169
13. Ruehm SG, Hany TF, Pfammatter T, Schneider E, Ladd M, Debatin JF (2000) Pelvic and lower extremity arterial imaging: diagnostic performance of three-dimensional contrast-enhanced MR angiography. Am J Roentgenol 174:1127–1135
14. Smith HJ, Bakke SJ (1993) MR angiography of in situ and transplanted renal arteries. Early experience using a three-dimensional time-of-flight technique. Acta Radiol 34:150–155
15. Vogt MT, Wolfson SK, Kuller LH (1992) Lower extremity arterial disease and the aging process: a review. J Clin Epidemiol 45:529–542
16. Waugh JR, Sacharias N (1992) Arteriographic complications in the DSA era. Radiology 182: 243–246

Zusätzliche Materialien auf der CD-ROM

■ Periphere Angiographie: Grundlagen

■ Periphere Angiographie: Klinik

Kapitel 16 Stressmagnetresonanztomographie

Jozo Crnac und Frank M. Baer

16.1 | Einführung

In der klassischen Ischämiediagnostik stellt das Belastungs-EKG bisher aufgrund seines im Vergleich zu allen anderen Methoden geringeren zeitlichen, personellen und apparativen Aufwandes die diagnostische Maßnahme der ersten Wahl dar. Bei nicht sicher interpretierbarem Belastungs-EKG oder bei Unfähigkeit des Patienten, sich körperlich zu belasten, kommt als nächster Schritt die Anwendung klinisch etablierter Verfahren wie Stressechokardiographie oder alternativ Myokardszintigraphie in Betracht. Die Stressmagnetresonanztomographie (Stress-MRT) fand im klinischen Alltag bisher keine nennenswerte Beachtung, obwohl sie ähnlich wie die Stressechokardiographie eine morphologische und funktionelle Beurteilung des Herzens in Ruhe und unter Belastung erlaubt. Dafür sind eine Reihe wirtschaftlicher (hohe Investitions- und Untersuchungskosten), logistischer (Verfügbarkeit des Gerätes und der Befunde) und technischer Gegebenheiten (z. B. schwieriges Patientenmonitoring, lange Untersuchungsdauer, keine On-line-Kontrolle der Wandbewegung unter Belastung) sowie die schnelle Weiterentwicklung der leicht zugänglichen Stressechokardiographie verantwortlich. Erst seit kurzem ist es durch technische Verbesserungen der MRT möglich, mit Hilfe ultraschneller Bildakquisition bis hin zur Echtzeitdarstellung der linksventrikulären Wandbewegung, auch Belastungsuntersuchungen ähnlich der Dobutamin-Stress-Echokardiographie durchzuführen. Diese Entwicklung macht den Weg frei für einen breiteren Einsatz der Stress-MRT in der nichtinvasiven Diagnostik der koronaren Herzkrankheit (KHK) und ihrer Folgeerscheinungen, zu denen auch die postischämische Störung der linksventrikulären Kontraktionsfunktion im Rahmen der Vitalitätsdiagnostik gehört.

Die zuverlässige Differenzierung zwischen dysfunktionalem, aber vitalem Myokard und postischämischem Narbengewebe ist von zentraler klinischer Bedeutung für die Indikationsstellung zu revaskularisierenden Maßnahmen und damit für die Prognose insbesondere von Patienten mit eingeschränkter linksventrikulärer Pumpfunktion. Unterschiede zwischen vitalem Myokard mit reversibler kontraktiler Dysfunktion und Narbe lassen sich durch eine Reihe klinisch bewährter bildgebender Verfahren (Stressechokardiographie, Myokardszintigraphie, Positronenemissionstomographie) erfassen, zu denen heute auch die Stress-MRT gehört. Mehrere Studien bestätigen die Zuverlässigkeit der Stress-MRT mit niedrig dosierter Dobutamingabe für die Identifizierung postinfarziell vitaler Myokardregionen und die sichere Vorhersage der Erholung einer eingeschränkten linksventrikulären Kontraktionsfunktion nach erfolgreicher Revaskularisierung. Mit dem Einsatz schneller Bildakquisitionsverfahren (ultraschnelle MRT), die eine vollständige Vitalitätsdiagnostik in ca. 30 Minuten ermöglichen, stellt die MRT ein für die Klinik zunehmend interessantes und konkurrenzfähiges Verfahren in der myokardialen Vitalitätsdiagnostik insbesondere bei Patienten mit schlechter Beschallbarkeit dar. Eine alternative Methode mit Hilfe kontrastmittelgestützter Spätaufnahmen („late enhancement") ist in Kapitel 18 beschrieben.

16.2 Pathophysiologie der gestörten Myokardkinetik

Beim normal perfundierten Myokard kommt es unter körperlicher Belastung zu einem Anstieg des koronaren Blutflusses um das 1,5–4fache, verbunden mit einer Zunahme der Kontraktionsgeschwindigkeit und der systolischen Wanddickenzunahme. Im Gegensatz dazu führt eine belastungsinduzierte myokardiale Ischämie distal einer Koronarstenose zu Störungen der Wandbewegung und der Wanddickenzunahme. Die sogenannte „Ischämiekaskade" (Abb. 16.1) zeigt den zeitlichen Ablauf der pathophysiologischen Vorgänge im Rahmen einer myokardialen Perfusionsstörung. Das für die hämodynamisch bedeutsame Koronarstenose typische Missverhältnis zwischen O_2-Angebot und -Bedarf ist bedingt durch die inadäquate Steigerungsmöglichkeit des koronaren Blutflusses distal der Stenose. Die primäre Folge sind metabolische Störungen, die sich zunächst als Relaxationsstörungen und dann als Kontraktionsstörungen des Myokards manifestieren. Es besteht eine annähernd lineare Beziehung zwischen eingeschränkter transmuraler Perfusion und ver-

minderter regionaler Myokardkinetik in Form einer zunehmenden Hypokinesie bis Akinesie, wobei der reduzierte Blutfluss zu einer kontinuierlichen Abnahme der Geschwindigkeit und des Ausmaßes der subendokardialen Wanddickenzunahme führt. Bei fortbestehender Perfusionsstörung steigt der linksventrikuläre Füllungsdruck als Folge der gestörten Wandkinetik. Erst ganz am Ende der Ischämiekaskade kommt es zu ischämietypischen EKG-Veränderungen und schließlich zur Angina-pectoris-Symptomatik.

Bei längerandauernden Perfusionsstörungen, wie z.B. beim akuten Verschluss eines Koronargefäßes, ist die Folge eine Akinesie oder Dyskinesie im entsprechenden Versorgungsgebiet. Kann kurzfristig (innerhalb von Stunden) eine Reperfusion erreicht werden, kommt es nicht zur Myokardnekrose, sondern es persistieren prinzipiell reversible Störungen der Kontraktionsfunktion (Stunning), die sich mehr oder weniger vollständig spontan zurückbilden. Bleibt dagegen nur eine Restperfusion bestehen (Kollateralen, subtotale Stenose) oder ist die Reperfusion unvollständig, kommt es zwar nicht zu einer transmuralen Myokardnekrose, aber die Kontraktionsstörung persistiert ohne spontane Erholung.

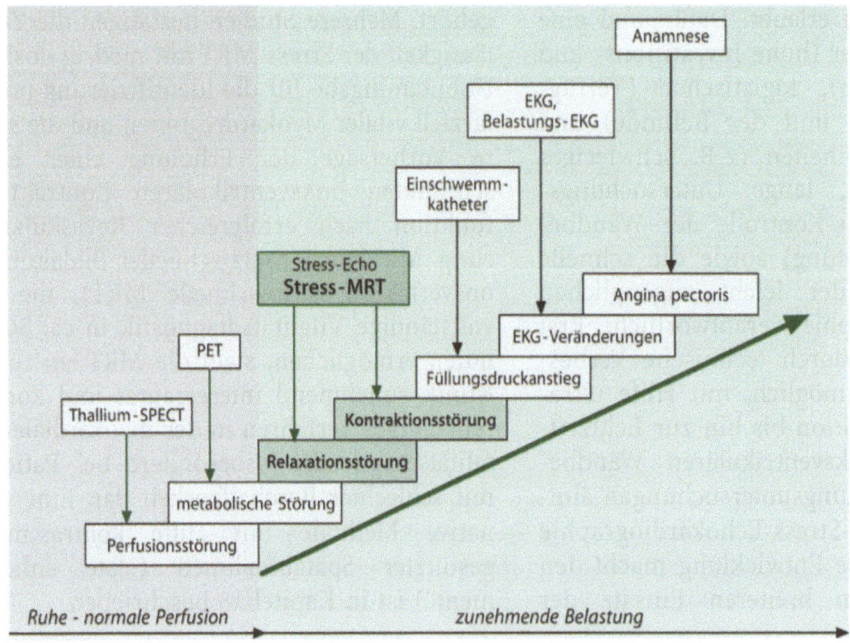

Abb. 16.1. Die Ischämiekaskade. Pathophysiologische Abläufe im Rahmen einer belastungsinduzierten myokardialen Perfu-sionsstörung und die entsprechenden diagnostischen Methoden

Tabelle 16.1. Stunning und Hibernation

	Pathophysiologie	Ursachen	Folge
■ „Stunned" Myokard	Temporäre Minderperfusion	Akuter Koronarverschluss mit spontaner oder therapeutischer Rekanalisierung	Temporäre myokardiale Dysfunktion – spontane Erholung
■ „Hibernating" Myokard	Chronische oder repetitive Minderperfusion	Hochgradige Stenosen, Koronar-verschluss mit Kollateralversorgung	Chronische Dysfunktion – Erholung nach Revaskularisation
■ Nekrotisches Myokard	Schwere Minderperfusion (<20% der Ruhedurchblutung) oder fehlende Perfusion	Koronararterienverschluss ohne Kollateralversorgung	Irreversible myokardiale Dysfunktion

In diesem Fall spricht man von „winterschlafendem Myokard" (Hibernation), das sich nur nach einer erfolgreichen Revaskularisationstherapie funktionell erholt (Tabelle 16.1).

16.3 | Belastungsformen

Die beiden gängigsten Belastungsformen sind die dynamisch-ergometrische Belastung und die pharmakologische Belastung. Mit beiden Belastungsformen lässt sich im Versorgungsbereich stenosierter Koronararterien eine Ischämie induzieren, die mit einem geeigneten bildgebenden Verfahren z. B. anhand von Wandbewegungsstörungen verifiziert werden kann. Da die MRT für eine dynamische Belastung aufgrund von Platzmangel und Bewegungsartefakten wenig geeignet ist, kommt für Stress-MRT-Untersuchungen in erster Linie eine pharmakologische Belastung in Betracht. Ähnlich wie in der pharmakologischen Stressechokardiographie sind die beiden für die Stress-MRT vorwiegend verwendeten Substanzen Dobutamin und Dipyridamol.

Dobutamin ist ein synthetisches Katecholamin mit überwiegender β-agonistischer und relativ schwacher α-Rezeptorwirkung. Es führt im Wesentlichen über eine vermehrte Kontraktionsarbeit und einen Frequenzanstieg zu einer Steigerung des myokardialen O_2-Bedarfs. Die Belastungsintensität ist aufgrund der sehr kurzen Halbwertszeit von nur 120 Sekunden für klinische Zwecke gut steuerbar, sodass analog zur dynamischen Belastung ein Stufentest durchgeführt werden kann. Demgegenüber führt Dipyridamol zu einer ausgeprägten Vasodilatation der Koronargefäße und über den Steal-Effekt zu einer relativen Minderdurchblutung distal einer Koronararterienstenose. Obwohl die ersten Stress-MRT-Studien erfolgreich mit Dipyridamol durchgeführt wurden [1, 17], hat sich in Folgestudien überwiegend das besser steuerbare Dobutamin als pharmakologischer Stressor durchgesetzt.

16.4 | Ischämie- und Vitalitätsdiagnostik mit der MRT

Grundlage der Ischämie- und Vitalitätsdiagnostik ist die zuverlässige Erfassung der myokardialen Wandbewegung und Wanddickenzunahme in Ruhe und unter Belastung anhand der Cine-MRT, mit der Ruhe- und verschiedene Belastungsstufen nebeneinander zum direkten visuellen Vergleich abgespielt werden können. Eine im Vergleich zur Ruheuntersuchung neu aufgetretene Wandbewegungsstörung unter Belastung oder die belastungsinduzierbare Zunahme einer schon vorbestehenden Wandbewegungsstörung weist eine myokardiale Ischämie nach, während eine im Vergleich zur Ruheuntersuchung induzierbare Kontraktionsreserve in akinetischen Infarktregionen für noch vitales Myokard spricht. Die diagnostische Zuverlässigkeit der Stress-MRT sowohl in der Ischämie- als auch

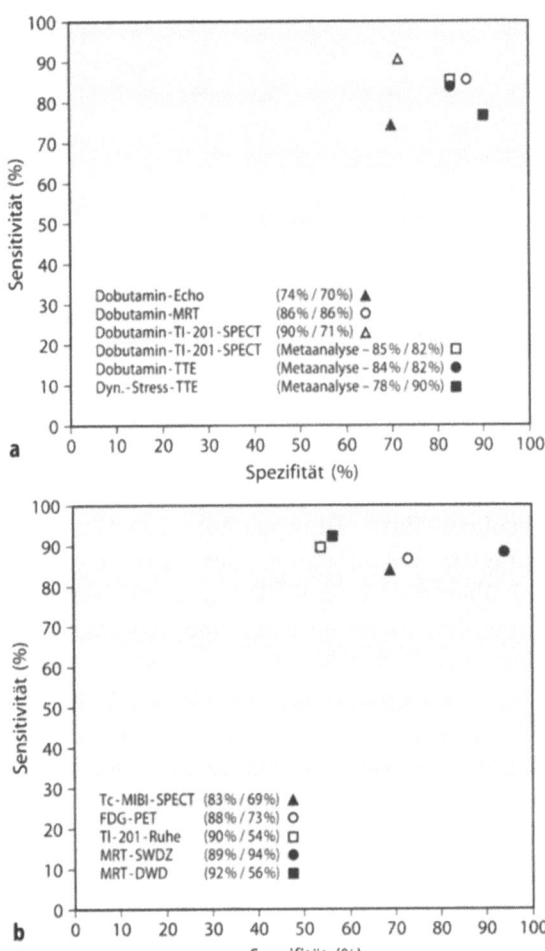

Abb. 16.2. **a** Ischämiediagnostik: Sensitivität und Spezifität der Methoden im Vergleich (*TTE* transthorakale Echokardiographie, *Dyn* dynamische (körperliche) Belastung); **b** Vitalitätsdiagnostik: Sensitivität und Spezifität der Methoden im Vergleich (*SWDZ* systolische Wanddickenzunahme, *DWD* diastolische Wanddicke). (Angaben für Stress-MRT aus [13] und [15], für die Thalliumszintigraphie aus [3] und die Stressechokardiographie aus [15])

in der Vitalitätsdiagnostik konnte im Vergleich zu etablierten Verfahren (PET, TEE, Myokardszintigraphie) hinreichend belegt werden [3–5, 24]. Die Ergebnisse der Stress-MRT sind sowohl für die Ischämie- als auch für die Vitalitätsdiagnostik mit den etablierten Methoden (Stressechokardiographie und PET) vergleichbar oder überlegen (Abb. 16.2).

Während die ersten Stress-MRT-Untersuchungen aufgrund der langen Bildakquisitionsdauer noch mit mittleren Dobutamin-Belastungsprotokollen (bis 20 µg/kg KG/min) durchgeführt wurden [2, 18, 25], kommen in aktuellen Studien die in der Stressechokardiographie etablierten Hochdosisprotokolle zum Einsatz. In einem direkten Vergleich zwischen Dobutamin-Stress-MRT und Dobutamin-Stressechokardiographie [15] wurden identische Hochdosisprotokolle verwendet und die Ergebnisse beider Untersuchungstechniken bezüglich Sensitivität und Spezifität zur Erfassung bedeutsamer Koronarstenosen mit den angiographischen Daten verglichen. Dabei schnitt die MRT gegenüber der Echokardiographie hinsichtlich Sensitivität (86 vs. 74%), Spezifität (86 vs. 70%) und diagnostischer Zuverlässigkeit (86 vs. 73%) signifikant besser ab. Außerdem zeigten weitere Stress-MRT-Studien [12, 13], dass bei einem Großteil der Patienten mit schlechter echokardiographischer Bildqualität eine zuverlässige Ischämiediagnostik auf der Basis ischämieinduzierter Wandbewegungsstörungen mittels der Stress-MRT durchgeführt werden kann.

Neben der Cine-MRT und der visuellen Analyse von Wandbewegung und Wanddickenzunahme wurde in einigen Arbeiten mit Hilfe der „Tagging-Technik" der zeitliche Ablauf der dreidimensionalen Bewegung von Myokardsegmenten quantitativ dargestellt, um eine ischämiebedingte Störung der Myokardkinetik oder eine katecholamininduzierbare Kontraktionsreserve in postischämisch dysfunktionalem Myokard noch effizienter beurteilen zu können [8, 9, 20]. Eine Bewertung dieser noch relativ neuen und untersuchungstechnisch aufwendigen Tagging-Methoden für den Einsatz in der klinischen Routine wird erst nach Durchführung größerer multizentrischer Studien und einer Vereinfachung der Auswertung (computergestützte Analyse) möglich sein. Eine Zusammenfassung der gängigen Stress-MRT-Protokolle findet sich in Tabelle 16.2.

Tabelle 16.2. Stress-MRT-Protokolle

Pharmakologische Stressoren	Beachten	Protokoll	Antidot
■ **Vitalitätsdiagnostik mit Low-dose-Dobutamin**	Keine β-Blocker und Nitrate 24 h vor Untersuchung	5, 10 µg/kg KG/min für >3 Minuten (HWZ 2 Minuten)	Nitrate sublingual
■ **Ischämiediagnostik mit High-dose Dobutamin**	Keine β-Blocker und Nitrate 24 h vor Untersuchung	10, 20, 30, 40 µg/kg KG/min à 3 Minuten + 1 mg Atropin bis zur submaximalen Herzfrequenz ((220-Alter)×0,85)	Esmolol 0,5 mg/kg KG langsam i.v. injizieren, Nitrate sublingual
■ **Ischämiediagnostik mit Dipyridamol**	Kein Koffein (Kaffee, Tee, Schokolade) oder andere Methylxanthine (z.B. Theophyllin)	0,56–0,75 mg/kg KG für 4 Minuten (evtl. additiv 0,25 mg/kg KG) (HWZ 30 Minuten)	Aminophyllin 250 mg langsam intravenös
■ **Ischämiediagnostik mit Adenosin**	s.u. Dipyridamol	140 µg/kg KG/min über 6 Minuten (HWZ 10 Sekunden)	Infusionsstop, selten Aminophyllin wie unter Dipyridamol

Tabelle 16.3. Indikationen für die Stress-MRT-Untersuchung

Invasive Diagnostik?	Therapeutische Maßnahmen?	Belastbarkeit/Prognose?
■ Belastungs-EKG positiv: ohne Beschwerden bei arterieller Hypertonie unter Digitalis nach PTCA	■ „Culprit Lesion" bei Mehrgefäßerkrankung ■ Lokalisation/Ausmaß ■ Hibernation/Stunning/Narbe	■ Prognoseabschätzung ■ Restischämie nach Ausschöpfung therapeutischer Maßnahmen ■ Gutachterliche Fragestellungen
■ Belastungs-EKG negativ: mit Beschwerden bei Schenkelblock bei WPW		
■ Risikoabschätzung vor großen operativen Eingriffen		

16.5 │ MRT-Methodik

16.5.1 Potentielle Indikationen für die Stress-MRT

Die Indikationen für die Stress-MRT sind prinzipiell identisch mit den Indikationen für die Durchführung einer Stressechokardiographie (Tabelle 16.3). Kontraindikationen für eine MR-Untersuchung sind in Kapitel 6, S. 37 wiedergegeben, Abbruchkriterien sind in Tabelle 16.4 zusammengefasst.

Tabelle 16.4. Abbruchkriterien während einer Stress-MRT-Untersuchung

■ Erreichen der submaximalen Herzfrequenz ((220-Alter)×0,85)

■ Blutdruckabfall >20 mmHg systolisch unter Ausgangswert oder >40 mmHg systolisch unter vorausgegangenem Wert

■ Blutdruckanstieg >240/120 mmHg

■ Neue oder zunehmende Wandbewegungsstörungen in mindestens 2 benachbarten Segmenten (16-Segmentmodell)

■ Komplexe Arrhythmien

■ Therapieresistente Symptome

16.5.2 Patientenvorbereitung und Patientenmonitoring während der Untersuchung

Die MRT-Stressuntersuchung setzt sich aus einer Ruheuntersuchung und der pharmakologischen Belastung zusammen. Zur Vorbereitung auf die Untersuchung wird der am Vortag aufgeklärte und mit einem großlumigen venösen Zugang versehene Patient auf der MRT-Liege gelagert und mit den notwendigen Überwachungssensoren verbunden (Tabelle 16.5). Ein engmaschiges Patientenmonitoring ist vor allem während der Belastungsphase von Bedeutung, da neu auftretende Wandbewegungsstörungen außer mit Echtzeitverfahren nicht online erfasst werden können (potentielle Komplikationen der Stress-MRT sind in Tabelle 16.6 zusammengefasst). Die Untersuchungszeit beträgt für die Ischämiediagnostik in der Regel 30 Minuten und für die Vitalitätsdiagnostik 15 Minuten (Abb. 16.3).

16.5.3 Datenakquisition – Ischämiediagnostik mit High-dose-Dobutamin

Zur zuverlässigen Beurteilung der Stress-MRT-Untersuchung ist die Darstellung des Herzens in fünf Standardansichten (vertikale und horizontale Längsachse, basale, mittlere und apikale Kurzachse) oder alternativ mit 8–12 Kurzachsenschnitten notwendig. Während die ersten Stress-MRT-Studien mit der zeitintensiven herkömmlichen Gradientenechotechnik durchgeführt wurden, sollten heute nur noch „ultraschnelle" Bilderzeugungstechniken wie z. B. Turbo-Gradienten-Echo, Echo-Planar-Imaging oder Real-Time-Imaging zum Einsatz kommen. Die Untersuchungszeit und somit auch die Belastungsintervalle können dadurch deutlich reduziert werden, zudem wird die Bildqualität sogar noch verbessert.

An die Ruheuntersuchung schließen sich die Belastungsuntersuchungen mit steigender Dobutamin-Gabe an (siehe Abb. 16.3). Aufgrund der zunehmenden Herzfrequenz mit entsprechender Verkürzung der RR-Intervalle

Tabelle 16.5. Patientenmonitoring

Unbedingt erforderlich:	Zusätzlich empfehlenswert:
■ EKG-Monitoring	■ Atemsensor
■ Intervall-Blutdruckmessung	■ Pulsoxymeter
■ Optischer Kontakt	
■ Akustischer Kontakt	
■ Patientenalarm(-knopf)	
■ Personelle und apparative Voraussetzungen für eine kardiopulmonale Reanimation	

ist eine Bildakquisitionsfrequenz von 25 Bildern pro Sekunde (zeitliche Auflösung von 40 ms) bei einer räumlichen Auflösung von 2×2 mm und einer Schichtdicke von 6–10 mm anzustreben.

16.5.4 Datenakquisition – Vitalitätsdiagnostik mit Low-dose-Dobutamin

Sowohl die herkömmliche Gradientenechotechnik als auch die „ultraschnellen" Bilderzeugungstechniken, wie z. B. Turbo-Gradienten-Echo oder Echo-Planar-Imaging können für die Vitalitätsdiagnostik eingesetzt werden. Die Auswahl der Schnittebenen entspricht den schon für die Ischämiediagnostik besprochenen Untersuchungsprotokollen. Für eine zuverlässige Auswertung sollte eine zeitliche Auflösung von mindestens 20 Bildern pro Sekunde mit einer räumlichen Auflösung von mindestens 2×2 mm bei einer Schichtdicke von 6–10 mm erreicht werden. Es werden Aufnahmen in Ruhe und unter niedrig dosierten Dobutamin-Belastungsstufen (5, 10 μg/kg KG/min) durchgeführt (siehe Abb. 16.3).

16.5.5 Auswertung – Ischämiediagnostik

Für die Auswertung der Ischämiediagnotik hat sich eine simultane Darstellung mehrerer Endlosschleifen in Vierfenstertechnik (Quadscreen, gleichzeitig Ruhe- und Belastungsuntersuchung) auf dem Auswertemonitor als vorteilhaft erwiesen. Neben der qualitativen

Tabelle 16.6. Mögliche Komplikationen durch die pharmakoligische Belastung bei einer Stress-MRT-Untersuchung

Dobutamin-Belastung (High-dose-Protokoll)	Dipyridamol-Belastung
Secknus et al. (1997; 21), (n = 3011):	Lette et al. (1995; 14), (n = 73806):
■ ernste Komplikationen (0,2%),	■ Tod (0,0095%),
■ ventrikulären Tachykardien (0,16%),	■ Myokardinfarkt (0,02%),
■ Myokardinfarkt (0,03%),	■ ventrikuläre Arrhythmien (0,01%),
■ andere Rhythmusstörungen (0,09%)	■ TIA (0,01),
■ Hennesy et al. (1997; 11), (n = 474):	■ Bronchialobstruktionen (0,01)
■ Angina pectoris (27%),	
■ ventrikuläre Tachykardie (2%),	
■ supraventrikuläre Tachykardie (4%),	
■ Bradykardie (0,2%),	
■ Hypotension (0,2%)	

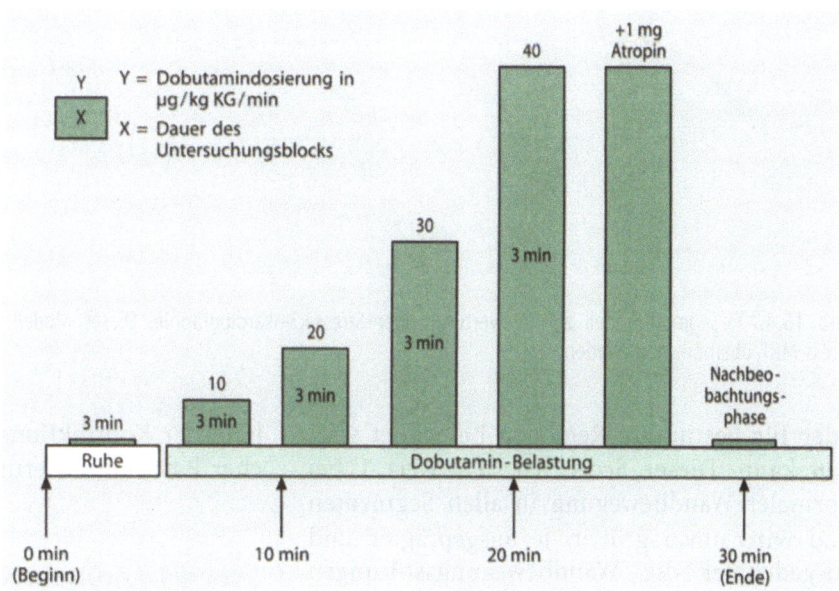

Abb. 16.3. Schematischer Ablauf einer Stress-MRT-Untersuchung. Dargestellt ist der Untersuchungsablauf mit der Ruhe- und den Belastungsuntersuchungen. Während die Vitalitätsdiagnostik nach der ersten Belastungsstufe abgeschlossen ist, werden für die Ischämiediagnostik bis zu vier Belastungsstufen (evtl. mit zusätzlicher Atropingabe) benötigt

visuellen Auswertung kann wahlweise eine semiquantitative (Wandbewegungs-Score) oder quantitative Analyse (Sheehan-Methode, Wanddickenmessung) eingesetzt werden [26]. Quantitative Messverfahren sind gegenüber der visuellen Wandbewegungsanalyse sehr zeitaufwendig in der Auswertung und für die klinische Routine zur Zeit nicht zu empfehlen. Ein praktikabler Mittelweg ist die semiquantitative Analyse der Wandbewegung/Wanddickenzunahme auf der Basis des 16-Segmentmodells der Deutschen Gesellschaft für Herz- und Kreislaufforschung (Abb. 16.4) entsprechend den Empfehlungen der American Society of Echocardiography [19]. Die Bildqualität wird vom Befunder als gut, akzeptabel oder als schlecht und die segmentale Wandbewegung als normo-, hypo, a- oder dyskinetisch eingestuft und mit einem Punktwert von 1–4 klassifiziert. Der Quotient aus der Punktsumme und der Segmentanzahl ergibt den Wandbewegungsscore, der global

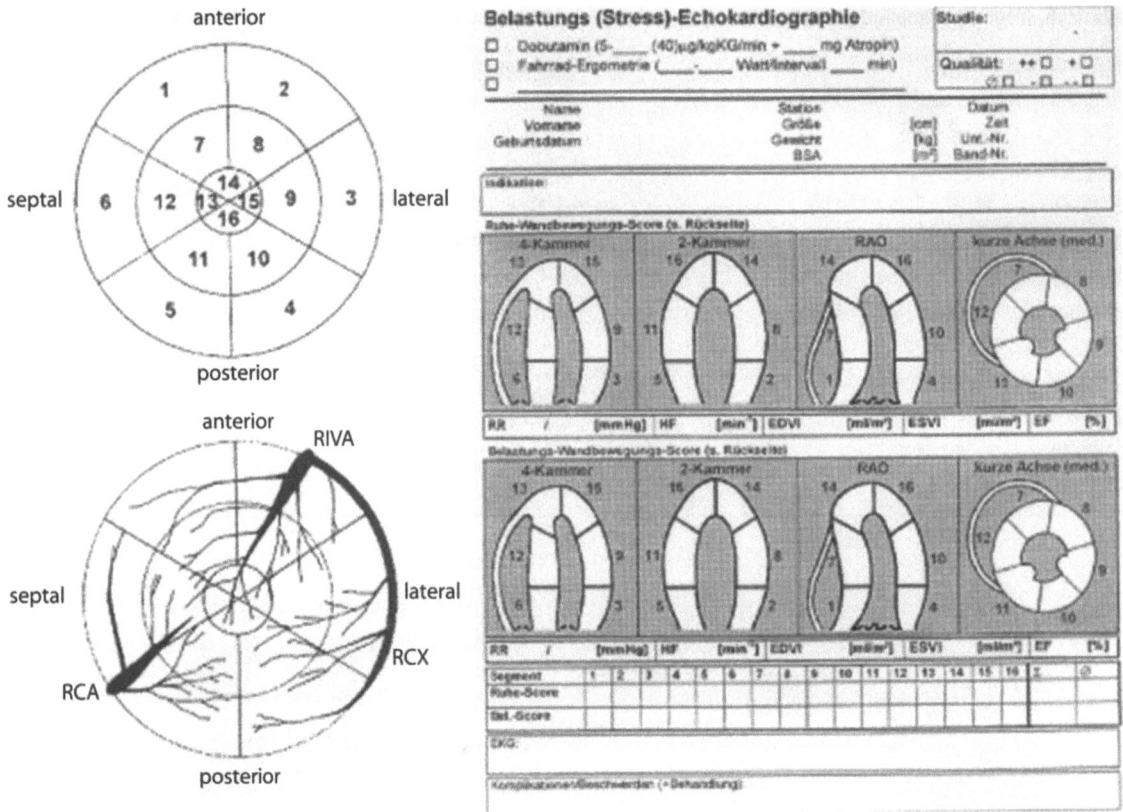

Abb. 16.4. 16-Segmentmodell zur Auswertung einer Stressechokardiographie. Dieses Modell kann ohne Änderungen für die Stress-MRT übernommen werden

oder für bestimmte Regionen berechnet werden kann. Dieser Score hat den Wert 1 bei normaler Wandbewegung in allen Segmenten und wird umso größer, je ausgeprägter und ausgedehnter die Wandbewegungsstörungen sind (Abb. 16.5 und 16.6).

16.5.6 Auswertung – Vitalitätsdiagnostik

Bei dünnen, aneurysmatischen Infarktregionen (diastolische Wanddicke <5 mm) ist eine Vitalitätsdiagnostik mit Dobutaminstimulation nicht sinnvoll, da aufgrund des Substanzverlustes von einer irreversiblen transmuralen Narbe auszugehen ist [5]. Bei erhaltener diastolischer Wanddicke wird eine dobutamininduzierbare Wanddickenzunahme entweder visuell erfasst oder, besser, auf segmentaler Basis ausgemessen. Der Nachweis einer Kontraktionsreserve von >2 mm in postischämisch akinetischem Myokard hat sich dabei als zuverlässiger Schwellenwert für die Vorhersage einer Erho-

lung der Kontraktionsfunktion nach erfolgreicher Revaskularisierung erwiesen [3–5].

16.6 | Limitationen der Stress-MRT

Patienten, bei denen abzusehen ist, dass sie die notwendigen Atempausen nicht einhalten können, sind derzeit für eine Stress-MRT-Untersuchung nicht geeignet.

Es ist allerdings zu erwarten, dass solche Patienten zukünftig mit Hilfe von „Real-Time-Verfahren" ohne Einbußen an Bildqualität einer Stress-MRT unterzogen werden können. Diese schnellen Sequenzen ermöglichen eine Echtzeitdarstellung des myokardialen Kontraktionsablaufs ähnlich der Echokardiographie [7, 16, 22, 27].

Die Auswertung von Stress-MRT-Untersuchungen kann wie bei allen Schnittbildtechniken durch Partialvolumeneffekte vor allem

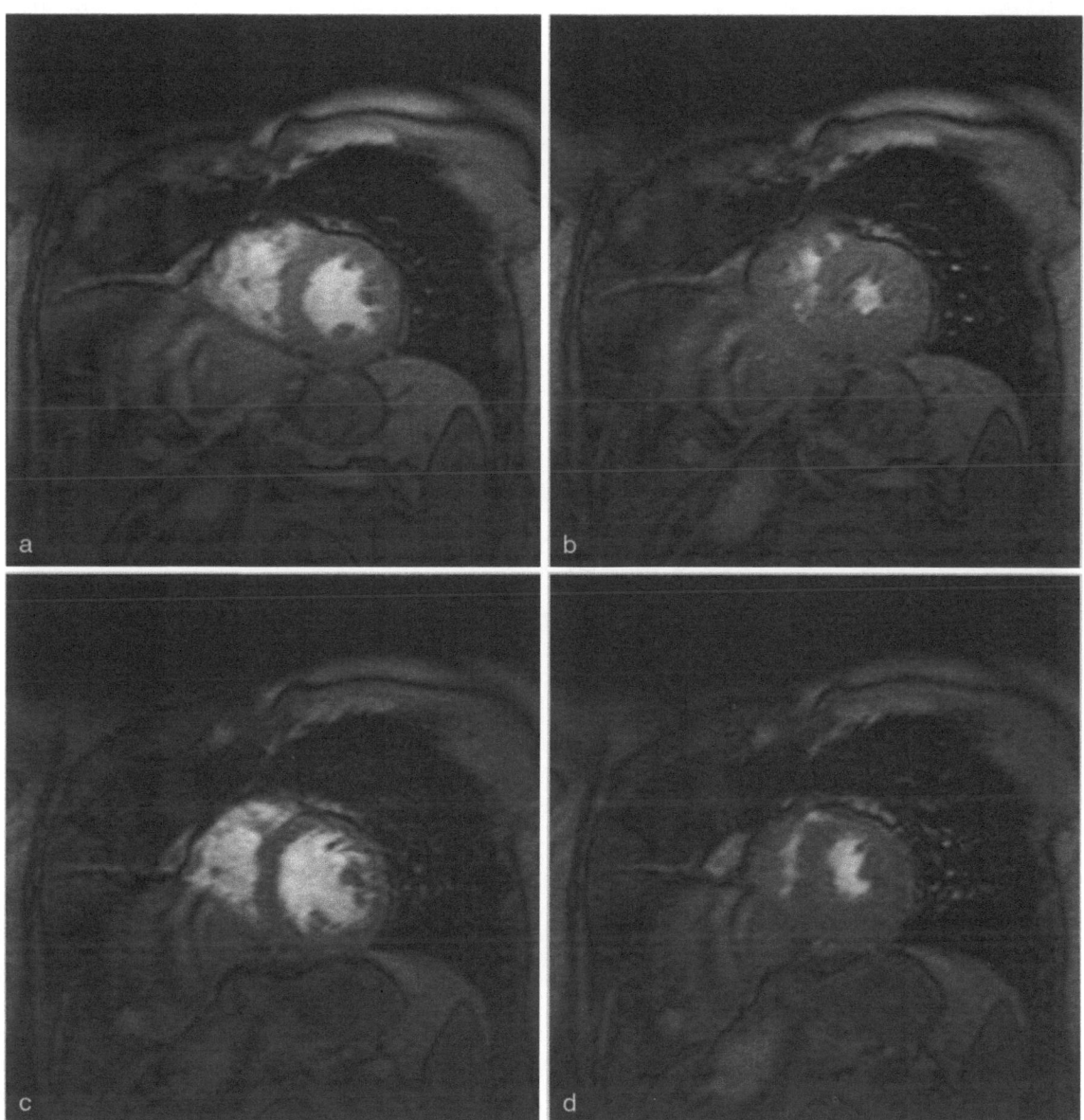

Abb. 16.5. Belastungsinduzierte Ischämie der Vorderwand. Dargestellt ist ein Kurzachsenschnitt des Herzens in Ruhe. **a** Diastole, **b** Systole. Keine Wandbewegungsstörungen darstellbar; **c** Unter Hochdosis-Dobutamingabe zeigt sich eine Wandbewegungsstörung im Versorgungsbereich der linken Koronararterie (Vorderwand); **d** in der Koronarangiographie findet sich eine hochgradige, proximale Stenose der LAD

in den sehr basisnahen und apikalen Kurzachsenschnitten erschwert sein. In diesen Bereichen ist die Abgrenzung zwischen Endokard und Cavum nicht immer eindeutig zu erkennen, sodass hier auch für eine quantitative Analyse potentielle Fehlerquellen liegen. Neue Kontrastmittel könnten eine Verbesserung der Bildqualität durch eine bessere Delineation der Endokard/Cavum-Grenze zu allerdings erhöhten Untersuchungskosten bringen [23].

Innovative methodische Ansätze, ischämiebedingte Störungen der Myokardkinetik mittels „Tagging" oder dreidimensional durch „Strain-Analysen" zu erfassen, sind vielversprechend. Durch eine vektorielle Erfassung der Wandbewegung über den gesamten Kontraktionsablauf werden methodische Probleme der „einfachen" Wanddickenmessung umgangen, die der dreidimensionalen Bewegung des Herzens nur bedingt gerecht werden können [9].

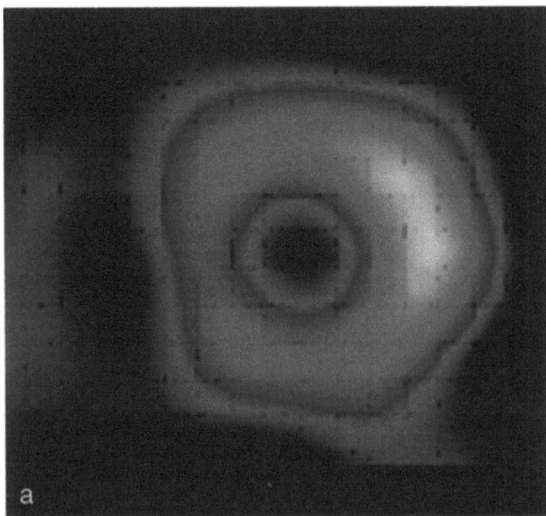

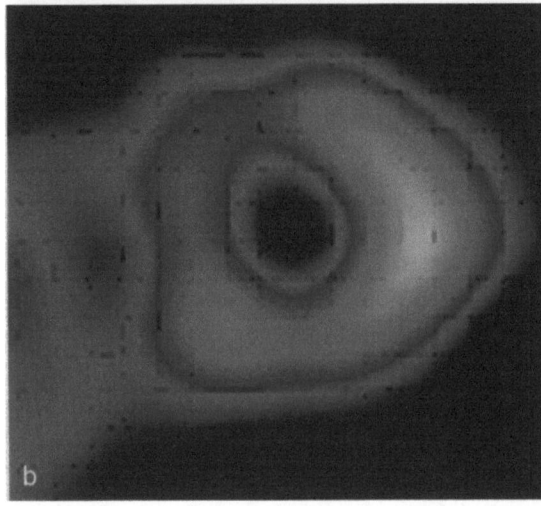

Abb. 16.6. a Ruhe- und **b** Belastungsuntersuchung des Patienten aus Abb. 16.5. Entsprechend dem Stress-MRT-Befund lässt sich eine belastungsinduzierte Ischämie im Vorderwandbereich nachweisen

16.7 | Zusammenfassung

Erste Stress-MRT-Studien wurden vor 10 Jahren durchgeführt, ohne dass die MRT trotz hoher diagnostischer Aussagekraft eine klinische Relevanz erlangen konnte. Der mit der MRT auch in Stressuntersuchungen erreichbaren hervorragenden Bildqualität und guten Reproduzierbarkeit steht ein hoher apparativer, zeitlicher und personeller Aufwand gegenüber. So ist ein klinisch sinnvoller Einsatz der Stress-MRT ähnlich wie in der Stressechokardiographie nicht in der Primärdiagnostik (Screening) denkbar, sondern bei spezifischen

Fragestellungen oder bei Patienten, die mit konventionellen Methoden (z.B. Echokardiographie) nur unzureichend untersucht werden können. Ein breiterer Einsatz der Stress-MRT in der täglichen Routine hängt im Wesentlichen von zwei Faktoren ab: einer weiteren Reduktion der Untersuchungszeiten und einer computergestützten Auswertung der Wanddickenzunahme auf der Basis einer zuverlässigen Detektion der Endo- und Epikardkonturen. Mit Hilfe der neuen Real-Time-Verfahren, die vor einer breiten Markteinführung stehen, ist eine deutliche Verkürzung der Untersuchungszeiten möglich, während Fortschritte auf Softwareebene, wie z.B. eine automatisierte Wandbewegungsanalyse, die Akzeptanz der Stress-MRT auf Untersucherebene erhöhen würden.

Darüber hinaus wird der Stress-MRT möglicherweise als modularem Bestandteil einer vollständigen Kardio-MRT-Untersuchung das Patienten mit Erfassung von Morphologie, Funktion, Perfusion und Koronaranatomie ein breiteres klinisches Einsatzspektrum eröffnet.

| Literatur

1. Baer et al (1992) Feasibility of high-dose dipyridamole MRI for detection of coronary artery disease and comparison with coronary angiography. Am J Cardiol 69:51–56
2. Baer et al (1994) Gradient-echo magnetic resonance imaging during incremental dobutamine infusion for the localization of coronary artery stenoses. Eur Heart J 15:218–225
3. Baer et al (1995) Comparison of low-dose dobutamine-gradient echo magnetic resonance imaging and positron emission tomography with (18F)fluorodeoxyglucose in patients with chronic coronary artery disease. A functional and morphological approach to the detection of residual myocardial viability. Circulation 91: 1006–1015
4. Baer et al (1996) Comparison of dobutamine transoesophageal echocardiography and dobutamine magnetic resonance imaging for detection of residual myocardial viability. Am J Cardiol 78:415–419
5. Baer et al (1998) Dobutamine magnetic resonance imaging predicts recovery of chronically dysfunctional myocardium after successful revascularisation. J Am Coll Cardiol 31:1040–1048

6. Baer et al (2000) Head to head comparison of dobutamine-transoesophageal echocardiography and dobutamine-magnetic resonance imaging for the prediction of left ventricular functional recovery in patients with chronic coronary artery disease. Eur Heart J 21:981–991

7. Busch et al (1998) Fast „real time" imagingwith different k-space update strategies for interventional procedures. J Magn Reson Imaging 8: 944–954

8. Garot et al (2000) Fast determination of regional myocardial strain fields from tagged cardiac images using harmonic phase MRI. Circulation 101:981–988

9. Geskin et al (1998) Quantitative assessment of myocardial viability after infarction by dobutamine magnetic resonance tagging. Circulation 98:217–223

10. Gunning et al (1998) Comparison of 201Tl, 99mTc-tetrofosmin, and dobutamine magnetic resonance imaging for identifying hibernating myocardium. Circulation 98:1869–1874

11. Hennessy et al (1997) Safety of dobutamine stress echocardiography in 474 consecutive studies. Coron Artery Dis 8:175–178

12. Hundley et al (1999) Utility of fast cine magnetic resonance imaging and display for the detection of myocardial ischemia in patients not well suited for second harmonic stress echokardiography. Circulation 100:1697–1702

13. Jochims et al (1999) Dobutamine stress magnetic resonance imaging: a reliable alternative to stress echocardiography in patients with insufficient image quality? Eur Heart J 20:678 (abstract)

14. Lette et al (1995) Safety of dipyridamole testing in 73 806 patients: the Multicenter Dipyridamole Safety Study. J Nucl Cardiol 2:3–17

15. Nagel et al (1999) Noninvasive diagnosis of ischemia-induced wall motion abnormalities with the use of high dose dobutamine stress MRI: comparison with dobutamine stress echocardiography. Circulation 99:763–770

16. Nagel et al (2000) Magnetic resonance real time imaging for the evaluation of left ventricular function. J Cardiovasc Magn Reson 2:7–14

17. Pennell et al (1990) Dipyridamole magnetic resonance imaging: a comparison with thallium-201 emission tomography. Br Heart J 64:362–369

18. Pennell et al (1992) Magnetic resonance imaging during dobutamine stress in coronary artery disease. Am J Cardiol 70:34–40

19. Rina et al (1995) Guidelines for clinical exercise testing laboratories. Circulation 91:912

20. Saito et al (2000) Detection of viable myocardium by dobutamine stress tagging magnetic resonance imaging with three-dimensional analysis by automatic trace method. Jpn Circ J 64:487–494

21. Secknus et al (1997) Evolution of dobutamine echocardiography protocols and indications: safety and side effects in 3 011 studies over 5 years. J Am Coll Cardiol 29:1234–1240

22. Setser et al (2000) Quantification of left ventricular function with magnetic resonance images acquired in real time. J Magn Reson Imaging 12:p430–438

23. Stillman et al (1997) Use of an intravascular T1 contrast agent to improve MR cine myocardial blood-pool definition in man. Magn Reson Imaging 7:765–767

24. Trent et al (2000) Dobutamine magnetic resonance imaging as a predictor of myocardial functional recovery after revascularisation. Heart 83:40–46

25. van Rugge et al (1993) Dobutamine stress magnetic resonance imaging for detection of coronary artery disease. J Am Coll Cardiol 22:431–439

26. van Rugge et al (1994) Magnetic resonance imaging during dobutamine stress for detection and localization of coronary artery disease. Quantitative wall motion analysis using a modification of the centerline method. Circulation 90:127–138

27. Yang et al (1998) New real-time interactive cardiac magnetic resonance imaging system. J Am Coll Cardiol 31, Suppl A:3 (abstract)

KAPITEL 17 Quantifizierung der Myokardperfusion mit der Magnetresonanztomographie

OLAF M. MÜHLING, MICHAEL JEROSCH-HEROLD und NORBERT M. WILKE

17.1 Pathophysiologie der myokardialen Durchblutung und Rolle der Magnetresonanztomographie bei der nichtinvasiven Bestimmung der Myokardperfusion

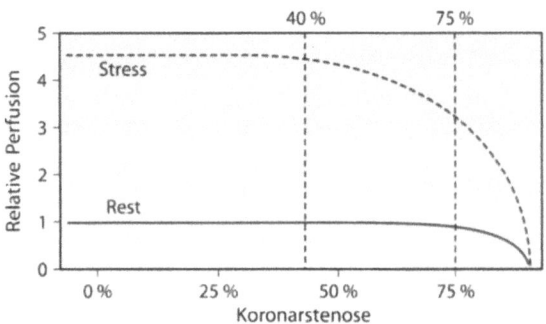

Abb. 17.1. Verhältnis von Stenosegrad und relativer Myokardperfusion unter Ruhebedingungen (*Rest*) und Belastung (*Stress*) (siehe auch [11])

Es ist bekannt, dass der koronarangiographisch bestimmte Stenosegrad häufig nicht mit der tatsächlichen Perfusionsminderung des Myokards korreliert [39]. Zur objektiveren Beurteilung einer Stenose hat sich daher die Bestimmung der koronaren Flussreserve, die sich aus dem Quotienten aus basalem und maximal hyperämischem Fluss errechnet, als Referenzstandard etabliert [10, 38].

Die Bestimmung der koronaren Flussreserve basiert auf dem Prinzip des maximal möglichen Koronarflusses einer gesunden Koronarzirkulation. Zur Anpassung an den jeweiligen metabolischem Bedarf kann durch maximale Vasodilatation der koronaren Widerstandsgefäße der koronare Fluss um das 4- bis 5fache gesteigert werden. Unter pathophysiologischen Bedingungen beispielsweise einer epikardialen Stenose ist die koronare Flussreserve vermindert. Dabei bleibt der basale Koronarfluss unter partieller Ausschöpfung der Flussreserve zunächst konstant. Der maximale Koronarfluss kann aber schon bei geringem Stenosegrad (ca. 40%) nicht mehr erreicht werden [31]. Das Prinzip der koronaren Flussreserve ist anhand einer zunehmenden epikardialen Stenose in Abb. 17.1 veranschaulicht. Die koronare Flussreserve kann unter Verwendung von pharmakologischen Vasodi-

latatoren (z.B. Adenosin, Dipyridamol) im Katheterlabor invasiv bestimmt werden.

Die Bestimmung der koronaren Flussreserve bildet die Grundlage bei der Evaluierung der myokardialen Perfusionsstörungen mit nichtinvasiven bildgebenden Verfahren. In der Klinik wurden bisher überwiegend nuklearmedizinische Verfahren eingesetzt [25, 26, 32]. Mit der Entwicklung ultraschneller Pulssequenzen ist es heute möglich, die Magnetresonanztomographie (MRT) bei der Bestimmung der Myokarddurchblutung und Perfusionsreserve einzusetzen. Vorteile dieser Methode sind die hohe zeitliche und örtliche Auflösung gegenüber nuklearmedizinischen Verfahren sowie die nicht vorhandene Invasivität und fehlende Strahlenbelastung im Vergleich zu Katheterverfahren. Ein weiterer entscheidender Vorteil der MRT-Technik, bei der die erste Kreislaufpassage des Kontrastmittels („first pass") evaluiert wird, ist die Möglichkeit der absoluten Quantifizierung der Myokardperfusion [14]. Dies ist mit Ausnahme der

Positronenemissionstomographie mit nuklear-medizinischen Perfusionstudien nicht möglich. Die First-pass-Methode wurde validiert [35] und modellkinetische Verfahren zur Quantifizierung vorgestellt [13]. In den letzten Jahren wurden auch erste klinische Daten vorgestellt [1, 2, 34], die eine den nuklearmedizinischen Verfahren vergleichbare oder gar überlegene diagnostische Genauigkeit zeigten.

rung. Bei maximaler Dosierung berichten manche Patienten über Atemnot, die unmittelbar nach Abstellen der Infusion sistiert. Bei bevorstehender höherer AV-Blockierung oder obstruktiver Lungenerkrankung ist Adenosin kontraindiziert. Ein weiterer häufig zur Beurteilung der koronaren Flussreserve eingesetzter Vasodilatator ist Dipyridamol [1, 2], welches indirekt (Endothel-abhängig) über die Freisetzung von endogenem Adenosin wirkt.

17.2 Durchführung der MRT-First-pass-Untersuchung

Eine Arrhythmie-insensitive Turbo-Gradienten-Echo-Sequenz (z. B. „snapshot FLASH") [30] hat sich in unserem Zentrum zur Durchführung der First-pass-Untersuchung mit einem klinischen 1,5-Tesla-MRT bewährt. Mit dieser Sequenz können bis zu fünf Schichten des Herzens innerhalb eines Herzschlags akquiriert werden. Die Bildauflösung beträgt 2–3 mm, was eine differenzierte Beurteilung von Subendo- und -epikardium ermöglicht. Der Patient wird in Rückenlage untersucht. Die Bildakquisition ist EKG-getriggert. Zur Optimierung des Signal-Rausch-Verhältnisses wird eine Phased-array-Spule verwendet. Entsprechend der Echokardiographie werden die Schichten in einem doppelt angulierten Kurzachsenschnitt des Herzens aufgenommen. Über einen großlumigen peripher-venösen Zugang (16–18 Gauge) werden 0,03 mmol/kg Körpergewicht Kontrastmittel über einen Injektor mit einer Infusionsgeschwindigkeit von 9 ml/s gegeben. Die Bildakquisition wird etwa drei Herzschläge vor Kontrastmittelgabe gestartet, um Referenzbilder und -signale vor Kontrastmittelanflutung aufzunehmen. Pro Schicht werden 40–70 Bilder sequentiell aufgenommen. Die Untersuchung wird nach ca. 10 Minuten unter maximaler Hyperämie wiederholt. Dazu erwies sich die peripher-venöse Gabe von Adenosin, einem endothel-unabhängigen Vasodilatator, als geeignet [40]. Die kurze Halbwertszeit [5] macht es sicher und gut verträglich. Seltene Nebenwirkung bei der verwendeten Dosierung und maximaler Infusionsgeschwindigkeit von 140 µg/kg/min ist eine temporäre AV-Blockie-

17.3 Quantitative Analyse der First-pass-Untersuchung

Die Erstellung von Signalintensitätskurven aus den MR-Perfusionsbildern ist in Abbildung 17.2 schrittweise erläutert.

17.3.1 Semiquantitative Erstellung eines myokardialen Perfusionsindex

Die quantitative Analyse der Myokardperfusion anhand der First-pass-Technik kann in erster Näherung weitgehend unabhängig von Modellannahmen durchgeführt werden. Zu diesem Zweck sind verschiedene Eigenschaften der gemessenen Signalkurven und ihre Korrelation zum myokardialen Blutfluss untersucht worden (Abb. 17.4). Die Steigung der Signalkurve, auch als Anstiegsgeschwindigkeit bezeichnet, wird entscheidend durch den Blutfluss bestimmt [6, 19]. Daher haben viele Autoren die Erstellung eines Index für die Perfusionsreserve vorgeschlagen, der sich aus der einfachen Analyse der Signalintensitätsanstiegsgeschwindigkeiten im Herzmuskel in Ruhe und unter Belastung ergibt [16, 22]. Dieser Index wird folgendermaßen gewonnen.

Die First-pass-Perfusionsuntersuchung wird sowohl in Ruhe als auch nach Adenosin-(140 µg/kg Körpergewicht/min) oder Dipyridamol-Stimulation durchgeführt. Die Signalintensitätskurven über die Zeit werden erstellt und die maximale Steigung für jedes Segment (z. B. 8 Segmente/Schicht) bestimmt. Auch für die Kontrastmittelkurve im linken Ventrikel wird eine maximale Anstiegsgeschwindigkeit bestimmt. Die aus den myokardialen SI-Kurven ermittelten Anstiegsgeschwindigkeiten

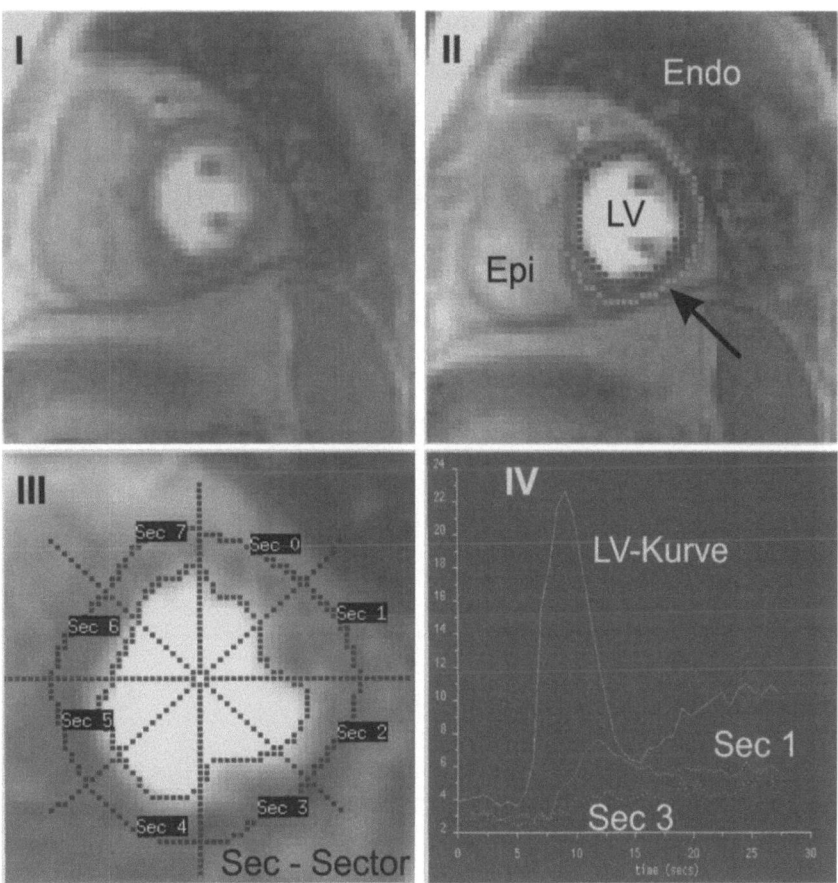

Abb. 17.2. Schrittweise Analyse der MR-Perfusionsstudie. *Schritt I:* Laden der Perfusionsstudie in die Auswerte-Software. *Schritt II:* Manuelles Einzeichnen der endo- und epikardialen Myokardkonturen in das Bild mit der deutlichsten Kontrastaufhellung im linken Ventrikel. Ein automatischer Algorithmus überträgt die Konturen auf alle Bilder derselben Schicht. *Schritt III:* Segmentierung der linksventrikulären Zirkumferenz mit Hilfe der Software. *Schritt IV:* Computergestützte Erstellung von Signalintenitäts(SI)-Kurven in den jeweiligen Sektoren: Beispiel (IV) zeigt zwei myokardiale SI-Kurven (in Sec 1 und 3) sowie die linksventrikuläre SI-Kurve. Region 3 zeigt verminderten Signalanstieg verglichen mit Region 1 mit korrespondierend vermindertem Fluss in der quantitativen Analyse

werden durch die Steigung im linken Ventrikel dividiert und der daraus resultierende Wert für die Belastungsuntersuchung durch den Wert der Ruheuntersuchung geteilt. Dabei entspricht ein Wert von 1 einer unveränderten myokardialen Perfusion. Mit diesem Verfahren konnte eine gute Sensitivität und Spezifität für die Erkennung myokardialer Perfusionsstörungen erzielt werden [1]. Bei einigen klinischen Fragestellungen ist eine genauere Quantifizierung erforderlich (Tabelle 17.1).

Zur Bestimmung der maximalen Steigung einer SI-Kurve ist es nützlich, eine glatte Annäherung an die SI-Datenpunkte zu berechnen, d.h. eine sogenannte Ausgleichskurve. Eine mögliche Kurvenform ist die Gamma-variate-Funktion (Abb. 17.3) [29]:

$$g(t) = \left\{ A \cdot (t - t_{foot})^a \cdot \begin{matrix} 0 \\ \exp \end{matrix} [-(t - t_{foot}/\tau] \right.$$

für $t < t_{foot}$
für $t > t_{foot}$
$\quad$ (1)

Die Variable t_{foot} bezeichnet den Punkt der Kurve, bei dem das Signal anfängt, das Ausgangssignal zu überschreiten; er sollte durch den Benutzer festgelegt werden. Die optimalen Parameter A (für die Amplitude), a (Exponent) und τ werden mit dem Levenberg-Marquardt-Verfahren für nichtlineare Optimierung bestimmt. Nur ein beschränkter Bereich der gemessenen SI-Kurve kann für die Berechnung der Fit Paramter verwendet wer-

Tabelle 17.1. Strategien zur Perfusionsanalyse

Analyse der First-pass-Perfusions-Studie	Beurteilung von	Klinische Aussage
■ **Qualitativ**	**Bildern,** Relative Kontrastunterschiede zwischen Myokardregionen [9]	**Lokalisierung** und Ausdehnung von Ischämie oder Infarkt
■ **Semiquantitativ**	Geometrie der **Signalintensitätskurven** mittlere Transitzeit des Kontrastmittelbolus (*MTT*) Maximales KM-Signal im Myokard (*SI_{max}*) Signalanstieg (*up-slope*), Perfusionsreserve Index z.B. „linear fit Model" [1, 2]	Relative Beurteilung des **Schweregrades** einer regionalen Perfusionsminderung
■ **Quantitativ**	**Quantitativen Daten** Fermi-Funktion mit Dekonvolution – max. Amplitude der Impulsantwortkurve (Fermi-Funktion) [13] – MMID4 (Multi-Tracer-Multi Kompartment Modell) [3] – mg/g/min [14, 20]	Absolute Beurteilung des **Schweregrades** einer regionalen Perfusionsminderung **Therapie Follow-up**, Vergleich von Patienten Gruppen und Untersuchungen (z.B. Rest-Stress), absolute Bestimmung der myokardialen Perfusionsreserve und Myokardperfusion

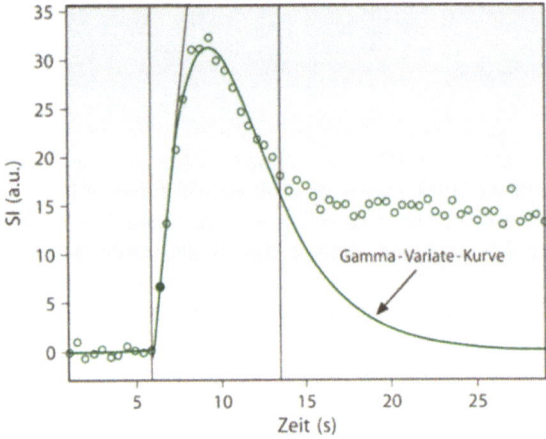

Abb. 17.3. Beispiel einer Gamma-variate-Ausgleichskurve für eine Gewebe-SI-Kurve. Die Erzeugung der Gamma-variate-Ausgleichskurve ermöglicht eine relativ genaue Bestimmung der maximalen Anstiegsgeschwindigkeit. Auf Grund von Rauschen in den Daten würde numerische Differenzierung der gemessenen SI-Kurve zu Fehlern bei der Bestimmung der Anstiegsgeschwindigkeit führen

den, da man die Rezirkulationskomponente ausschließen muss. Nach Bestimmung der optimalen Gamma-variate-Parameter kann die Ausgleichskurve in den Rezirkulationsbereich extrapoliert werden. In Abb. 17.3 ist der aus-

gewählte Bereich für den Fit mit den beiden vertikalen Linien angezeigt. In diesem Fall wurde die untere linke Grenze des Bereiches für den Fit so gewählt dass sie auf die Position des Fusses der Signalkurve fällt und t_{foot} dadurch festgelegt wurde. In Abb. 17.3 ist als durchgezogene Linie die Tangente zu dem Punkt der Gamma-variate-Kurve mit der größten Steigung eingezeichnet. Bei der Auswertung der Signalkurven ist es nützlich den Mittelwert des Ausgangssignals von den Werten der Signalkurve abzuziehen, d.h. die Signalkurven beginnen dann bei einem Ausgangswert um Null.

In vielen mathematischen Softwarepaketen sind Algorithmen zur nichtlinearen Minimierung (z.B. Levenberg-Marquardt-Verfahren) enthalten. Die Gamma-variate-Funktion muss zu diesem Zweck vom Benutzer definiert werden, ähnlich wie in Gleichung (1). Als Anfangswerte für die 3 Gamma-Variate-Parameter (A, a, τ) kann man für den Exponenten a einen Wert zwischen 1 und 3 wählen, für τ einen Wert der ungefähr der Dauer des Firstpass entspricht, und für die Amplitude A einen Wert, der ungefähr der maximalen Signalveränderung vom Ausgangswert entspricht. Die sogenannte mittlere Durchlaufzeit („mean transit time", MTT) für den First-pass ergibt sich aus den Parametern der Gamma-variate-Ausgleichskurve als: $MTT = (a+1)\cdot\tau$.

Weniger aufwendig ist die einfache Berechnung der Steigung aus 3–5 Punkten im Anstiegsbereich der Signalkurve. Im Allgemeinen kann man nicht mehr als 5 Punkte im Anstiegsbereich nutzen, um eine annähernd genaue Bestimmung der Steigung zu erzielen.

17.3.2 Quantitative Bestimmung der myokardialen Perfusionsreserve

Bei Einsatz von kleinen Kontrastmitteldosen und T1-gewichteten Gradienten-Echo-Sequenzen (z.B. turbo FLASH mit TR um 2 ms) ist die gemessene Signalintensität ungefähr proportional zur Kontrastmittelkonzentration [18]. Die Signalintensitäts-(SI-)Kurve für eine Geweberegion entspricht bei hämodynamisch stabiler Situation der Antwort eines linearen zeitinvarianten Systems auf den injizierten Kontrastmittelbolus. Im Sinne der linearen Systemtheorie kann die Gewebekurve als Faltungsintegral der arteriellen Inputfunktion ($i_{art}(t)$) mit der Impulsantwort ($R(t)$) dargestellt werden:

$$g(t) = \int\limits_{0}^{t} R(s-t) \cdot i_{art}(s) \cdot ds \qquad (2)$$

Die Gewebeimpulsantwort zum Zeitpunkt t ($R(t)/R(0)$) gibt an, wieviel Kontrastmittel sich zu diesem beliebigen Zeitpunkt nach „Impulsinjektion" des Kontrastmittels noch in der Geweberegion befindet. Die Anfangsamplitude der Impulsantwort ($R(t=0)$) ist ein direktes Maß für den Blutfluss. Diese Amplitude steigt linear mit dem Blutfluss an, eine Tatsache, die für die Steigung von Gewebekurven nur über einen beschränkten Bereich von Blutflussgeschwindigkeiten gilt (Abb. 17.4). Die Impulsantwort kann nicht direkt durch Messung bestimmt werden, sondern höchstens näherungsweise bei direkter Injektion des Kontrastmittels in eine Koronararterie, d.h. die Dauer der Injektion müsste wesentlich kürzer sein als die mittlere Aufenthaltsdauer des Kontrastmittels in der Geweberegion. In Anbetracht der praktischen Schwierigkeiten, diese Bedingungen zu erfüllen, sucht man nach anderen Möglichkeiten zur A-posteriori-Bestimmung der Impulsantwort aus gemessenen SI-Kurven. Ein Ansatz zur Berechnung der Impulsantwort bei Patientenmessungen mit intravenöser Injektion des Kontrastmittels besteht in der Entfaltung („deconvolution") der SI-Kurve für eine Geweberegion mit der gemessenen arteriellen Input-Funktion. Man möchte also im Prinzip die obige Gleichung nach $R(t)$, der Impulsantwort, auflösen. Als arterielle Input-Funktion kann die Signalintensitätskurve für eine Region in der Mitte des Ventrikels verwendet werden,

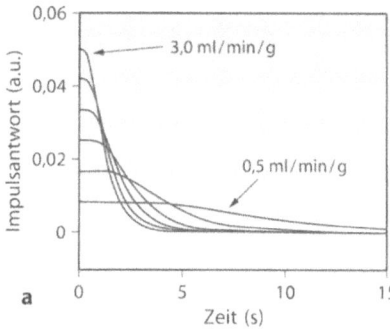
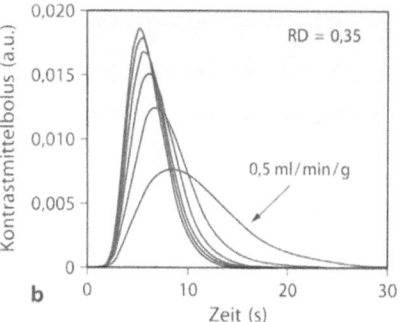

Abb. 17.4. Gewebekurven für ultraschnelle (**a**) und disperse (**b**) Kontrastmittelinjektionen. Die Amplituden der sogenannten Impulsantworten (links) steigen linear proportional mit dem Blutfluss an. Diese Anfangsamplitude stellt einen Parameter dar, der unabhängig von der Kinetik des Kontrastmittelbolus ist und sich daher sehr gut für Vergleiche von Ruhe- und Belastungsuntersuchungen eignet. Beide Scharen von Kurven wurden mit einem Modell der National Simulation Resource (MMID4 Model, Univ. of Washington) berechnet. (*RD* relative dispersion; entspricht der Standardabweichung der Transitzeit/(mittlere Transitzeit), als Maß für die Dispersion des Kontrastmittelbolus)

ähnlich wie es bei der Quantifizierung der Myokardperfusion mit der Positronenemissionstomographie üblich ist.

Die Form der Input-Funktion wird sowohl durch hämodynamische Variablen als auch durch die Kinetik des Kontrastbolus geprägt, durch Entfaltung wird diese Form (z.B. Anstiegsgeschwindigkeit, Dauer u.a.) bei der Berechnung von Perfusionsparametern berücksichtigt.

Zur modellgestützten Quantifizierung und Erstellung einer geeigneten arteriellen Input-Funktion muss die zeitliche Auflösung der Bildsequenz einem Bild pro Herzschlag entsprechen und ein kompakter Kontrastmittelbolus injiziert werden [21]. Des Weiteren ist eine niedrige Dosierung des Kontrastmittels erforderlich (ca. 0,03 mmol/kg), da nur unter diesen Voraussetzungen ein linearer Anstieg der Kontrastmittelkonzentration im linken Ventrikel gewährleistet ist und die arterielle Input-Funktion den Konzentrationsänderungen des Kontrastmittelbolus entspricht.

Da die Dekonvolution bei Rauschen in den Daten sehr instabil ist, ist eine Entfaltung nur unter bestimmten Einschränkungen möglich. Zum Beispiel kann man Annahmen zu der Form der Impulsantwort machen. In diesem Sinn haben Jerosch-Herold et al. die Fermi-Funktion als empirisches Modell für die Impulsantwort angewendet [13]:

$$R(T) = \frac{A}{1 + \exp\left[-(t - w)/\tau\right]}, \qquad (3)$$

wobei A, w, und τ Modellparameter sind (Abb. 17.5). Die „constrained deconvolution" unter Verwendung der Fermi-Funktion wurde in experimentellen Tierversuchen und in Patientenstudien durch Vergleich mit der Koronarflussreserve validiert [16]. Ein Beispiel für eine Ausgleichskurve, die mit dem Fermi-Modell berechnet wurde ist in Abb. 17.6 dargestellt.

Die Perfusionsreserve lässt sich bei Verwendung des Fermi-Modells als Verhältnis der Amplituden der Fermi-Funktion unter Hyperämie und in Ruhe berechnen. Die auf diese Weise bestimmte Perfusionsreserve zeigte eine gute Korrelation zur koronaren Flussreserve der Patienten [13, 34]. Bei gesunden Probanden errechnete sich eine Perfusionsreserve von 4:1. Dies entspricht den Ergebnissen von PET-Studien. Bei Verwendung anderer Perfusionsparameter zur Berechnung einer „Perfusionsreserve" kann der errechnete Wert für eine normale Reserve wesentlich niedriger liegen, da der Perfusionsparameter selbst nicht linear mit dem Blutfluss ansteigt oder dies nur über einen beschränkten Bereich tut, der nicht die volle Spanne physiologischer Blutflüsse einschließt.

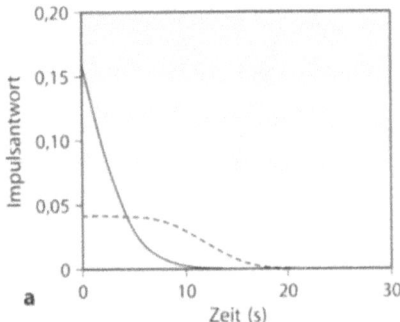 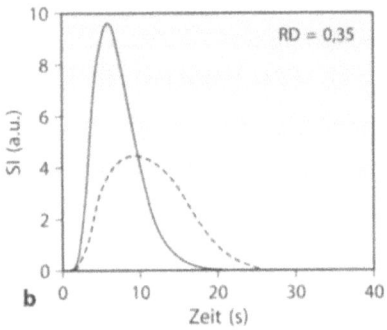

Abb. 17.5. Beispiele der Fermi-Funktion für zwei verschiedene Flüsse. Impulsantwort (**a**) und zugehörige Gewebekurven (**b**) durch Modell-Simulationen berechnet. Die Modellgewebekurven wurden durch Faltung der Fermi-Funktion mit einer Gamma-variate als Eingangsfunktion errechnet. Aus den beiden Graphen ersieht man, dass eine Vervierfachung der Impulsantwortamplitude (d.h. des Blutflusses) nicht zu einer entsprechenden Vervierfachung der maximalen Amplitude der Gewebekurven führt (durchgezogene vs. gestrichelte Linien). Die maximale Anstiegsgeschwindigkeit, d.h. die maximale Steigung der Gewebe-SI-Kurven, ist bei dispersem arteriellem Input im Allgemeinen ein besserer Parameter als die Amplitude der Gewebe-SI-Kurve, um Blutflussänderungen (z.B. zwischen Ruhe und Belastung) abzuschätzen

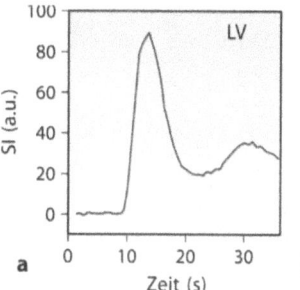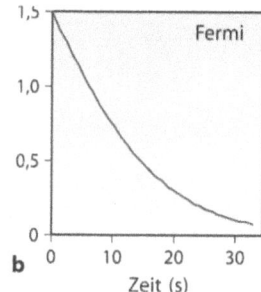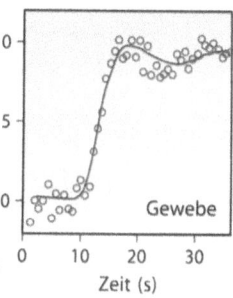

a · b · c
Zeit (s)

Abb. 17.6. a Zeigt die Signalintensitätskurve für eine Region im linken Ventrikel, diese Kurve wird als „input" (d.h. Eingangssignal) benutzt; **b** zeigt die Fermi-Funktion, die drei variable Parameter hat. Die genaue Form der Fermi-Funktion, d.h. die optimalen Funktionsparameter, werden durch einen nichtlinearen Optimierungsalgorithmus bestimmt (z.B. Marquardt-Levenberg). Die zu optimierende Funktion ergibt sich aus der Faltung der Fermi-Funktion mit der LV-Kurve und kann mit der schnellen Fourier-Transformation berechnet werden; **c** zeigt eine gemessene Signalkurve für eine Geweberegion, die durchgehende Kurve ist die optimierte Lösung, d.h. das Resultat der Faltung der Fermi-Funktion mit der LV-Signalkurve unter Verwendung der ermittelten optimalen Fermi-Funktionsparameter. Für die Auswertung wurden die gesamten gemessenen SI-Kurven verwendet, d.h. die Rezirkulationskomponenten müssen nicht ausgeschlossen und können als verzögerter „Input" betrachtet werden

17.4 Klinischer Einsatz der MRT-First-pass-Technik

17.4.1 Evaluierung der Patienten mit koronarer Herzerkrankung

Die Möglichkeit der absoluten Quantifizierung der myokardialen Perfusionsreserve mit der MRT ist vor allem bei Patienten mit Mehrgefäßerkrankung von Bedeutung. Bei ihnen ist die Perfusionsreserve häufig global reduziert, und regionale Unterschiede sind mit qualitativen nuklearmedizinische Verfahren schwerer zu beurteilen [41].

Die CD zeigt ein Fallbeispiel eines 74-jährigen Patienten mit Angina pectoris bei bekannter koronarer Dreigefäßerkrankung ⓒⒹ. Hier konnte mit der MRT-Perfusionsdiagnostik die weitere Therapie optimal geplant werden.

■ Beurteilung der Kollateralperfusion

In ersten Veröffentlichungen wurde beschrieben, dass durch die quantitative Analyse der myokardialen Perfusion mit der MRT die regionale Ausbildung von Kollateralen bestimmt werden kann. Jerosch-Herold et al. [12] zeigten in dieser Tierstudie eine initial erniedrigte Perfusionsreserve bei langsam progredientem RCx-Verschluss mit einem Ameroid-Occluder,

dann aber eine Normalisierung der Perfusionsreserve über einen Zeitraum von 6 Wochen. Kürzlich vorgestellte Daten [36] und das Fallbeispiel 1 zeigen, dass die Kollateralversorgung einzelner Regionen nach absoluter Quantifizierung der myokardialen Perfusionsreserve mit Hilfe der First-pass-Perfusionstechnik auch unter klinischen Bedingungen bestimmt werden kann. Von Bedeutung ist die Beurteilung des Kollateral-abhängigen Myokards insofern, dass Patienten mit guter Kollateralisierung eine signifikant bessere Myokardfunktion und eine geringere Mortalität im Vergleich zu Patienten ohne ausreichende Kollateralbildung [4, 37] zeigen.

■ Beurteilung der Myokardperfusion nach koronarer Revaskularisierung

Die zunehmende Häufigkeit koronarer Interventionen ist mit einer ebenso zunehmenden Rate koronarer Restenosen verbunden [7]. Für das post-interventionelle Follow-up wird häufig eine Reihe nichtinvasiver Tests wie Szintigraphie, (Stress-)Echokardiographie oder Ergometrie empfohlen [28]. Eine spezifischere Methode zum Follow-up nach koronarer Intervention oder von neuauftretenden Stenosen ist womöglich kostengünstiger und mit weniger Aufwand für den Patienten durchführbar. Eine erste Studie zur MRT-First-pass-Technik zeigte bisher vielversprechende Ergebnisse

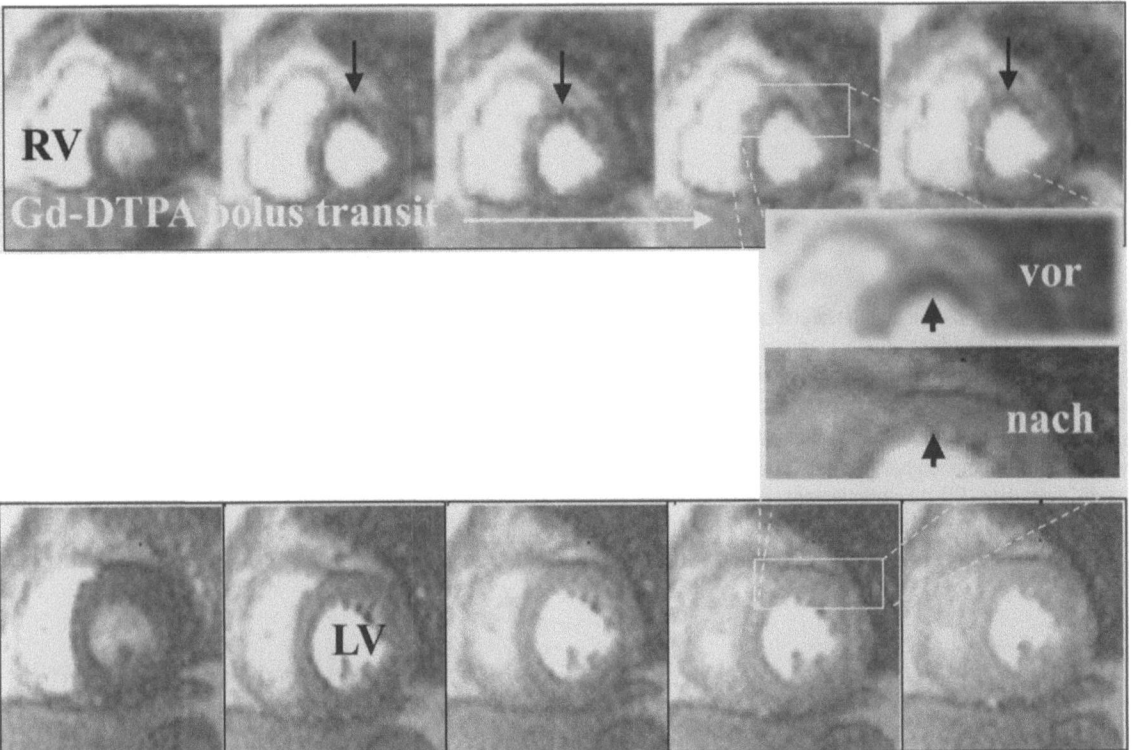

Abb. 17.7. MRT-First-pass-Studie vor und nach PTCA bei einem Patienten mit hochgradiger LAD-Stenose. Die Abbildung zeigt einen subendokardialen Perfusionsdefekt vor PTCA der LAD. Der Defekt ist nach PTCA und Stentimplantation nicht mehr nachweisbar. (*RV* rechter Ventrikel, *LV* linker Ventrikel)

beim postinterventionellen Follow-up von Patienten [2]. Abbildung 17.7 zeigt die First-pass-Untersuchung eines Patienten mit hochgradiger LAD-Stenose und überwiegend subendokardialem Perfusionsdefekt in der anterioren Wand wieder. Nach Therapie mit PTCA und Stentimplantation mit gutem Ergebnis war der Defekt in der Folgeuntersuchung nicht mehr nachweisbar. Die Perfusionsreserve in diesem Gebiet stieg von 1,3 auf 1.9 an.

17.4.2 Evaluierung von Patienten mit Mikrozirkulationsstörung (Syndrom X)

Wie im Beispiel auf der ⊙ gezeigt, stellen Patienten mit Thoraxschmerz differentialdiagnostisch in der Klinik häufig eine Herausfor-derung dar. Patienten mit Thoraxschmerz ohne nachweisbare Koronarstenosen und Mikrozirkulationsstörung (Syndrom X) haben eine verminderte koronare Flussreserve [27] und können aufgrunddessen auch diagnostiziert werden. Wilke et al. zeigten erstmals, dass solche Patienten auch unter Verwendung nichtinvasiver Methoden mit der quantitativen MRT-First-pass-Technik identifiziert werden können [34]. Die mitels MRT bestimmte Perfusionsreserve und die invasiv bestimmte koronare Flussreserve waren bei diesen Patienten erniedrigt und zeigten eine gute Korrelation ($r = 0{,}80$). Daher kann nach Ausschluss von Koronarstenosen bei diesen Patienten ohne weitere invasive Diagnostik (Dopplerflussmessung) der Verdacht auf eine mikrovaskuläre Erkrankung erhärtet werden.

Ein Beispiel für einen Patienten mit Thoraxschmerz findet sich auf der ⊙.

17.4.3 Evaluierung von Patienten nach Herztransplantation

Nach einer Herztransplantation werden die Patienten regelmäßig einer umfangreichen invasiven Nachkontrolle unterzogen. Der Grund hierfür ist die Transplantatvaskulopathie, eine spezielle Form der Gefäßwandverdickung, die sich durch ihr rasches Fortschreiten unter Einbeziehung der koronaren Mikrozirkulation auszeichnet [33]. Die invasiv gemessene koronare Flussreserve wird bei diesen Patienten regelmäßig untersucht, um das Ausmaß der Koronarerkrankung besser zu objektivieren, als dies mit der Koronarangiographie alleine möglich ist [15]. Bei Patienten und Ärzten besteht der Wunsch, die häufigen invasiven Nachkontrollen zu reduzieren. Die nichtinvasive Bestimmung der Perfusionsreserve mit der MRT-First-pass-Technik bietet sich hierzu neben bereits etablierten nuklearmedizinischen Verfahren [8] an.

Mit der MRT-First-pass-Technik konnte gezeigt werden, dass Transplantationspatienten ohne nachweisbare Makroangiopathie, Myokardhypertrophie oder akute oder chronische Transplantatabstoßung eine normale myokardiale Perfusionsreserve haben. Patienten ohne nachweisbare Makroangiopathie, jedoch Hypertrophie oder vorheriger Abstoßungsreaktion zeigten jedoch eine Einschränkung ihrer myokardialen Flussreserve (Abb. 17.8; [23]). Damit erschien die MRT ein vielversprechen-

des Verfahren, um die Transplantatperfusion bei diesen Patienten zu untersuchen.

17.4.4 Bestimmung des endo- und epikardialen Blutflusses

Die hohe räumliche Auflösung der MR erlaubt es, endo- und epikardiale Perfusion getrennt zu bestimmen. Aus koronarphysiologischen Überlegungen und tierexperimentellen Daten ist bekannt, dass die endokardiale Perfusion höher ist als die epikardiale. Damit ist das endo-/epikardiale Blutflussverhältnis größer als 1 [17] . Bei einer kritischen Stenose oder Myokardhypertrophie fällt der endokardiale Fluss verhältnismäßig stärker ab als der epikardiale, und somit vermindert sich das Verhältnis oder kehrt sich gar um [10, 24]. Die endo-/epikardialen Perfusionsverhältnisse, die mit der MRT-First-pass-Technik bei gesunden Patienten nach Herztransplantation und einer gesunden Kontrollgruppe gemessen wurden, bestätigten die aus der Grundlagenforschung bekannten Daten [23]. Die endo-/epikardiale Perfusion bei gesunden Transplantationspatienten und einer gesunden Normalpopulation war nicht unterschiedlich. Bei Transplantationspatienten mit Myokardhypertrophie, regionaler Wandbewegungsstörung und/oder vorheriger Abstoßungsreaktion war das endo-/epikardiale Blutflussverhältnis hingegen signifikant niedriger als in der Gruppe der gesunden Transplantationspatienten oder der Kontrollgruppe (Abb. 17.9, [23]).

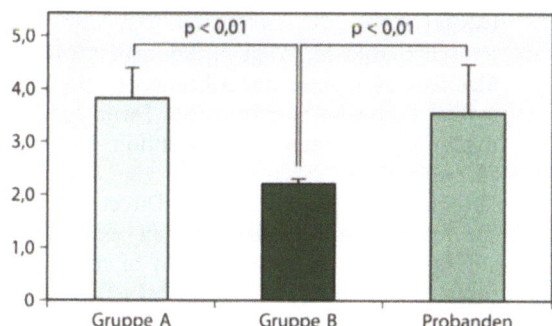

Abb. 17.8. Myokardiale Perfusionsreserven bei gesunden Probanden, Transplantationspatienten ohne nachweisbare Myokardhypertrophie oder Z.n. Abstoßungsreaktion (A) und einer Gruppe von Transplantationspatienten mit Myokardhypertrophie und/oder durchgemachter Organabstoßung (B). Die Perfusionsreserve der Gruppe B war, verglichen mit Gruppe A oder den Gesunden, signifikant geringer

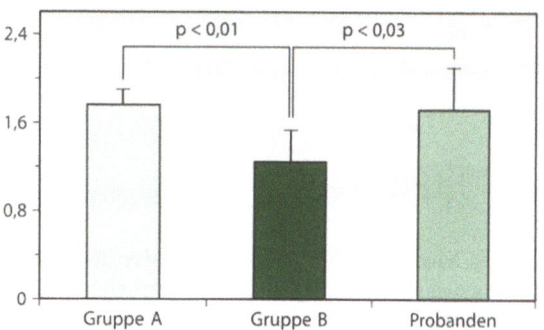

Abb. 17.9. Endo-/epikardiale Perfusion in den selben Gruppen wie in Abb. 17.8. Das Verhältnis von endokardialer zu epikardialer Perfusion war, verglichen mit Gruppe A oder der Gruppe gesunder Probanden, signifikant geringer

Das Fallbeispiel 2 auf der ⊙ und die kürzlich vorgestellten Daten [23] zeigen, dass mit der MRT die Perfusion selektiv im Subendokardium beurteilt werden kann. So können Perfusionsstörungen in Regionen erkannt werden, in denen eine Minderperfusion bei Koronarstenose erwartungsgemäß am frühesten auftritt.

17.5 | Zusammenfassung

Mit der MRT kann die regionale myokardiale Perfusion nicht nur transmural, sondern auch in subendokardialen und -epikardialen Regionen getrennt qualitativ und quantitativ bestimmt werden. Die Möglichkeit der qualitativen wie auch der quantitativen Auswertung der Studien erlaubt den Einsatz als Screening-Methode genauso wie den wiederholten Einsatz bei Therapie-Follow-up (Intervention, Drug- und Therapie-Monitoring). Vorteile gegenüber den bisher in der Klinik eingesetzten nuklearmedizinischen und kathetergestützten Verfahren sind die fehlende Invasivität und Strahlenbelastung. Die Einzigartigkeit der kombinierten Messung von myokardialer Perfusion und regionaler und globaler Funktion ist ein weiterer Vorteil der MRT. Die aufgeführten Fallbeispiele zeigen verschiedene klinische Probleme, bei denen die Evaluierung der Myokardperfusion mit der Magnetresonanztomographie differentialdiagnostisch hilfreich ist. Die Anwendungen bei Patienten mit Mikrozirkulationsstörungen bei Syndrom X oder bei der Evaluierung nach Herztransplantation erweitern das klinische Einsatzfeld der Methode.

| Literatur

1. Al Saadi N et al (2000) Noninvasive detection of myocardial ischemia from perfusion reserve based on cardiovascular magnetic resonance. Circulation 101:1379–1383
2. Al Saadi N et al (2000) Improvement of myocardial perfusion reserve early after coronary intervention: assessment with cardiac magnetic resonance imaging [In Process Citation]. J Am Coll Cardiol 36:1557–1564
3. Bassingthwaighte JB, Goresky CA (1984) Modeling in the analysis of solute and water exchange in the microvasculature. Renkin EM, Michael CC (eds) Bethesda MD Handbook of Physiology. Oxford University Press, pp 549–626
4. Betriu A et al (1982) Angiographic findings 1 month after myocardial infarction: a prospective study of 259 survivors. Circulation 65:1099–1105
5. Blardi P et al (1993) Pharmacokinetics of exogenous adenosine in man after infusion. Eur J Clin Pharmacol 44:505–507
6. Burstein D, Taratuta E, Manning WJ (1991) Factors in myocardial „perfusion" imaging with ultrafast MRI and Gd-DTPA administration. Magn Reson Med 20:299–305
7. Califf RM (1995) Restenosis: the cost to society. Am Heart J 130:680–684
8. Carlsen J et al (2000) Myocardial perfusion scintigraphy as a screening method for significant coronary artery stenosis in cardiac transplant recipients [In Process Citation]. J Heart Lung Transplant 19:873–878
9. de Roos A et al (1990) Myocardial infarct size after reperfusion therapy: assessment with Gd-DTPA-enhanced MR imaging. Radiology 176:517–521
10. Gallagher KP et al (1982) Myocardial blood flow and function with critical coronary stenosis in exercising dogs. Am J Physiol 243:H698–H707
11. Gould KL, Lipscomb K, Hamilton GW (1974) Physiologic basis for assessing critical coronary stenosis. Instantaneous flow response and regional distribution during coronary hyperemia as measures of coronary flow reserve. Am J Cardiol 33:87–94
12. Jerosch-Herold M et al (1998) MRI Measurements of Perfusion Reserve in Collateral-Dependent Myocardium of Pigs. Circulation 98:225 [Abstr]
13. Jerosch-Herold M, Wilke N, Stillman AE (1998) Magnetic resonance quantification of the myocardial perfusion reserve with a Fermi function model for constrained deconvolution. Med Phys 25:73–84
14. Jerosch-Herold M et al (1999) Direct comparison of an intravascular and an extracellular contrast agent for quantification of myocardial perfusion. Cardiac MRI Group. Int J Card Imaging 15:453–464
15. Johnson TH and others (1991) Allograft vasculopathy and death in a cardiac transplant patient with angiographically normal coronary arteries. Cathet Cardiovasc Diagn 24:37–40
16. Keijer JT (2000) Magnetic resonance imaging of regional myocardial perfusion in patients with single-vessel coronary artery disease: quantita-

tive comparison with (201)Thallium-SPECT and coronary angiography. J Magn Reson Imaging 11:607–615

17. Klocke FJ (1976) Coronary blood flow in man. Prog Cardiovasc Dis 19:117–166
18. Koenig SH et al (1986) Relaxation of water protons in the intra- and extracellular regions of blood containing Gd(DTPA). Magn Reson Med 3:791–795
19. Kraitchman DL (1996) Myocardial perfusion and function in dogs with moderate coronary stenosis. Magn Reson Med 35:771–780
20. Kroll K et al (1996) Modeling regional myocardial flows from residue functions of an intravascular indicator. Am J Physiol 271:H1643–H1655
21. Kroll K et al (1996) Accuracy of modeling of regional myocardial flows from residue functions of an intravascular indicator. Am J Physiol (Heart Circ Physiol) 40:H1643–H1655
22. Lauerma K (1997) Multislice MRI in assessment of myocardial perfusion in patients with single-vessel proximal left anterior descending coronary artery disease before and after revascularization. Circulation 96:2859–286
23. Muehling O et al (2000) Bestimmung des Endokardialen-/Epikardialen Blutfluss mit Quantitativer First-Pass Magnetresonanztomographie (QMR) bei Patienten nach Orthothoper Herztransplantation. Z Kardiol 8 (Suppl 1)
24. O'Keefe DD et al (1978) Coronary blood flow in experimental canine left ventricular hypertrophy. Circ Res 43:43–51
25. Rechavia E et al (1992) The significance of a dipyridamole induced 99mTc-MIBI perfusion abnormality on single photon emission tomography: a quantitative validation with labelled water and positron emission tomography. Eur J Nucl Med 19:1044–1049
26. Schwaiger M, Muzik O (1991) Assessment of myocardial perfusion by positron emission tomography. Am J Cardiol 67:35D–43D
27. Shelton ME et al (1993) Concordance of nutritive myocardial perfusion reserve and flow velocity reserve in conductance vessels in patients with chest pain with angiographically normal coronary arteries. J Nucl Med 34:717–722
28. Stewart RE (1994) The role of noninvasive cardiac imaging in the evaluation of the postcoronary intervention patient. J Interv Cardiol 7:213–219
29. Thompson HK (1964) Indicator transit time considered as a gamma variate. Circ Res 14: 502–515
30. Tsekos NV et al (1995) Fast anatomical imaging of the heart and assessment of myocardial perfusion with arrhythmia insensitive magnetization preparation. Magn Reson Med 34:530–536
31. Uren NG et al (1994) Relation between myocardial blood flow and the severity of coronary-artery stenosis. N Engl J Med 330:1782–1788
32. Verberne HJ et al (1999) Functional assessment of coronary artery stenosis by doppler derived absolute and relative coronary blood flow velocity reserve in comparison with (99m)Tc MIBI SPECT. Heart 82:509–514
33. Weis M, Scheidt W (1997) Cardiac allograft vasculopathy: a review. Circulation 96:2069–2077
34. Wilke N et al (1997) Myocardial perfusion reserve: assessment with multisection, quantitative, first-pass MR imaging. Radiology 204:373–384
35. Wilke N (1993) Contrast-enhanced first pass myocardial perfusion imaging: correlation between myocardial blood flow in dogs at rest and during hyperemia. Magn Reson Med 29:485–497
36. Wilke N et al (2000) MR First-Pass Perfusion Imaging Performs Better in Individual Vessels Then SPECT. Circulation 102:686 [Abstr]
37. Williams DO et al (1976) Functional significance of coronary collateral vessels in patients with acute myocardial infarction: relation to pump performance, cardiogenic shock and survival. Am J Cardiol 37:345–351
38. Wilson RF (1991) Assessment of the human coronary circulation using a Doppler catheter. Am J Cardiol 67:44D–56D
39. Wilson RF, Marcus ML, White CW (1987) Prediction of the physiologic significance of coronary arterial lesions by quantitative lesion geometry in patients with limited coronary artery disease. Circulation 75:723–732
40. Wilson RF et al (1990) Effects of adenosine on human coronary arterial circulation. Circulation 82:1595–1606
41. Zaacks SM et al (1999) How well does radionuclide dipyridamole stress testing detect three-vessel coronary artery disease and ischemia in the region supplied by the most stenotic vessel? Clin Nucl Med 24:35–41

Zusätzliche Materialien auf der CD-ROM

■ Fallbeispiel 1: 74-jähriger Patient mit Angina pectoris und koronarer Dreigefäßerkrankung

■ Fallbeispiel 2: Patient mit unklarem Thoraxschmerz

KAPITEL 18 Infarktdiagnostik

EIKE NAGEL, OLAF GREBE, INGO PAETSCH,
BERNHARD SCHNACKENBURG und HOLGER LANGRECK

18.1 | Einführung

Nach einem Myokardinfarkt ist sowohl die Bestimmung der Infarktgröße als auch die Erkennung vitalen Myokards zur Einschätzung der Prognose und der Planung des weiteren Procedere wichtig. Vitales Myokard ist nur funktionell geschädigt, und die Funktion kann durch eine Revaskularisation wiederhergestellt werden.

Der Einsatz der Magnetresonanztomographie bei diesen Patienten bietet gegenüber den bisher klinisch genutzten Verfahren folgende Vorteile: höhere räumliche und zeitliche Auflösung, bessere Reproduzierbarkeit und die Möglichkeit der Kombination von Wandbewegungsanalyse, Perfusion, kontrastmittelverstärkter Infarktdarstellung und Morphologie.

18.2 | Pathophysiologie

Bei einem Myokardinfarkt kommt es zuerst in den subendokardialen Myokardabschnitten, im Verlauf dann über die gesamte Wand zu einem ischämiebedingten Verlust der Integrität der Zellmembran mit darauf folgendem Zelltod. Eventuell kann über Kollateralen genug Sauerstoff bereitgestellt werden, um die Zellintegrität, nicht jedoch die Funktion aufrecht zu erhalten. In diesem Fall wird vitales Myokard auch als „hibernating myocardium", also Myokard im Winterschlaf bezeichnet [5] und so begrifflich von irreversibel geschädigtem Myokard abgegrenzt (siehe auch Kap. 16, S. 124 f.).

18.3 | Methoden zur magnetresonanztomographischen Infarktdiagnostik: kontrastmittelverstärkte Infarktdarstellung

Die magnetresonanztomographische Erkennung von Myokardinfarkten anhand von Wandbewegungsstörungen und Veränderungen der Wanddicke sowie die Abgrenzung von vitalem Gewebe durch Stressuntersuchungen ist bereits in Kapitel 16 ausführlich erläutert. Im vorliegenden Kapitel wird die Analyse von Myokardinfarkten durch kontrastmittelverstärkte Aufnahmen dargestellt.

Gebräuchliche Gd-Verbindungen wie Gd-DTPA, Gd-BMA und Gd-BOPTA verteilen sich frei im Intravasalraum und diffundieren schnell in den Extrazellulärraum (Interstitium). Bei der kontrastmittelverstärkten Darstellung von infarzierten Myokardarealen wird der T1-verkürzende Effekt von zumeist Gd-DTPA ausgenutzt. Gd-DTPA reichert sich in myokardialen Narben an und führt zur Signalanhebung in T1-gewichteten Sequenzen, wobei man durch einen Inversionsvorpuls das Signal des nichtinfarzierten Myokards (längere T1-Relaxationszeit) weiter unterdrückt (Abb. 18.1).

Nach Kontrastmittelgabe können im Gleichgewichtszustand folgende Phänomene beobachtet werden, wobei sich die vorliegende Literatur hauptsächlich auf Gd-DTPA bezieht:

Akutes und subakutes Infarktstadium:
- Hyperintenses Signal im Bereich des geschädigten Myokards ohne [2] oder mit Revaskularisation [4],
- Hypointenses Signal im Zentrum des Infarktareals [8].

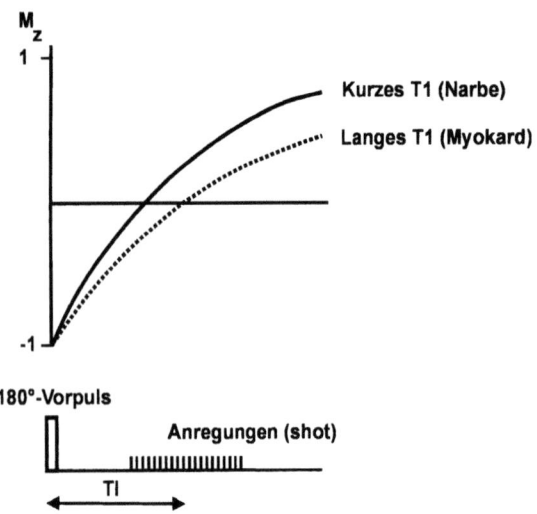

Abb. 18.1. Prinzip der T1-gewichteten Inversionsvorpuls-sequenz. Abhängig vom Delay zwischen Vorpuls und Messung (*TI*) lässt sich der Kontrast optimieren. Das Vorpuls-Delay entspricht im Idealfall dem Nulldurchgang der Magnetisierung von normalem Myokardgewebe

Chronisches Infarktstadium:

■ Hyperintenses Signal im Bereich der Infarktnarbe [3, 6].

Optimaler Kontrast zwischen der hyperintensen Infarktzone und normalem Myokard wird erzielt, wenn die Bildgebung erst mehrere Minuten nach der Kontrastmittelgabe stattfindet (>10 Minuten), so dass ein Auswaschen des Kontrastmittels aus dem Blut erfolgen kann. Diese auch als „late enhancement" bezeichnete Technik eignet sich aufgrund der hohen räumlichen Auflösung hervorragend zur Bestimmung von Lokalisation und Ausmaß (z. B. Volumen) eines Myokardinfarktes. Kim et al. nutzten diese Technik, um Myokardregionen mit reversibler Dysfunktion (kein Zelltod, jedoch Bestehen einer Wandbewegungsstörung) zu identifizieren und somit den Erfolg einer Revaskularisationsmaßnahme vorherzusagen [3].

Das Hyperenhancement chronischer Infarkte wird auf die größere interstitielle Matrix von Bindegewebe, die zu einem größeren Verteilungsvolumen für Gd-DTPA führt, zurückgeführt. Im Rahmen akuter Infarkte sind die Vorstellungen über die zugrunde liegende Pathophysiologie und das Bestehen eventuel-

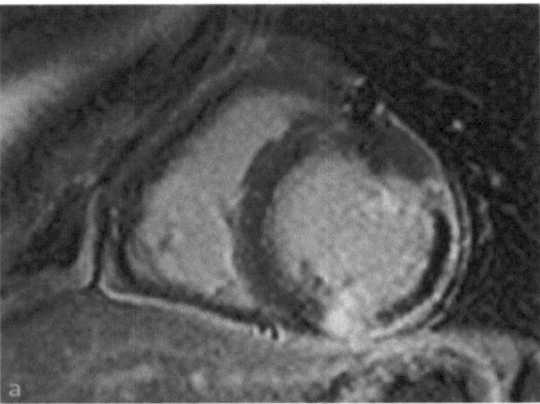

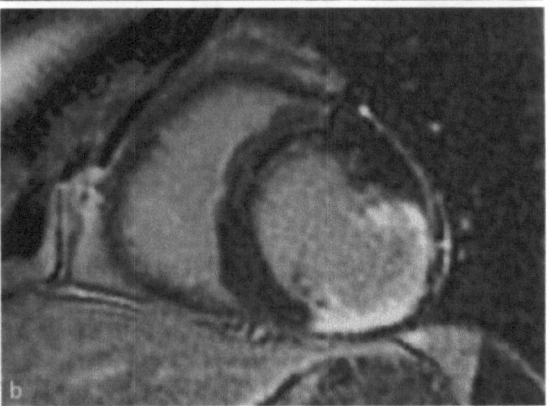

Abb. 18.2. Kurzachsenschnitt eines Seitenwandinfarktes mit Beteiligung beider Papillarmuskel nach Verschluss des Ramus circumflexus der linken Koronararterie im akuten Stadium (24 h nach Infarkt, **a**) und im chronischen Stadium (nach 2 Monaten, **b**). Der dunkle Bereich innerhalb des Hyperenhancements entspricht der „No-reflow-Zone" mit mikrovaskulärer Obstruktion ⓒⒹ

ler Fehlermöglichkeiten unklarer. So können Hyperperfusion, eine nach einigen Tagen auftretende erhöhte Kapillardichte im Infarktrandgebiet und Gewebsödem zu einer Überschätzung der Infarktgröße um ca. 10% führen [1].

Bei der ersten Kreislaufpassage des Kontrastmittels („first pass perfusion") grenzt sich infarziertes Myokard als hypointense Zone vom restlichen Myokard ab [7]. Die bei akuten Infarkten oft beobachteten hypointensen Zonen innerhalb des hyperintensen Infarktgebietes lassen sich durch eine gestörte Mikrozirkulation durch das Gewebsödem erklären und entsprechen „No-reflow-Zonen" im angiographischen Sinne (Abb. 18.2 a ⓒⒹ).

18.4 | Indikationsstellung

Mit einer magnetresonanztomographischen Untersuchung nach Myokardinfarkt können folgende Fragestellungen abgeklärt werden:

- Infarktgröße,
- Infarktlokalisation,
- Vorhandensein von vitalem Gewebe (Abgrenzung von Nekrose gegenüber Hibernating/Stunning),
- Identifizierung weiterer abgelaufener Infarkte (z. B. ohne bleibende EKG-Veränderungen),
- Vorliegen von Komplikationen (Thrombus, Herzwandaneurysma, Perikarditis, Ventrikelseptumdefekt).

18.5 | Praktische Durchführung der Untersuchung

18.5.1 Protokoll

Bei der Untersuchung von Patienten mit Myokardinfarkt sollte sowohl eine Wandbewegungsstudie als auch eine kontrastmittelverstärkte Spätaufnahme in Gradienten-Echo-Technik mit Inversionsvorpuls durchgeführt werden. Ergänzt werden kann dies eventuell durch eine Stressuntersuchung oder eine Angiographie. Nach Abschluss der Planung der gewünschten Kurz- und Längsachsenschnitte für die Wandbewegungsanalyse wird das Kontrastmittel (z. B. Gd-DTPA als Bolus von 0,1–0,2 mmol/kg KG) über eine periphere Vene injiziert. Nun hat man ca. 10–15 Minuten Zeit, die Wandbewegung in Ruhe darzustellen. Anschließend wird der gesamte linke Ventrikel mit einer stark T1-gewichteten Gradienten-Echo-Sequenz in Kurzachsenschnitten (z. B. 20 Schichten à 5 mm) durchgeschichtet. Dies geschieht vorzugsweise als 3D-Volumen, alternativ mit Mehrschichtaufnahmen in Atemstopptechnik. Optimaler Kontrast lässt sich mit einem Vorpuls-Delay zwischen 220 und 250 ms erzielen. Für die spätere Beurteilung ist es hilfreich, eine identische Schichtführung für die Wandbewegungsaufnahmen und die kontrastmittelverstärkten Aufnahmen zu wäh-

len, da dann die Information aus beiden Datensätzen optimal kombiniert werden kann.

Während der Kontrastmittelbolusapplikation, die auch fraktioniert erfolgen kann, können First-Pass-Perfusionsuntersuchungen oder eine Angiographie durchgeführt werden.

18.5.2 Bildinterpretation und Diagnostik

Die kontrastmittelverstärkten Bilder enthalten Informationen über die Lokalisation und Ausdehnung von irreversibel geschädigten Myokardarealen, die sich hyperintens darstellen. Im akuten Infarktstadium sind nichtperfundierte Bezirke als sehr signalarme Stellen (dunkler als normales Myokard) innerhalb der hellen Infarktzone abzugrenzen (s. Abb. 18.2 a ⓒⒹ).

■ Infarktgröße und Lokalisation

Das Infarktvolumen kann durch Summation der Flächen in den Einzelschichten und Multiplikation mit der Schichtdicke und einem eventuellen Schichtabstand berechnet werden. Im akuten und subakuten Stadium ist mit der oben erklärten Überschätzung der Infarktgröße um ca. 10% zu rechnen. Die Zuordnung der Infarkte zu bestimmten koronaren Versorgungsgebieten entspricht dem Vorgehen bei Wandbewegungsstörungen (siehe Kap. 16, S. 130).

■ Myokardvitalität

Durch eine Gegenüberstellung korrespondierender Schnitte der kontrastmittelverstärkten Spätaufnahmen und der Wandbewegungsuntersuchung kann vitales Myokard erkannt werden [3]. Vereinfacht stellen dann Wandbewegungsstörungen der hyperintensen Myokardareale avitales Gewebe dar, wohingegen Wandbewegungsstörungen in Arealen ohne Kontrastmittelenhancement als vital anzusehen sind. Dieses vitale, aber in der Funktion gestörte Myokard kann von einer Revaskularisation profitieren.

■ Komplikationen nach Myokardinfarkt

Bei der Bildinterpretation ist auf mögliche Komplikationen nach Myokardinfarkt zu achten. Ein Erguss findet sich typischerweise im

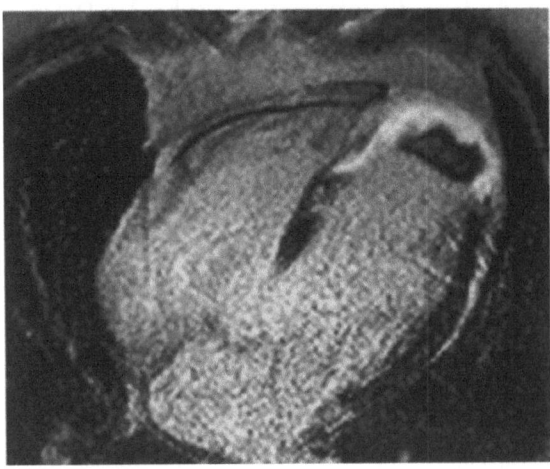

Abb. 18.3. Ventrikelthrombus nach großem Vorderwandinfarkt; transversale Vierkammerblick-Ebene ⓒⒹ

akuten Stadium bei Vorliegen eines Dressler-Syndroms; bei Kontrastmittelübertritt in den Perikardspalt liegt der seltene Fall einer Ventrikelruptur vor. In den Funktionsaufnahmen kann ein postinfarzieller Ventrikelseptumdefekt oder eine Papillarmuskelruptur, evtl. mit konsekutiver Mitralinsuffizienz, sichtbar werden. Im chronischen Stadium kann es zu Aneurysmabildung und Thrombenanlagerung kommen. Wandadhärente Thromben sind in den Kontrastmittelspätaufnahmen zunächst als signalarme intraventrikuläre Strukturen zu erkennen, können aber mit zunehmendem Alter vaskularisiert werden und somit signalreicher erscheinen (Abb. 18.3 ⓒⒹ). Weitere Abbildungen befinden sich auf der ⓒⒹ.

Literatur

1. Choi SI, Jiang CZ, Lim KH, Kim ST, Lim CH, Gong GY, Lim TH (2000) Application of breath-hold T2-weighted, first-pass perfusion and gadolinium-enhanced T1-weighted MR imaging for assessment of myocardial viability in a pig model. J Magn Reson Imaging 11:476–480
2. Eichstaedt HW, Felix R, Dougherty FC, Langer M, Rutsch W, Schmutzler H (1986) Magnetic resonance imaging (MRI) in different stages of myocardial infarction using the contrast agent gadolinium-DTPA. Clin Cardiol 9:527–535
3. Kim RJ, Wu E, Rafael A, Chen EL, Parker MA, Simonetti O, Klocke FJ, Bonow RO, Judd RM (2000) The use of contrast-enhanced magnetic resonance imaging to identify reversible myocardial dysfunction. N Engl J Med 343:1445–1453
4. Lima JA, Judd RM, Bazille A, Schulman SP, Atalar E, Zerhouni EA (1995) Regional heterogeneity of human myocardial infarcts demonstrated by contrast-enhanced MRI. Potential mechanisms. Circulation 92:1117–1125
5. Rahimtoola SH (1989) The hibernating myocardium. Am Heart J 117:211–221
6. Ramani K, Judd RM, Holly TA, Parrish TB, Rigolin VH, Parker MA, Callahan C, Fitzgerald SW, Bonow RO, Klocke FJ (1998) Contrast magnetic resonance imaging in the assessment of myocardial viability in patients with stable coronary artery disease and left ventricular dysfunction. Circulation 98:2687–2694
7. Rogers WJ, Kramer CM, Geskin G, Hu YL, Theobald TM, Vido DA, Petruolo S, Reichek N (1999) Early contrast-enhanced MRI predicts late functional recovery after reperfused myocardial infarction. Circulation 99:744–750
8. Wu KC, Zerhouni EA, Judd RM, Lugo-Olivieri CH, Barouch LA, Schulman SP, Blumenthal RS, Lima JA (1998) Prognostic significance of microvascular obstruction by magnetic resonance imaging in patients with acute myocardial infarction. Circulation 97:765–772

Zusätzliche Materialien auf der CD-ROM

■ „Late enhancement"

■ Vorderwandinfarkt mit Ventrikelthrombus

KAPITEL 19 Flussmessungen

CHRISTOPH KLEIN und EIKE NAGEL

19.1 | Einführung

Mit der Magnetresonanztomographie können die Geschwindigkeit und das Volumen fließenden Blutes quantitativ auf der Grundlage der Phasenkontrasttechnik bestimmt werden. Diese Technik ist in den Kapiteln 3 und 4 detailliert beschrieben. Aus den Messungen werden zwei Bilddatensätze erstellt: ein anatomisches (Modulus) und ein geschwindigkeitskodiertes (Phasenkontrast)Bild ⓒ. Im Phasenkontrastbild sind die Geschwindigkeiten der Spins in den Voxel als Grauwerte kodiert. Unbewegliche Spins erhalten eine graue Farbe, sich auf den Betrachter zu bewegende Bildpunkte sind heller, sich vom Betrachter weg bewegende Bildpunkte dunkler kodiert (s. Abb. 19.1). Das jeweilige Signal (dunkel oder hell) ist direkt proportional zur Flussgeschwindigkeit. Mit dieser Methode können folgende Parameter quantitativ bestimmt werden:

- maximale Flussgeschwindigkeit (peak flow velocity): schnellster Pixel im Gefäß [cm/s].
- mittlere Flussgeschwindigkeit (mean flow velocity): Mittelwert der Gcschwindigkeiten aller sich im Gefäß befindenden Pixel [cm/s].
- Flussvolumen: mittlere Flussgeschwindigkeit×Gefäßfläche [ml/s oder ml].

Diese Parameter können sowohl für einen Teil als auch für den gesamten Herzzyklus bestimmt werden. Dadurch kann das Schlagvolumen oder – nach Korrektur für die Herzfrequenz – das Flussvolumen pro Minute bestimmt werden.

Da immer auch ein anatomisches Bild erstellt wird, können die Flussdaten genau der jeweiligen anatomischen Struktur zugeordnet werden. Vorteile gegenüber der Doppler-Sonographie bestehen darin, dass keine Schallfens-

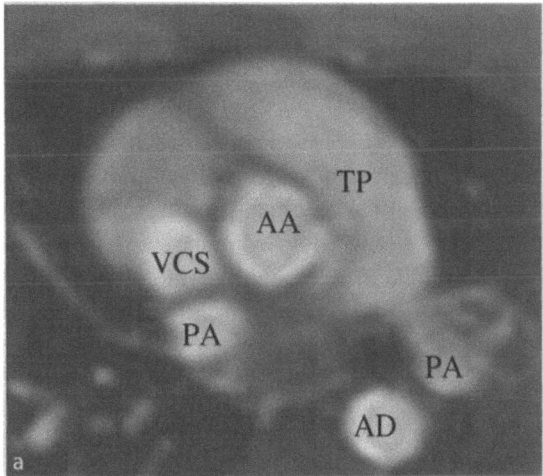

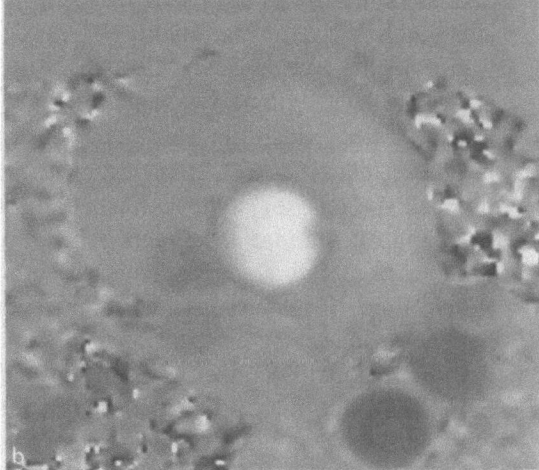

Abb. 19.1. Beispiel für ein anatomisches (**a**) und ein flusskodiertes (**b**) Bild in einem transversalem Schnitt der thorakalen Aorta. Im flusskodiertem Bild bedeutet das helle Signal (*AA* Aorta ascendens), dass sich die im Gefäß befindenden Spins nach kranial, das dunkle Signal (*AD* Aorta descendens), dass sich die Spins nach kaudal bewegen. Das jeweilige Signal ist proportional zur Flussgeschwindigkeit. Zusätzlich sieht man kaudalen Fluss in den beiden PA (schräg angeschnitten) und der VCS. (*TP* Truncus pulmonalis, *PA* Pulmonalarterie, *VCS* Vena cava superior)

ter oder Annahmen über die Gefäßanatomie und die Flussverteilung innerhalb des Gefäßes erforderlich sind. Nachteile gegenüber anderen Methoden (intravasaler Flussdraht, Doppler-Sonographie) sind eine schlechtere örtliche und zeitliche Auflösung. MR-Flussmessungen können bei der Beurteilung der zentralen und peripheren Gefäße, der Koronardurchblutung, der Herzklappenfunktion (siehe Kap. 10) und bei angeborenen Herzfehlern (siehe Kap. 11) angewendet werden.

19.2 | Planung der Flussmessung

Für die Flussmessungen in einem Gefäß muss dessen anatomischer Verlauf in allen Ebenen dargestellt werden. Man hat anschließend die Möglichkeit, sowohl orthogonal („through plane") als auch parallel zum Gefäß („in plane") zu messen. Zur Bestimmung des Flussvolumens muss orthogonal gemessen werden, da auch die Fläche des Gefäßlumens in die Berechnung eingeht. Zur Bestimmung der maximalen Flussgeschwindigkeit bietet sich auch die „through plane"-Messung an, wenn nicht mit großen Geschwindigkeitsschwankungen entlang des Gefäßes gerechnet wird. Ist dies jedoch der Fall (z. B. bei Ermittlung der maximalen Geschwindigkeit innerhalb einer Stenose) sollte zunächst mit dünnen, eng aneinander liegenden Schichten parallel zum Gefäß gemessen werden, um den Bereich der höchsten Geschwindigkeit zu erfassen. An dieser Stelle kann anschließend erneut orthogonal gemessen werden, um zusätzliche Informationen über das Flussvolumen zu erhalten. Die Flussinformationen können alternativ in allen drei Ebenen (x, y, z) separat oder zusammen in einer Messung (dreidimensionale Information) gewonnen werden.

19.3 | Globale ventrikuläre Funktion

19.3.1 Beurteilung der Systole

Ventrikuläre Parameter wie Schlagvolumen, Ejektionsfraktion und Herzzeitvolumen sind zur Diagnose und Prognose bei Patienten mit

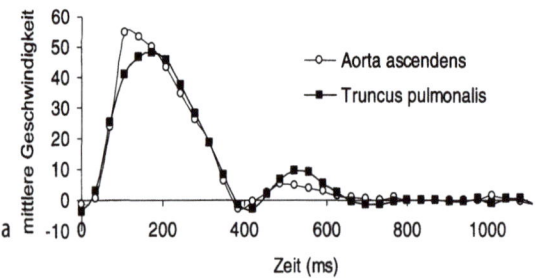

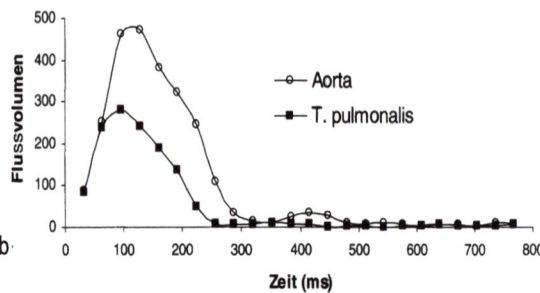

Abb. 19.2. a Beispiel für typische Flusskurven (mittlere Flussgeschwindigkeit in cm/s) in der Aorta ascendens und dem Truncus pulmonalis bei einem gesunden Probanden. Wird die mittlere Geschwindigkeit der systolischen Herzphasen mit der jeweiligen Gefäßfläche multipliziert, kann das Schlagvolumen berechnet werden; **b** typische Flusskurven (Flussvolumen in ml/min) der Aorta und des T. pulmonalis bei einem Patienten mit einem ausgeprägten Rechts-links-Shunt

verschiedenen Herzerkrankungen von Bedeutung. Neben der klassischen Methode der Ventrikelvolumetrie (siehe Kap. 9) können links- und rechtsventrikuläre Schlagvolumen mit Hilfe von Volumenflussmessungen in der Aorta (siehe Kap. 19.4.1) bzw. in der Pulmonalarterie (siehe Kap. 19.4.2) quantifiziert werden. Das Schlagvolumen wird aus dem Produkt der Gefäßfläche mit der Durchschnittsgeschwindigkeit aller sich darin befindenden Pixel in den systolischen Herzphasen berechnet (s. Abb. 19.2 a). Mit dieser Technik können ähnliche Werte wie mit der MR-Ventrikelvolumetrie erzielt werden [20].

19.3.2 Beurteilung der Diastole

Die diastolische Dysfunktion spielt u. a. bei Erkrankungen der Herzklappen, des Perikards und der hypertrophen Kardiomyopathie eine Rolle, da es auch bei unauffälliger systolischer Funktion zu Symptomen der Herzinsuffizienz kommen kann. Die diastolische Funktion kann anhand der diastolischen Füllungsgeschwindigkeiten (frühe ventrikuläre Diastole und Vorhofkontraktion, E- und A-Welle) der Herzkammern bestimmt werden. Dabei kann die Flussgeschwindigkeit durch die AV-Klappen sowohl parallel als auch orthogonal ermittelt werden; das Flussvolumen sollte jedoch orthogonal bestimmt werden.

Mit der Magnetresonanztomographie bestimmte Flussgeschwindigkeiten [12, 22] und Flussvolumina [10, 11] durch die Mitralklappe und die Berechnung des E/A-Verhältnisses [24] korrelieren gut mit anderen Methoden.

19.4 | Zentrale Gefäße

19.4.1 Aorta

■ **Aortendissektion.** Bei der Evaluierung der Aortendissektion können mit Flussmessungen Hinweise auf das wahre und falsche Lumen gewonnen werden, wobei sowohl die mittlere als auch die maximale Flussgeschwindigkeit im falschem Lumen deutlich niedriger ist als im wahren und häufig retrograden Fluss zeigt [2, 7].

■ **Compliance.** Hämodynamische Größen (z. B. „wall shear stress", retrograder Fluss) beeinflussen die regionale Compliance der Gefäße und sind wahrscheinlich neben den klassischen Risikofaktoren wie Hochdruck, Rauchen, Diabetes mellitus und Hyperlipoproteinämie wichtige Faktoren zur Entstehung der Arterosklerose. Mohiaddin et al. [23] konnten zeigen, dass die Flussgeschwindigkeit in der Aorta ascendens mit dem Alter linear zunimmt (r = 0,87) und invers mit der Compliance korreliert (r = –0,75). Dreidimensionale Flussanalysen bei gesunden Probanden in der Aorta ergaben ein konsistentes Flussmuster aus antegradem, helikalem und retogradem Fluss [4]. Diese Daten könnten neue Informationen der Hämodynamik in gesunden und erkrankten Gefäßen, im Besonderen zur Entwicklung von Atheromen im Aortenbogen, liefern. Das Auftreten von Plaques in bestimmten Gefäßregionen und mit einer örtlichen Verteilung an Stellen wie Bifurkationen, Kurven und Gefäßabzweigungen lässt

darauf schließen, dass die Entstehung dieser Plaques von der Gefäßanatomie und der Flussdynamik abhängen [33].

19.4.2 Pulmonalarterie

Ähnlich wie bei der Aorta ascendens können rechtsventrikulare Parameter über Flussmessungen in der A. pulmonalis bestimmt werden. Dabei kann der Blutfluss sowohl im Truncus pulmonalis (Abb. 19.2 a und 19.3), als

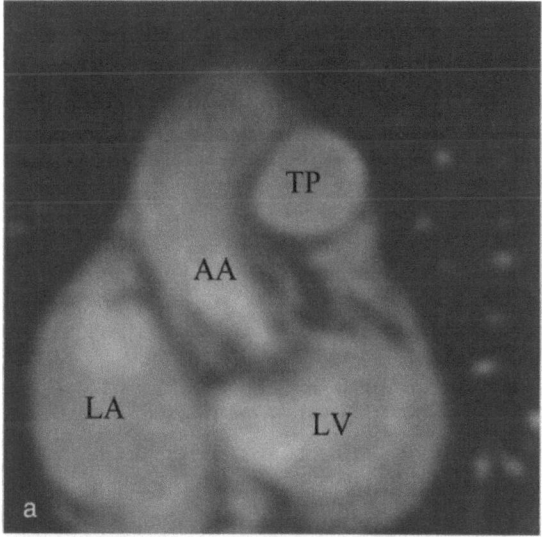

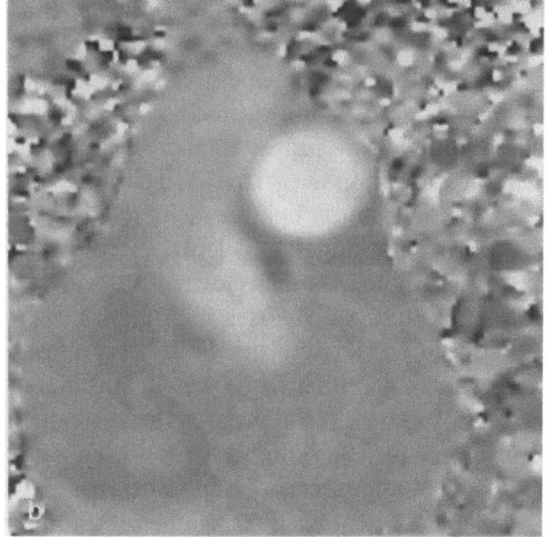

Abb. 19.3. Beispiel für ein anatomisches (**a**) und ein flusskodiertes (**b**) Bild des Truncus pulmonalis in einem doppelt anguliertem Schnitt. In der Aorta ascendens zeigt sich nur ein geringes Flusssignal, da für diese Flussrichtung nicht kodiert wurde. (*TP* Truncus pulmonalis, *AA* Aorta ascendens, *LA* linker Vorhof, *LV* linker Ventrikel)

auch in den beiden Aa. pulmonalis gemessen werden. Die Summe der Blutflussmessungen in der rechten und der linken A. pulmonalis entspricht dabei dem Blutfluss des T. pulmonalis [6]. Es ist somit möglich, unterschiedlichen Lungenblutfluss, wie z. B. bei angeborenen Herzfehlern oder bei Z. n. Lungentransplantation, zu quantifizieren.

Pulmonaler Hochdruck verändert die Elastizität der Pulmonalarterien und beeinflusst so die Dehnbarkeit und Compliance der Gefäße. Die Dehnbarkeit eines Gefäßes kann über die Volumenänderung (systolisches minus diastolisches Volumen geteilt durch das systolische Volumen) in enddiastolischen und endsystolischen Bildern errechnet werden. Eine Reduktion der Compliance und ein Anstieg des retrograden Flusses im T. pulmonalis sprechen für eine pulmonale Hypertonie [3].

19.5 | Shunts

Die genaue Bestimmung des Verhältnisses von pulmonalem zu systemischem Fluss (Q_p/Q_s-Verhältnis) ist wichtig für die Planung einer chirurgischen und/oder medikamentösen Therapie (siehe Kap. 11). Bestehende Methoden sind die Oxymetrie und die Indikatorverdünnung – beide invasiv –, die Radionuklidszintigraphie – radioaktiv – und die Echokardiographie mit oft schwierigen Untersuchungsverhältnissen. Die Berechnung des Q_p/Q_s-Verhältnisses bei einfachen Läsionen wie Vorhofseptumdefekt, Ventrikelseptumdefekt, offenem Ductus arteriosus und teilweise anomaler pulmonalvenöser Einmündung erfolgt über die Messung des Blutflussvolumens in der Aorta ascendens und dem T. pulmonalis (Abb. 19.2 b) oder alternativ in den beiden Aa. pulmonalis. Bei komplexeren Vitien muss das Flussvolumen ggf. noch in anderen Regionen gemessen werden. Vergleichende Studien mit der Oxymetrie bei Erwachsenen zeigten nur mäßige bis gute Übereinstimmungen [5], jedoch ließen sich Q_p/Q_s-Verhältnisse über 1,5 (signifikanter Shunt) sicher damit identifizieren [15]. Beerbaum et al. konnten diese Ergebnisse bei einem großen pädiatrischen Patientenkollektiv bestätigen. Die Berechnung des Shuntvolumens direkt im Defekt ist allerdings ungenau [1].

19.6 | Periphere Gefäße

Während die morphologische Betrachtung einen wichtigen und traditionellen Aspekt für die Beurteilung der peripheren arteriellen Verschlusskrankheit darstellt, sind insbesondere die hämodynamischen Eigenschaften von klinischer Relevanz. Zur Evaluierung der peripheren arteriellen Verschlusskrankheit hat sich deshalb die Kombination aus Angiographie und Doppler-Sonographie etabliert. Da die MRT die invasive Angiographie zunehmend ersetzt, bietet sich auch die Durchführung einer Flussmessung im Rahmen der gleichen Untersuchung an. Erste Ergebnisse von Flussmessungen zeigen eine gute Übereinstimmung von Magnetresonanztomographie und Doppler-Echokardiographie in den peripheren Gefäßen; dabei ist mit der MRT eine deutlich verbesserte Beurteilung der Beckenarterien möglich [7 a].

In den Nierenarterien spricht ein Verlust der frühdiastolischen Spitze und eine zunehmende Verspätung des systolischen Maximums für eine beginnende Stenosierung bei noch erhaltenem Flussvolumen, das erst bei höhergradigen Stenosen abnimmt [30, 37].

19.7 | Koronararterien, -sinus und Bypässe

19.7.1 Vorbemerkungen

In der klinischen Routine wird die invasive Darstellung der Koronararterien genutzt, um das Ausmaß einer koronaren Herzerkrankung (KHK) festzustellen. Dabei gibt weder die visuelle [36] noch die quantitative [35] Beurteilung einer Koronarstenose notwendigerweise auch Auskunft über die funktionelle Signifikanz der Stenose. Dies gilt insbesondere für mittlere Stenosegrade, bei denen das weitere klinische Procedere erheblich von der hämodynamischen Signifikanz abhängt. Diese kann über die Messung der koronaren Flussreserve – das Verhältnis von maximalem hyperämischen und Ruhefluss – mit der Positronenemissionstomographie (PET) oder dem intrakoronaren Doppler-Flussdraht bestimmt werden [9]. Bei normalen epikardialen Koronararterien und normaler myokardialer Mikrozirkulation führt die Gabe eines Vasodilatators wie z. B. Adenosin oder Dipyridamol zu einer 2,5- bis 5,5fachen Flusssteigerung bei PET [17] und zu einer 3,5- bis 4,5fachen Flusssteigerung bei intrakoronaren Doppler-Flussmessungen. Koronare Flussmessungen mit dem Doppler-Flussdraht sind für spezielle Fragestellungen bereits in der klinischen Routine etabliert, sie können jedoch nur in Kombination mit der invasiven Koronarangiographie eingesetzt werden. Die nichtinvasiven Methoden sind entweder nur in wenigen Zentren verfügbar oder technisch limitiert. Die MRT bietet eine alternative Möglichkeit der Koronarflussmessung. Unter Ruhebedingungen hängt der myokardiale Blutfluss vom Sauerstoffbedarf, also von Herzfrequenz, Kontraktilität und ventrikulärem Füllungsdruck ab. Solange der Sauerstoffbedarf konstant bleibt, ist der Koronarfluss, im Rahmen der Möglichkeiten der Autoregulation – unabhängig vom koronaren Perfusionsdruck (diastolischer aortaler Druck), während er unter maximaler Vasodilatation stark von diesem abhängig ist. Bei der Interpretation der koronaren Flussreserve müssen Variablen wie physiologische Flussvariationen, unterschiedliche vasodilatatorische Potenz verschiedener Arzneien und die technischen Limitationen der unterschiedlichen Messmethoden mit berücksichtigt werden.

19.7.2 Koronare Flussmessung

Zur Bestimmung des Blutflusses in den Koronararterien bzw. Bypasses müssen zunächst die Gefäße in ihrem Verlauf dargestellt werden (siehe Kap. 20), wobei es nur auf den genauen Verlauf, jedoch nicht auf eine hohe räumliche Auflösung ankommt. Die Flussgeschwindigkeit und das Flussvolumen werden orthogonal zum Gefäß gemessen. Zu beachten ist dabei, dass das Gefäß in allen Ebe-

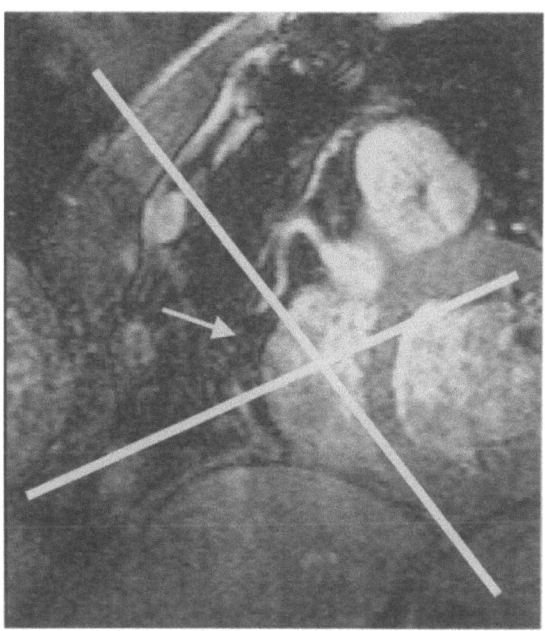

Abb. 19.4. Beispiel für die proximale und distale Planung einer orthogonalen Flussmessung in der rechten Koronararterie: ein Patient nach Stentimplantation, erkennbar durch einen Signalverlust (siehe Pfeil)

nen senkrecht getroffen wird (Abb. 19.4 und 19.5). Bei Bypasses, dem Koronarsinus und der rechten Koronararterie ist dies einfacher als bei der linken Koronararterie (LAD), da diese oft einen geschlängelten Verlauf aufweist. Bei Bestimmung der maximalen Flussgeschwindigkeit ist dies von etwas geringerer Bedeutung, da die Schichtführung auf die Diastole eingestellt werden kann. Schwierigkeiten bei der orthogonalen Messung können bei der Bestimmung des Flussvolumens auftreten, da die Koronararterien endsystolisch stärker geschlängelt verlaufen und das Gefäß nicht in allen Herzphasen exakt senkrecht abgebildet wird (siehe Kap. 19.8). Abbildung 19.6 zeigt eine typische Flussgeschwindigkeitskurve der LAD und der als Bypass verwendeten linken A. mammaria. Messungen parallel zum Gefäß sind ungeeignet, da sich die Koronarien während der Datenakquisition aus der Schicht herausbewegen können.

■ **Koronararterien.** Zur Beurteilung der Signifikanz einer Stenose muss die koronare Flussreserve (Quotient aus hyperämischem Fluss und Ruhefluss) berechnet werden (siehe Kapitel 17), da der Ruhefluss auch bei signifi-

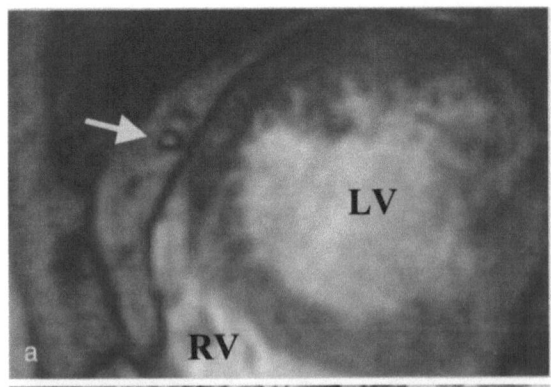

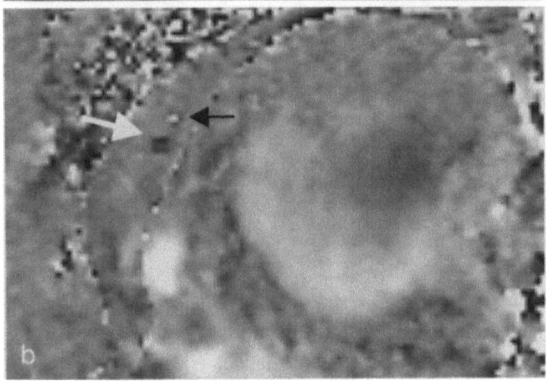

Abb. 19.5. Beispiel für ein anatomisches (**a**) und ein fluss-kodiertes (**b**) Bild orthogonal zur proximalen LAD (weißer Pfeil) während einer diastolischen Herzphase. Das dunkle Signal im Flussbild zeigt kaudalen Fluss in der Koronararterie an. Das helle Signal (schwarzer Pfeil) kennzeichnet den venösen, kranialen Fluss der Vene

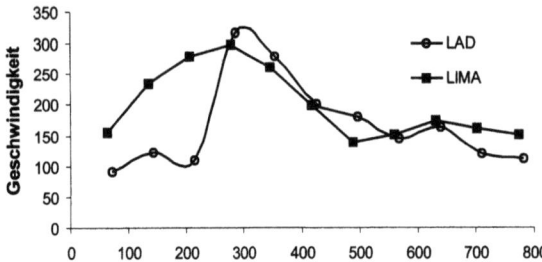

Abb. 19.6. Beispiel für typische Flusskurven (max. Flussgeschwindigkeit in mm/s) in der LAD und einem linken A.-mammaria-Bypass (*LIMA*)

kanter Stenose noch normal sein kann. Die mit der MRT bestimmte koronare Flussreserve zeigt eine gute Korrelation im Vergleich mit der intravaskulären Doppler-Messung [27, 32] und der PET [28]. Anhand der koronaren Flussreserve können stenotische von nichtstenotischen Arterien unterschieden werden [16].

Derzeit bietet sich die Flussgeschwindigkeit als Parameter an, da sie in Anbetracht der starken Bewegung der Koronarien während des Herzzyklus für Fehler (z. B. Bewegungsartefakte) weniger anfällig ist. Allerdings wird – wahrscheinlich auf Grund der noch zu geringen räumlichen und zeitlichen Auflösung (siehe Kap. 19.8) – die maximale Flussgeschwindigkeit im Vergleich zur invasiven Messung mit dem Doppler-Flussdraht systematisch unterschätzt [25].

■ **Koronare Bypasses.** Flussmessungen in Venenbypasses oder der A. mammaria interna erlauben anhand der Bestimmung des Ruheflussvolumens und -flussmusters die Erkennung von signifikanten Stenosen. Ein Vergleich der MRT mit der invasiven Koronarangiographie ergab, dass ein Absinken des Anteils des diastolischen Flusses (Quotient diastolischer Fluss/systolischer Fluss; normal: $1,89 \pm 0,91$; bei Stenosen: $0,43 \pm 0,32$) und des Flussvolumens (normal: $76,4 \pm 38,4$ ml/min; bei Stenosen: $14,3 \pm 1,34$ ml/min) ein Hinweis auf eine mögliche Stenosierung ist [14].

■ **Koronarsinus.** Etwa 96% des myokardialen Blutflusses drainieren in den Koronarsinus [34]. In Kombination mit der Massenbestimmung des linken Ventrikels kann mit Hilfe der Phasenkontrasttechnik die globale Herzdurchblutung erfasst werden. Dies ist bei Erkrankungen wie der hypertrophen Kardiomyopathie [18] oder nach Herztransplantation [31] eine hilfreiche Information.

19.8 | Fehlerquellen

■ **EKG- und Atemschema.** Auf Grund der geringen Größe und der erheblichen Bewegung steht für die Koronarien – im Gegensatz zu großen Gefäßen (z. B. Aorta) – lediglich die prospektive EKG-Triggerung in Kombination mit Atemanhalte- oder Navigatortechniken zur Verfügung (siehe Kap. 5). Vorteil der Atemanhaltetechnik ist die kurze Akquisitionszeit, die entscheidend für Untersuchungen unter Stressbedingungen (Hyperämie) ist, sowie Bilder mit nur minimalen Atemartefakten. Allerdings kann das Atemanhalten den intrathorakalen Druck und somit den venösen Rückfluss des Blutes zum Herzen verändern [8, 29]. Die Navigatortechnik erlaubt eine normaler Atmung des Patienten sowie eine bessere räumliche und/oder zeitliche Auflösung [26], allerdings auf Kosten einer deutlich längeren Datenakquisitionsdauer, die zur Zeit die Messung der Flussreserve in allen drei Koronararterien verhindert, da sie die maximale Dauer des Adenosinstresses (6 Minuten) überschreitet.

■ **Zeitliche Auflösung.** Eine unzureichende zeitliche Auflösung führt aufgrund von Bildunschärfe und einer zu geringen Zahl von Messpunkten während des Herzzyklus zu Fehlern bei der Messung sowohl der Flussgeschwindigkeit als auch des Flussvolumens. Hofman et al. [13] postulieren, dass eine zeitliche Auflösung von unter 25 ms für die rechte und unter 125 ms für die linke Koronararterie für eine adäquate Flussmessung nötig sei. Die derzeitige zeitliche Auflösung ist für die Flussvolumenmessung in der LAD, nicht jedoch in der RCA ausreichend. In Anbetracht dieser Tatsache scheint die Bestimmung der maximalen Flussgeschwindigkeitreserve zur Zeit die beste Vorgehensweise zu sein, da Geschwindigkeitsmessungen in der Diastole nicht so anfällig für Bewegungsartefakte sind und es bereits gute Erfahrungen auf diesem Gebiet mit dem intrakoronaren Dopplerflussdraht gibt. Allerdings wird die gemessene Geschwindigkeit eines Pixels in einer Herzphase bei der Verwendung von schnellen Sequenzen (Turbo-Echo und EPI) auch über die zeitliche Auflösung gemittelt, was zu einer Unterschätzung der maximalen Geschwindigkeit führen kann.

■ **Partialvolumeneffekte:** Sie kommen zustande, wenn Pixel teilweise im Gefäßlumen und teilweise in der Gefäßwand liegen und somit die in diesen Pixel enthaltene Flussinformation nur zu einem bestimmten Teil dem Blutfluss entspricht. Diese Partialvolumeneffekte können zu einer deutlichen Überschätzung des Flussvolumens führen, wenn die örtliche Auflösung zu grob für das Gefäßlumen ist. Bei kleineren Gefäßen (Koronarien) spielt das eine deutlich größere Rolle als bei großen Ge-

fäßen (Aorta), da hier das Verhältnis zwischen Pixel mit Partialvolumeneffekten und Pixel, die vollständig im Gefäß liegen, größer ist [19]. Um erhebliche Fehler zu vermeiden, sollten mindestens 8 Voxel vollständig im Gefäß liegen. Die Messung der maximalen Flussgeschwindigkeit ist weniger anfällig, da die maximale Geschwindigkeit in der Mitte des Lumens zu erwarten ist und sich dort die Pixel vollständig im Gefäß befinden. Allerdings wird auch innerhalb eines Pixels die Flussgeschwindigkeit der sich darin befindenden Spins gemittelt, so dass das Pixel mit der maximalen Geschwindigkeit bei einer großen Pixelgröße auch viele Spins enthalten kann, die weiter peripher liegen und eine deutlich geringere Geschwindigkeit aufweisen. Insofern wird auch die maximale Geschwindigkeit von Pixel, die vollständig im Gefäß liegen, durch Partialvolumeneffekte beeinflusst.

■ **Korrektur der Herzbewegung.** Wie anfangs beschrieben, wird mit der Phasenkontrasttechnik Bewegung und nicht der Fluss selbst bestimmt. Bei der Auswertung der Flusskurven muss deshalb die Herz- bzw. Gefäßbewegung berücksichtigt und die gemessenen Werte entsprechend korrigiert werden [21]. Bei der Bestimmung des gesamten Flussvolumens spielt dies eine weniger wichtige Rolle, da sich das Herz am Anfang und am Ende der Messung in der gleichen Position befindet und sich Über- und Unterschätzung somit ausgleichen. Bei der Bestimmung der maximalen Flussgeschwindigkeit, die meist in der Diastole gemessen wird, geht die Herzbewegung mit ein und muss korrigiert werden. Dazu wird eine „region of interest" nahe des zu messenden Gefäßes platziert und die Geschwindigkeit der Herzphase, die für die Messung gewählt wurde, von der Flussgeschwindigkeit abgezogen.

■ **Signalverlust.** Verschiedene Faktoren können zum Signalverlust führen. Wird eine zu hohe Geschwindigkeitseinstellung in kleinen Gefäßen oder Gefäßen mit sehr langsamen Fluss gewählt, kommt es zu einer sehr geringen Phasenverschiebung, die zu einem nur geringen Signal führen. Geht (z.B. durch Turbulenz) die Phasenkohärenz innerhalb eines Voxels verloren, ist es unmöglich, die Phasenverschiebung des Flusssignals zu bestimmen. Eine Dephasierung innerhalb eines Voxels und Sättigung von langsamem „inplane" Fluss kann durch eine Verringerung der Voxelgröße und Verlängerung der Repetitionszeit vermieden werden. Signalverlust durch turbulenten Fluss kann durch möglichst kurze Echozeiten reduziert werden (siehe auch Kap. 4). Ein weiterer kleiner Fehler entsteht durch „eddy currents", die in Regionen mit geringer Signalintensität (außerhalb des Gefäßes) auftreten und zu Phasenveränderungen führen können, die die gemessene Geschwindigkeit verfälschen. Um die Einflüsse der „eddy currents" zu minimieren, sollten abgeschirmte Gradientenspulen und Kompensationstechniken verwendet werden.

■ **Angulierungsfehler:** Wird die Schicht in einem Winkel (θ) zur wahren Flussrichtung gewählt, kann das Verhältnis von wahrem (F_{wahr}) und gemessenem ($F_{gemessen}$) Fluss durch die Gleichung $F_{gemessen} = F_{wahr} \times \cos\theta$ ausgedrückt werden. So führt zum Beispiel ein Angulierungsfehler von 20 zu einem Gesamtfehler von 6%. Bei „Through-plane-Messungen" wird der Fehler weiter minimiert, da sich die Gefäßfläche bei obliquem Anschnitt vergrößert und die somit verringerte Flussgeschwindigkeit kompensiert. Dies trifft allerdings nur für Volumenmessungen zu. Um Angulierungsfehler zu vermeiden, sollte die Schnittebene entweder parallel oder möglichst exakt orthogonal zur Flussrichtung liegen. Alternativ kann ein dreidimensionaler Datensatz erzeugt werden.

■ **Aliasing.** Diese Fehlerquelle entsteht, wenn die Flussgeschwindigkeit im Gefäß die eingestellte antizipierte Flussgeschwindigkeit übersteigt und die Phasenverschiebung größer als 180 oder 2π ist. Pixel, die Spins mit höheren Geschwindigkeiten aufweisen, werden dann inkorrekt interpretiert und können von Pixel mit entgegengesetztem Fluss nicht unterschieden werden. In Gefäßen mit Anteilen von sehr hohen und sehr niedrigen Flussgeschwindigkeiten bietet es sich an, eine Messung mit hoher und eine mit niedriger eingestellter Geschwindigkeit anzufertigen. Somit verhindert man Aliasing bei den hohen und Signalverlust bei den niedrigeren Geschwindigkeiten.

19.9 | Zusammenfassung

Die MR-Flussmessung mit der Phasenkontrasttechnik bietet die Möglichkeit, Flussgeschwindigkeit und -volumen quantitativ zu berechnen. Auf Grund der freien Angulierungsmöglichkeiten kann jede Art von Gefäß oder Struktur untersucht werden. In den großen Gefäßen wie Aorta oder Pulmonalarterie ist die Technik verlässlich und mehrfach validiert. Bei kleineren Gefäßen, insbesondere bei den Koronararterien, sind erste Studien vielversprechend, aber die noch relativ geringe örtliche und zeitliche Auflösung und die erhebliche Bewegung der Gefäße während des Herzzyklus verhindern derzeit noch die Anwendung in der klinischen Praxis.

| Literatur

1. Beerbaum P, Koerperich H, Barth P, Esdorn H, Gieseke J, Meyer H (2001) Quantification of left-to-right shunt in pediatric patients: Phase-contrast cine magnetic resonance imaging compared with invasive oximetry. Circulation (in press)
2. Bogren HG, Underwood SR, Firmin DN, Mohiaddin RH, Klipstein RH, Rees RS, Longmore DB (1988) Magnetic resonance velocity mapping in aortic dissection. Br J Radiol 61:456–462
3. Bogren HG, Klipstein RH, Mohiaddin RH, Firmin DN, Underwood SR, Rees RS, Longmore DB. Pulmonary artery distensibility and blood flow patterns: a magnetic resonance study of normal subjects and of patients with pulmonary arterial hypertension. Am Heart J 118:990–999
4. Bogren HG, Mohiaddin RH, Kilner PJ, Jimenez-Borreguero LJ, Yang GZ, Firmin DN (1997) Blood flow patterns in the thoracic aorta studied with three-directional MR velocity mapping: the effects of age and coronary artery disease. J Magn Reson Imaging 7:784–793
5. Brenner LD, Caputo GR, Mostbeck G, Steiman D, Dulce M, Cheitlin MD, O'Sullivan M, Higgins CB (1992) Quantification of left to right atrial shunts with velocity-encoded cine nuclear magnetic resonance imaging. J Am Coll Cardiol 20:1246–1250
6. Caputo GR, Kondo C, Masui T, Geraci SJ, Foster E, O'Sullivan MM, Higgins CB (1991) Right and left lung perfusion: in vitro and in vivo validation with oblique-angle, velocity-encoded cine MR imaging. Radiology 180:693–698

7. Chang JM, Friese K, Caputo GR, Kondo C, Higgins CB (1991) MR measurement of blood flow in the true and false channel in chronic aortic dissection. J Comput Assist Tomogr 15:418–423

7a. Doerr G, Wellnhofer E, Langreck H, Gircke O, Schwab J, Paetsch I., Schnackenburg B, Bornstedt A, Nagel E, Fleck E (2001) Value of flow velocity measurement in contrast enhanced magnetic resonance angiography to impore the quantification of stenosis. SCMR Fourth Annual Scientific Sessions. Poster Presentation ID 20422

8. Ferrigno M, Hickey DD, Liner MH, Lundgren CE (1986) Cardiac performance in humans during breath holding. J Appl Physiol 60:1871–1877

9. Gould KL, Lipscomb K, Hamilton GW (1974) Physiologic basis for assessing critical coronary stenosis. Instantaneous flow response and regional distribution during coronary hyperemia as measures of coronary flow reserve. Am J Cardiol 33:87–94

10. Hartiala JJ, Mostbeck GH, Foster E, Fujita N, Dulce MC, Chazouilleres AF, Higgins CB (1993) Velocity-encoded cine MRI in the evaluation of left ventricular diastolic function: measurement of mitral valve and pulmonary vein flow velocities and flow volume across the mitral valve. Am Heart J 125:1054–1066

11. Hartiala JJ, Foster E, Fujita N, Mostbeck GH, Caputo GR, Fazio GP, Winslow T, Higgins CB (1994) Evaluation of left atrial contribution to left ventricular filling in aortic stenosis by velocity-encoded cine MRI. Am Heart J 127:593–600

12. Heidenreich PA, Steffens J, Fujita N, O'Sullivan M, Caputo GR, Foster E, Higgins CB. Evaluation of mitral stenosis with velocity-encoded cine-magnetic resonance imaging. Am J Cardiol 75:365–369

13. Hofman MB, Wickline SA, Lorenz CH (1998) Quantification of in-plane motion of the coronary arteries during the cardiac cycle: implications for acquisition window duration for MR flow quantification. J Magn Reson Imaging 8: 568–576

14. Hoogendoorn LI, Pattynama PM, Buis B, van der Geest RJ, van der Wall EE, de Roos A (1995) Noninvasive evaluation of aortocoronary bypass grafts with magnetic resonance flow mapping. Am J Cardiol 75:845–848

15. Hundley WG, Li HF, Lange RA, Pfeifer DP, Meshack BM, Willard JE, Landau C, Willett D, Hillis LD, Peshock RM (1995) Assessment of left-to-right intracardiac shunting by velocity-encoded, phase-difference magnetic resonance imaging. A comparison with oximetric and indicator dilution techniques. Circulation 91:2955–2960

16. Hundley WG, Hillis LD, Hamilton CA, Applegate RJ, Herrington DM, Clarke GD, Braden GA, Thomas MS, Lange RA, Peshock RM, Link KM (2000) Assessment of coronary arterial restenosis with phase-contrast magnetic resonance imaging measurements of coronary flow reserve. Circulation 101:2375–2381

17. Hutchins GD, Schwaiger M, Rosenspire KC, Krivokapich J, Schelbert H, Kuhl DE (1990) Noninvasive quantification of regional blood flow in the human heart using N-13 ammonia and dynamic positron emission tomographic imaging. J Am Coll Cardiol 15:1032–1042

18. Kawada N, Sakuma H, Yamakado T, Takeda K, Isaka N, Nakano T, Higgins CB (1999) Hypertrophic cardiomyopathy: MR measurement of coronary blood flow and vasodilator flow reserve in patients and healthy subjects. Radiology 211:129–135

19. Klein C, Schalla S, Schnackenburg B, Bornstedt A, Fleck E, Nagel E (2001) Magnetic resonance flow measurements in real time: Comparison with a standard gradient echo technique. J Magn Reson Imaging (in press)

20. Kondo C, Caputo GR, Semelka R, Foster E, Shimakawa A, Higgins CB (1991) Right and left ventricular stroke volume measurements with velocity-encoded cine MR imaging: in vitro and in vivo validation. AJR Am J Roentgenol 157:9–16

21. Marcus JT, Smeenk HG, Kuijer JP, Van der Geest RJ, Heethaar RM, Van Rossum AC (1999) Flow profiles in the left anterior descending and the right coronary artery assessed by MR velocity quantification: effects of through-plane and in-plane motion of the heart. J Comput Assist Tomogr 23:567–576

22. Mohiaddin RH, Amanuma M, Kilner PJ, Pennell DJ, Manzara C, Longmore DB (1991) MR phase-shift velocity mapping of mitral and pulmonary venous flow. J Comput Assist Tomogr 15:237–243

23. Mohiaddin RH, Firmin DN, Longmore DB (1993) Age-related changes of human aortic flow wave velocity measured noninvasively by magnetic resonance imaging. J Appl Physiol 74:492–497

24. Mostbeck GH, Hartiala JJ, Foster E, Fujita N, Dulce MC, Higgins CB (1993) Right ventricular diastolic filling: evaluation with velocity-encoded cine MRI. J Comput Assist Tomogr 17:245–252

25. Nagel E, Hug J, Bunger S, Bornstedt A, Schnackenburg B, Wellnhofer E, Klein C, Thouet T, Schalla S, Fleck E (1998) Coronary flow measurements for evaluation of patients after stent implantation. Magma 6:184–185

26. Nagel E, Bornstedt A, Hug J, Schnackenburg B, Wellnhofer E, Fleck E (1999) Noninvasive determination of coronary blood flow velocity with magnetic resonance imaging: comparison of breath-hold and navigator techniques with intravascular ultrasound. Magn Reson Med 41:544–549

27. Sakuma H, Saeed M, Takeda K, Wendland MF, Schwitter J, Szolar DH, Derugin N, Shimakawa A, Foo TK, Higgins CB (1997) Quantification of coronary artery volume flow rate using fast velocity-encoded cine MR imaging. AJR Am J Roentgenol 168:1363–1367

28. Sakuma H, Koskenvuo JW, Niemi P, Kawada N, Toikka JO, Knuuti J, Laine H, Saraste M, Kormano M, Hartiala JJ (2000) Assessment of coronary flow reserve using fast velocity-encoded cine MR imaging: validation study using positron emission tomography. AJR Am J Roentgenol 175:1029–1033

29. Sakuma H, Kawada N, Kubo H, Nishide Y, Takano K, Kato N, Takeda K (2001) Effect of breath holding on blood flow measurement using fast velocity encoded cine MRI. Magn Reson Med 45:346–348

30. Schoenberg SO, Knopp MV, Bock M, Kallinowski F, Just A, Essig M, Hawighorst H, Schad L, van Kaick G (1997) Renal artery stenosis: grading of hemodynamic changes with cine phase-contrast MR blood flow measurements. Radiology 203:45–53

31. Schwitter J, DeMarco T, Kneifel S, von Schulthess GK, Jorg MC, Arheden H, Ruhm S, Stumpe K, Buck A, Parmley WW, Luscher TF, Higgins CB (2000) Magnetic resonance-based assessment of global coronary flow and flow reserve and its relation to left ventricular functional parameters: a comparison with positron emission tomography. Circulation 101:2696–702

32. Shibata M, Sakuma H, Isaka N, Takeda K, Higgins CB, Nakano T (1999) Assessment of coronary flow reserve with fast cine phase contrast magnetic resonance imaging: comparison with measurement by Doppler guide wire. J Magn Reson Imaging 10:563–568

33. Taxon M (1995) Hemodynamic basis of arthersclerosis with critique of the cholesterol-heart disease hypothesis. Begel House, pp 48–49

34. van Rossum AC, Visser FC, Hofman MB, Galjee MA, Westerhof N, Valk J (1992) Global left ventricular perfusion: noninvasive measurement with cine MR imaging and phase velocity mapping of coronary venous outflow. Radiology 182:685–691

35. Vogel RA (1988) Assessing stenosis significance by coronary arteriography: are the best variables good enough? J Am Coll Cardiol 12:692–693

36. White CW, Wright CB, Doty DB, Hiratza LF, Eastham CL, Harrison DG, Marcus ML (1984) Does visual interpretation of the coronary arteriogram predict the physiologic importance of a coronary stenosis? N Engl J Med 310:819–824

37. Wolf RL, King BF, Torres VE, Wilson DM, Ehman RL (1993) Measurement of normal renal artery blood flow: cine phase-contrast MR imaging vs clearance of p-aminohippurate. AJR Am J Roentgenol 161:995–1002

Zusätzliche Materialien auf der CD-ROM

■ Flussmessungen

KAPITEL 20 Koronardarstellung

Matthias Stuber

20.1 | Einführung

Der heutige Referenzstandard zur Darstellung der Herzkranzgefäße ist die Herzkatheteruntersuchung, ein invasives Verfahren mit einer Restinzidenz von ernsthaften Komplikationen in ungefähr 1,7% der Fälle [18]. Außerdem ist eine Herzkatheteruntersuchung relativ kostenintensiv, Patient und vor allem medizinisches Personal sind belastender Röntgenstrahlung ausgesetzt, und das Verfahren kann für den Patienten sehr unangenehm sein. Die Magnetresonanztomographie (MR) als nichtinvasives Verfahren bietet entscheidende Vorteile: Sie ist nach heutigem Wissensstand risikofrei, kann ohne Röntgenstrahlung durchgeführt werden und ist im Vergleich zum Herzkatheter kostengünstig, darüber hinaus ist ein verbesserter Patientenkomfort gewährleistet.

Bei der konventionellen Herzkatheteruntersuchung ist eine Bildauflösung von ca. 300 μm oder besser Standard [2]. Mittels Magnetresonanztomographie kann im Prinzip ebenfalls eine solch hohe räumliche Auflösung erreicht werden. Eine große Herausforderung stellen jedoch die *intrinsische* periodische Herzbewegung und die der Herzbewegung überlagerte *extrinsische* Atembewegung dar. Beide Bewegungskomponenten betragen 1–2 cm, mehr als das Dreißigfache der gewünschten Auflösung, und ca. das Zehnfache des Koronariendurchmessers. Dies sind die besonderen Erschwernisse, die mit der MR-Koronarangiographie verbunden sind. Eine weitere technische Hürde stellt die individuelle Geometrie der Koronararterien dar. Ferner müssen die Koronarien vom epikardialen Fettgewebe und dem Myokard durch ausreichenden Kontrast abgegrenzt werden. Für eine artefaktfreie und kontrastreiche MR-Koronarangiographie mit hoher Bildauflösung sind daher besondere Techniken zur Bewegungsartefaktsuppression und Kontrasterhöhung von essentieller Bedeutung.

20.2 | Technische Betrachtungen

20.2.1 Unterdrückung von Bewegungsartefakten

■ Unterdrückung von Bildartefakten durch Herzbewegung

■ **K-Raum-Segmentierung, EKG-Triggerung:** Da für die MR-Koronarangiographie wesentlich mehr Daten benötigt werden als während eines Herzzyklus erfasst werden können, muss die Bildakquisition auf mehrere aufeinanderfolgende Herzzyklen aufgeteilt werden. Um die intrinsische Herzbewegung „einzufrieren", wird die Messsequenz auf die R-Zacke des EKG getriggert, und die Bilddaten werden segmentiert immer zum gleichen Zeitpunkt in aufeinanderfolgenden Herzzyklen aufgenommen [10]. Eine genaue Beschreibung dieser Techniken findet sich in Kapitel 5.

■ **Diastolische Datenakquisition:** Bewegung während der Bilddatenakquisition führt zu Bildartefakten. Deshalb sollte darauf geachtet werden, dass die Bewegung des Herzens zum Zeitpunkt der Datenaufnahme minimal ist. Ein Zeitfenster reduzierter Herzbewegung findet sich typischerweise in der Diastole [16]. Das Zeitfenster, in dem Daten gewonnen werden, sollte idealerweise 100 ms nicht übersteigen.

■ Unterdrückung von atembedingten Bildartefakten

■ Atemangehaltene MR-Koronarangiographie: Erste erfolgreiche MR-Koronarangiographien wurden mit atemangehaltenen, zweidimensionalen (2D) Sequenzen akquiriert. Hierbei wurden proximale Segmente der Koronararterien mit mehreren Schichten aufgenommen. Für jede dieser Schichten musste der Patient den Atem für ca. 20 Sekunden anhalten. Die somit erreichbare Ortsauflösung betrug in der Schichtebene ca. 1–2 mm mit einer Schichtdicke von ca. 3–4 mm [10, 15, 22, 27, 28]. Mit der Weiterentwicklung der Scannertechnologie wurde es auch möglich, dreidimensionale (3D) Datensätze während des atemangehaltenen Zustandes zu erfassen [42]. Allerdings ist damit eine hohe räumliche Auflösung nur bedingt zu erreichen, da die Dauer des Atemstopps die maximal erreichbare Auflösung bestimmt.

Die Atemanhaltetechnik ist bei vielen Patienten nicht praktikabel [39]. Die häufigsten Probleme sind die Länge der Atemanhalteperiode, eine langsame Verschiebung der Zwerchfellposition während der Atemanhaltephase („drift", [7]) oder unterschiedliche Atemlagen zwischen verschiedenen Atemanhalteperioden [39]. Dies führt zu lokalen Bildartefakten, die u. a. fälschlicherweise auch als Stenosen interpretiert werden könnten.

■ MR-Koronarangiographie während freier Atmung des Patienten: Die Entwicklung von MR-Navigatoren zur Überwachung der Atemlage [11] erlaubt die Anfertigung von MR-Koronarangiographien während freier Atmung [27]. Dank der Entwicklung von prospektiven Echtzeitnavigatoren wurde es möglich, ateminduzierte Bildartefakte zu unterdrücken und 3D-MR-Koronarangiogramme im Submillimeterbereich bei freiem Atmen des Patienten zu akquirieren [35]. Retrospektive Navigatoren wurden ebenfalls erfolgreich eingesetzt, wobei jedoch die Position des Schichtvolumens nicht angepasst werden kann und die Messzeiten typischerweise länger dauern [20].

20.2.2 Kontrastanhebung

■ Kontrastanhebung ohne Kontrastmittelzugabe

Ein Charakteristikum der Magnetresonanztomographie ist es, dass Kontraste und Signalintensitäten verschiedener Gewebe mit der Wahl der bildgebenden Sequenz, und/oder mit speziellen Radiofrequenz- und Gradientenvorpulsen manipuliert werden können (Abb. 20.1). Dabei hat sich in den frühesten Studien gezeigt, dass Fettunterdrückungsvorpulse wesentlich dazu beitragen, den Kontrast zwischen den Koronarien und dem umliegenden epikardialen Fett zu erhöhen [10]. Weiter hat bei diesen 2D-Verfahren der Zufluss von frischem Blut mit ungesättigten Spins in die Messschicht zu einer Anhebung des Kontrastes zwischen den Koronarien und dem umliegenden Gewebe geführt [10]. Neben den Fettunterdrückungsvorpulsen sind auch Magnetisierungstransferkontrastvorpulse (MTC) [19] oder vor allem T2-Vorpulse [4] erfolgreich eingesetzt worden, um den Kontrast zwischen den Koronararterien und dem Muskelgewebe zu verstärken. Allen diesen Methoden ist gemeinsam, dass die Koronararterien mit hoher Signalintensität und das umliegende Gewebe (Herzmuskel, epikardiales Fett) signalunterdrückt dargestellt werden (= Weißblutkoronarangiographie, „white-blood coronary angiography"; siehe Abb. 20.2–20.5). Als Alternative zu dieser konventionellen Weißblutkoronarangiographie wurde kürzlich die Schwarzblutkoronarangiographie („black-blood coronary angiography") entwickelt [36]. Bei dieser Technik wird das Signal des Blutes durch eine Kombination eines Dualinversionsvorpulses [9] und einer Turbo-Spin-Echo-bildgebenden Sequenz (siehe Abb. 20.1) stark unterdrückt, während das umliegende Gewebe mit hoher Signalintensität abgebildet wird (siehe Abb. 20.2–20.4).

■ Kontrastanhebung mit Kontrastmittelzugabe

Intravenös applizierte Kontrastmittel führen zu einer drastischen Reduktion der T1-Relaxationszeit von Blut. Um den Effekt des Kontrastmittels optimal zu nutzen, kann ein Inversionspuls der Bildsequenz vorgeschaltet

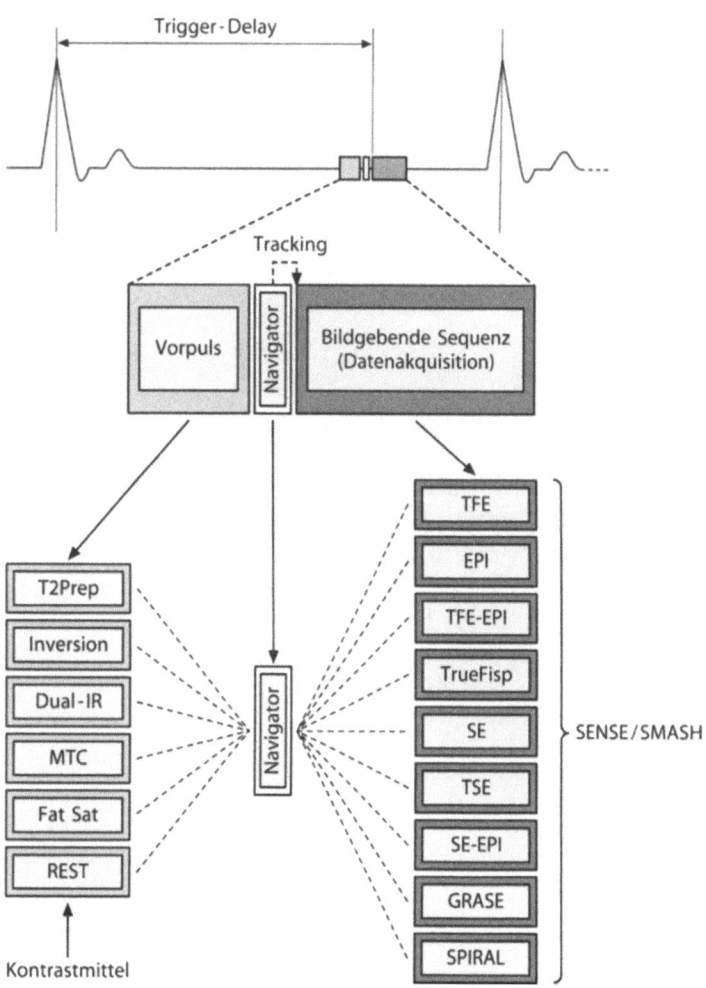

Abb. 20.1. Kombination von Vorpulsen, dem Navigator und der bildgebenden Sequenz, wie sie zur Aufnahme von MR-Koronarangiogrammen verwendet werden kann. Mittels eines prospektiven Echtzeitnavigators kann die Position der Messschicht dynamisch angepasst werden (Tracking). Mit dem „Trigger Delay" wird die Auslösung der Datenakquisation verzögert zur R-Zacke des EKGs ausgeführt. Während der Navigator zur Unterdrückung der atmungsinduzierten Bild-artefakte eingesetzt wird, wird mittels einer Kombination von Vorpulsen und der bildgebenden Sequenz der Bildkontrast bestimmt. Vorpulse und bildgebende Sequenzen können im Prinzip frei als Module kombiniert werden. Einige der heute verwendeten Kombinationen sind im Text erwähnt. Ein Zusatz von Kontrastmitteln oder die Verwendung von paralleler Bildgebung (SENSE/SMASH) ist optional

werden [20], was eine Unterdrückung des Herzmuskelsignals bewirkt. Die Datenakquisition erfolgt beim Nulldurchgang des Muskelsignals. Das Blut hat zu diesem Zeitpunkt aufgrund der deutlich kürzeren T1-Relaxationszeit nach Kontrastmittelzugabe bereits wieder eine relativ große Längsmagnetisierung, wodurch es signalreich abgebildet wird. Für einen ausreichenden Kontrast nach Applikation eines extrazellulären Kontrastmittels ist die Datenakquisition während der ersten arteriel-len Passage erforderlich und muss daher im Atemanhaltemanöver erfolgen [13]. Im Gegensatz zu extrazellulären Kontrastmitteln steht nach Applikation eines intravaskulären Kontrastmittels eine längere Aufnahmezeit (> 1 h) zur Verfügung, da die Plasmahalbwertzeit deutlich länger ist. Daher kann mit intravaskulären Kontrastmitteln eine 3D-Datenaufnahme bei freier Atmung mit Navigatortechnologie und mit Submillimeterortsauflösung erfolgen [36] (siehe, Abb. 20.5).

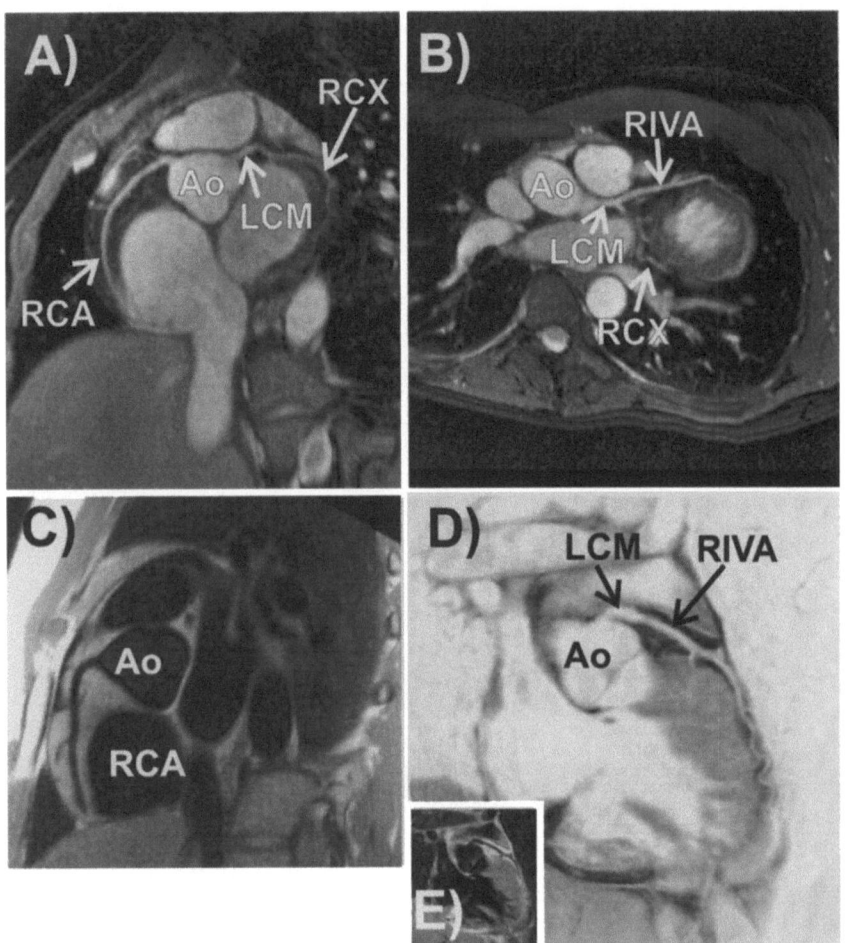

Abb. 20.2. MR-Koronarangiogramme von Herzgesunden. Alle Beispiele wurden mittels der Echtzeitnavigatortechnologie während freier Atmung, doppelt anguliert und mit einer Bildauflösung von 500–700 µm aufgenommen. In **A** ist ein Koronarangiogramm gezeigt, das mit einer doppelt angulierten TFE-bildgebenden Sequenz in 3D und einem T2Prep-Vorpuls aufgenommen wurde (*RCA* rechte Koronararterie, *Ao* Aorta ascendens, *LH* linker Hauptstamm, *RCX* Ramus circumflexus). In **B** ist ein linkes Koronarsystem, aufgenommen mit einer doppelt angulierten Spiralsequenz in 3D und einem T2-Vor-

puls, dargestellt. Der linke Hauptstamm (*HS*) sowie die LAD und ein Segment des RCX sind gezeigt. Schwarzblutangiogramme sind in **C** und **E** präsentiert. Für beide Bilder wurde ein Dualinversionsvorpuls mit einer Turbo-Spin-Echo-Sequenz kombiniert. **C** (rechte Koronararterie) wurde mit einer 2D-bildgebenden Sequenz aufgenommen (700 µm Auflösung) und **E** (linker Hauptstamm und LAD) mit einer 3D-Sequenz (500 µm Auflösung). **D** stellt eine videoinvertierte Repräsentation des Originalbilds **E** dar

20.2.3 Mehrfache Raumangulation

Durch die individuellen Unterschiede bezüglich der Herzform, -lage und des Verlaufs der Koronararterien bedarf es einer dem Patienten angepassten, mehrfach angulierten Schichtorientierung [34], damit die Koronararterie langstreckig und vollständig im untersuchten Schichtvolumen liegt. Hierzu können in einer Übersichts-MR-Aufnahme drei Punkte entlang einer Koronararterie markiert

werden, welche die Messschichtebene der MR-Koronarangiographie definieren [34].

20.2.4 Gegenüberstellung von 2D- und 3D-Verfahren

Wie in Kap. 20.2.1 dargestellt, ist 2D-Koronarangiographie im atemangehaltenen Zustand innerhalb eines Zeitraums von weniger als 20 Herzschlägen möglich [21]. Diese Technik hat

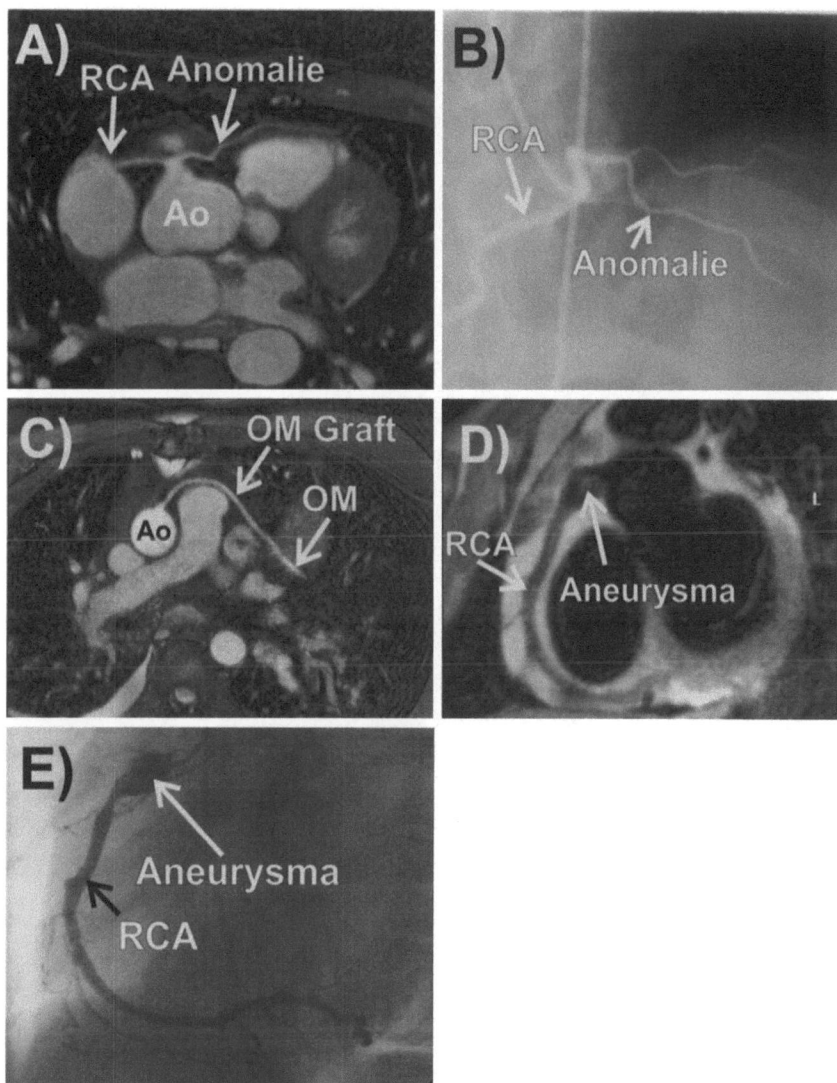

Abb. 20.3. MR-Koronarangiogramme von verschiedenen Patienten. Alle Beispiele wurden mittels der Echtzeitnavigatortechnologie während freier Atmung, doppelt anguliert und mit einer Bildauflösung von 500–700 μm aufgenommen. **A** und **C** wurden mit einer 3D-TFE-Sequenz in Kombination mit einem T2Prep-Vorpuls aufgenommen. Ein MR-Koronarangiogramm einer Anomalie der rechten Koronararterie (**A**, RCA) ist parallel zum herkömmlichen Herzkatheterbild gezeigt (**B**). In **C** ist ein Obtuse-Marginal-(OM-)Bypass-Graft nach Bypass-Operation gezeigt. **D** stellt die rechte Koronararterie (2D-Schwarzblut-MR-Koronarangiogramm mit Dualinversionsvorpuls) eines 14-jährigen Jungen mit Kawasaki-Krankheit dar. Der Ort des Aneurysmas ist klar ersichtlich und ist auf dem herkömmlichen Herzkatheterbild (**E**) bestätigt

den Vorteil, dass der Kontrast zwischen Blut und umliegendem Gewebe durch den Einstrom von frischem Blut mit ungesättigten Spins verstärkt wird [10]. Weiter sind für atemangehaltene Verfahren in 2D-Technik keine besonderen Technologien zur Unterdrückung der Atembewegung notwendig. Deshalb kann diese Technik auf den Geräten der meisten Hersteller angewendet werden.

2D-Verfahren bsitzen jedoch nur ein geringes Signal/Rausch-Verhältnis; zudem besteht die Gefahr, dass be ider Beurteilung des Verlaufs der Koronarien aus der 2D-Messebene heraus fälschlicherweise Stenosen interpretiert werden. Dreidimensionale Bildgebung hat gegenüber 2D-Verfahren entscheidende Vorteile: Erstens ist es mit 3D-Techniken möglich, ein verbessertes Signal/Rausch-Verhältnis zu er-

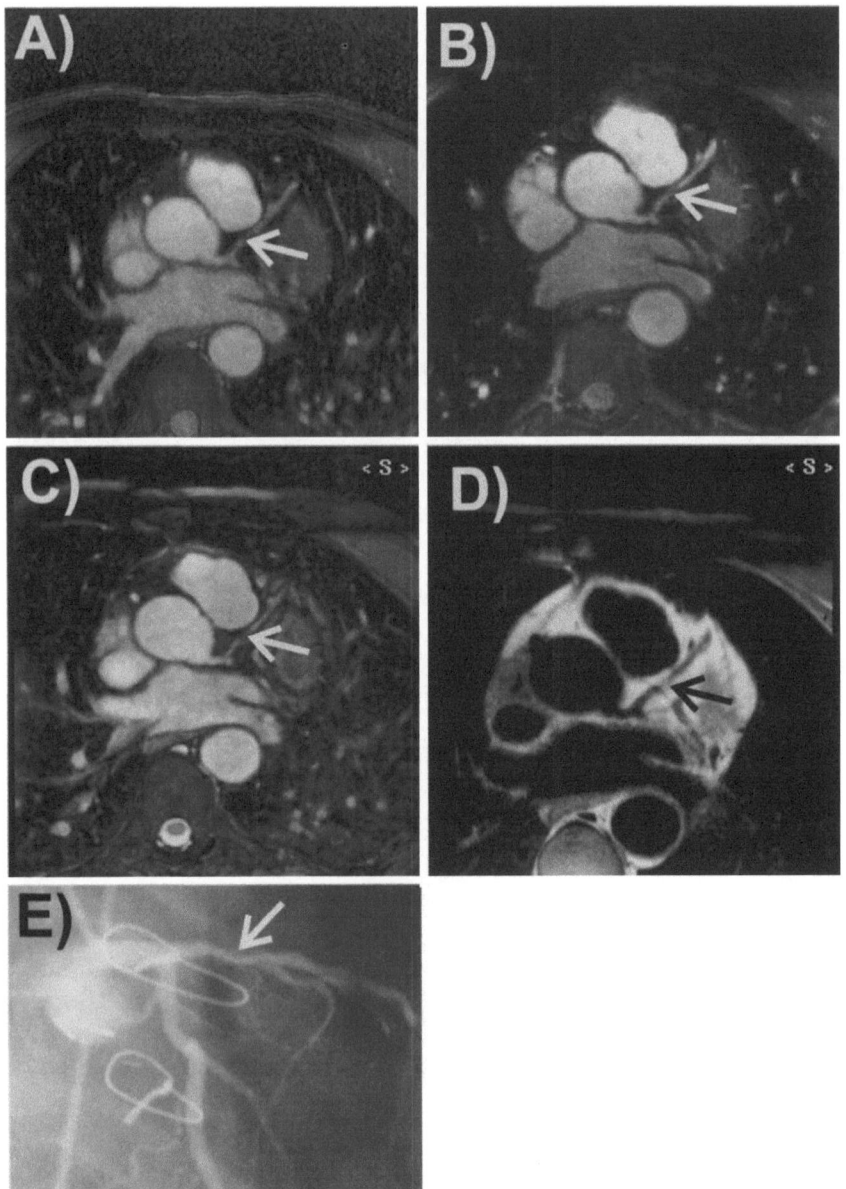

Abb. 20.4. MR-Koronarangiogramme eines 56-jährigen Patienten mit einer auf dem Herzkatheterbild diagnostizierten 50-%-Stenose der RIVA (**E**). Der Ort der Stenose ist auf allen Bildern mit einem Pfeil gekennzeichnet. Alle Beispiele wurden mittels Echtzeitnavigatortechnologie während freier Atmung doppelt anguliert und mit einer Bildauflösung von 700 μm aufgenommen. **A** T2Prep-Vorpuls und 3D-TFE-bildgebende Sequenz. **B** T2-Vorpuls und 3D-Spiralabtastung. **C** 3D-Balanced FFE-Bildgebung ohne Vorpulse. **D** Schwarzblutangiogramm, aufgenommen mit einer 2D-Turbo-Spin-Echo-Sequenz, kombiniert mit einem Dualinversionvorpuls

reichen, was gegen eine höhere Bildauflösung eingetauscht werden kann. Zweitens erlauben sie die Aufnahme von dünneren und aneinandergrenzenden Schichten, und drittens kann der gemessene Datensatz in drei Dimensionen unter verschiedenen Beobachtungswinkeln umformatiert werden. Durch das dickere

Messvolumen gegenüber den 2D-Verfahren ist allerdings der Einstrom von frischem Blut reduziert, was sich bei einem allgemein reduzierten Blut-Muskel-Kontrast negativ auswirkt. Deshalb hat die Zugabe von Kontrastmitteln für 3D-Verfahren voraussichtlich einen gewinnbringenderen Effekt als für 2D-

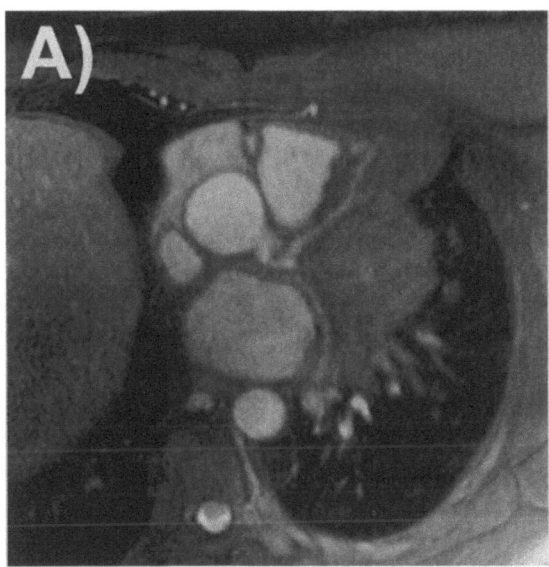

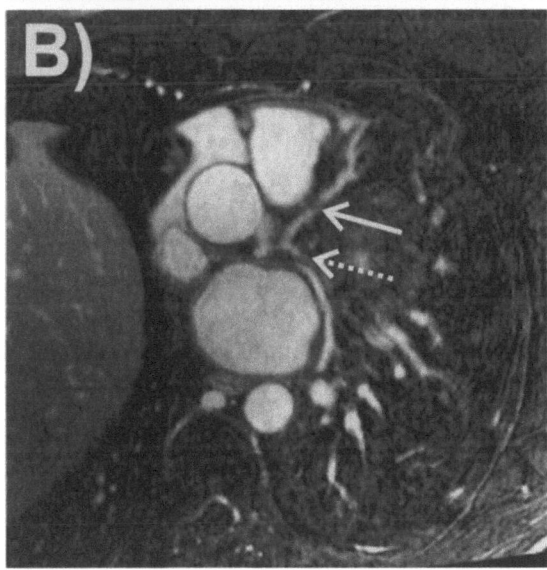

Abb. 20.5. MR-Koronarangiogramme eines 67-jährigen Patienten mit einer auf dem Herzkatheterbild diagnostizierten 50-%-Stenose der RIVA (Pfeil) und einer 90-%-Stenose der RCX (gebrochener Pfeil). Beide Bilder wurden mittels der Echtzeitnavigatortechnologie während freier Atmung, doppelt anguliert und mit einer Bildauflösung von 700 μm aufgenommen. **A** wurde mit einem T2-Vorpuls und einer Turbo-Gradienten-Echo-Sequenz aufgenommen (siehe Abb. 20.1), während **B** nach intravenöser Zugabe eines intravaskulären Kontrastmittels (MS-325/AngioMARK, Epix Medical Cambridge, MA) mittels Inversionspuls und 3D-Turbo-Gradienten-Echo-Sequenz akquiriert wurde

Verfahren. Andere Möglichkeiten, den Kontrast zwichen Blut und Muskel zu verstärken, sind Fettunterdrückung, Magnetisierungstransferkontrastvorpulse [19], T2-Vorpulse [5]

und doppelte Inversion [38]. Das Erfassen von hochaufgelösten 3D-Datensätzen bedeutet allerdings auch eine erhebliche Verlängerung der Messzeit, was die Messung während eines Atemstopps erschwert. Daher ist eine Kombination von 3D-Bildgebung und Echtzeitnavigatortechnologie von essenzieller Bedeutung, um eine Bildauflösung unter einem Millimeter während freier Atmung zu erreichen.

20.3 | Darstellung der Koronarien

Im Gegensatz zur herkömmlichen Herzkatheteruntersuchung werden auf den MR-Bildern nicht nur die Koronarien, sondern auch umliegendes Gewebe wie Fett, Muskel, aber auch Blut in den Herzkammern, Vorhöfen und großen Gefäßen dargestellt (Abb. 20.2–20.5 und ⓒⒹ). Auf den Weißblut-MR-Koronarangiogrammen erscheint das Blut normalerweise signalverstärkt und hebt sich gegen Fett und Muskel ab (siehe Abb. 20.2 A, B, Abb. 20.3 A, C, Abb. 20.4 A–C, Abb. 20.5). Auf den Schwarzblut-MR-Angiogrammen erscheint das Blut dunkel, Muskel und Fett heben sich hell ab (siehe Abb. 20.2 C, E, Abb. 20.3 D, Abb. 20.4 D). Da die Koronararterien auf den MR-Bildern nicht exklusiv dargestellt werden können wie bei der Herzkatheteruntersuchung, werden manchmal auch 3D-segmentierte Datensätze mittels Computernachverarbeitung erstellt. Hierbei werden die Koronarien halbautomatisch segmentiert [40].

20.3.1 MR-Koronardarstellung bei Herzgesunden

Im Allgemeinen lassen sich die linke Koronararterie (LAD) und rechte Koronararterie (RCA) einfacher darstellen als der Ramus circumflexus (RCX). Das liegt an der Geometrie der Gefäße und an deren Nähe zur Oberflächenspule, die zur Signalerfassung genutzt wird. Deshalb sind die in der Literatur zitierten gemessenen Längen der RCA (34 ± 26 mm) und der RIVA (24 ± 16 mm) typischerweise länger als die der RCX (11 ± 7 mm) [15, 19, 21, 28, 30, 34]. Bei Herz-

gesunden korreliert die Messung des Gefäßdurchmessers sehr gut mit der Koronarangiographie [21, 32].

20.3.2 MR-Darstellung bei Anomalien
der Koronarien

Anomalien der Herzkranzgefäße sind eine
wohlbekannte, aber seltene Ursache für Ischämie und plötzlichen Herztod von Kindern
und jungen Erwachsenen. Da die Herzkathe-
theruntersuchung eine Projektion eines großen Volumens darstellt, ist es oft schwierig,
den genauen, dreidimensionalen Verlauf der
fraglichen Gefäße abzuschätzen. Neuere Studien mit nichtinvasiver 3D-MR-Koronarangio-
graphie zeigen, dass es möglich ist, solche
Anomalien sehr genau zu erfassen und ihren
geometrischen Verlauf exakt zu beschreiben
[24]. Mit zunehmender klinischer Erfahrung
wird 3D-MR-Koronarangiographie sehr wahrscheinlich schon bald als Referenzstandard
zur Erfassung und Beschreibung von Anomalien der Herzkranzgefäße hervorgehen.

20.3.3 MR-Darstellung
bei koronarer Erkrankung

Frühe Studien, in denen die MR-Koronarangiographie in 2D-Atemstopptechnik prospektiv mit der Herzkatheteruntersuchung verglichen wurde, ergaben sehr unterschiedliche
Resultate in Bezug auf Sensitivität und Spezifität [8, 22, 26, 28, 29]. Als Gründe für diese
Variabilität wurden die Verwendung von verschiedenen bildgebenden Sequenzen, un-
genügende Patientenkooperation beim Atemanhalten und Herzrhythmusstörungen der Patienten aufgeführt. Neuere 3D-Verfahren mit
und ohne Atemanhaltetechnik haben gezeigt,
dass Stenosen erfolgreich identifiziert werden
können ([34]; siehe Abb. 20.4. A–D, Abb. 20.5).
Auf Weißblut-MR-Koronarangiogrammen werden Gefäßsegmente mit Stenosen, Regionen
mit turbulentem Fluss und Verkalkungen
signalabgeschwächt dargestellt (siehe Abb.
20.3 A–C). Dagegen werden auf Schwarzblut-
MR-Koronarangiogrammen Regionen mit Stenosen signalverstärkt (siehe Abb. 20.4D), Verkalkungen signalabgeschwächt dargestellt.

Studien, die mehrere Gerätehersteller invol-
vieren, stehen noch aus. Die erste internatio-
nale Multizenterstudie, in der 3D-MR-Koro-
narangiogramme, die mit Echtzeitnavigatortechnologie aufgenommen wurden [4, 34], prospektiv mit dem Befund der Herzkatheteruntersuchung verglichen wurde, zeigte eine
gute Sensitivität bei allerdings noch unzurei-
chender Spezifität. Vielversprechend sind
auch erste Erfahrungen an Kindern mit
Kawasaki-Erkrankung (siehe Abb. 20.3 D, E
und CD). Mittels MR-Koronarangiographie
können bei diesen Patienten die Präsenz, der
Ort und die geometrischen Dimensionen der
Aneurysmen nichtinvasiv genauestens erfasst
werden.

20.3.4 MR-Darstellung von Bypass-Gefäßen

Nach Bypass-Operationen finden sich bei den
meisten Patienten metallische Implantate in
der Nähe der zu untersuchenden Gefäße
(Stents, Clips, Drähte ums Sternum, künstliche
Klappen etc.). Solche metallischen Objekte
können vor allem auf Gradientenecho-basier-
ten Weißblutangiogrammen zu Artefakten (lokalen Signalauslöschungen) führen [12, 41],
die eine Beurteilung der Durchgängigkeit dieses Bypasses massiv erschweren. Erste Vorstu-
dien mit Schwarzblut-MR-Koronarangiogra-
phie zeigen allerdings, dass mit Turbo-Spin-
Echo-basierten Methoden solche Artefakte minimiert werden können [36]. Ansonsten sind
Bypasses relativ einfach abzubilden, da sie sich
nur minimal bewegen und oft einen größeren
Gefäßdurchmesser haben als die natürlichen
Koronararterien (siehe Abb. 20.3 C).

20.4 | Ausblick auf neueste Technologien

20.4.1 Parallele Bildgebung

Mit Techniken der parallelen Bildgebung wie
SMASH [33] und SENSE [31] kann eine erhebliche Reduktion der Messzeit erreicht werden. Dies geht allerdings bei der MR-Koronarangiographie auf Kosten des Signal/

Rausch-Verhältnisses. Sowohl SMASH als auch SENSE können mit beliebigen bildgebenden MR-Sequenzen kombiniert werden (siehe Abb. 20.1). Erste vielversprechende Resultate für die MR-Koronarangiographie wurden bereits beschrieben [33]. Ergebnisse zur Beurteilung der klinischen Wertigkeit bleiben aber noch abzuwarten.

20.4.2 Spiraltechnik

Die Spiraltechnik erlaubt ein sehr effizientes Auslesen des k-Raumes entlang einer Spirale, meist ausgehend vom Zentrum des k-Raumes [25]. Vorteil dieser Technik ist ein hohes Signal/Rausch-Verhältnis (siehe Abb. 20.2 B, Abb. 20.4 B und CD) und die geringe Anfälligkeit für Bewegungs- und Flussartefakte. Neueste Studien zeigen, dass die 3D-Echtzeitnavigator-Spiraltechnik bei gleichbleibender Messzeit ein Faktor-3-Signal liefert, wenn man sie mit herkömmlichen karthesischen k-Raum-Abtastverfahren vergleicht [3]. Dieser „Quantensprung" des Signals kann für eine höhere Ortsauflösung, einen verbesserten Kontrast oder eine verkürzte Messzeit gewinnbringend eingesetzt werden. Auch hier stehen Patientenstudien vorläufig noch aus.

20.4.3 „Steady state free precession" (z.B. balancedFFE, TrueFISP, FIESTA)

Durch die Entwicklung verbesserter Gradientensysteme wurde es möglich, qualitativ hochwertige funktionelle Kurzachsenherzbilder mit „steady state free precession" (SSFP) aufzunehmen [14]. Abhängig vom Gerätehersteller wird diese Sequenz TrueFISP, FIESTA oder BalancedFFE genannt. Diese Technik besticht dadurch, dass ohne Kontrastmittel und ohne Vorpulse ein sehr hoher Kontrast zwischen Blut und Muskel bei hohem Signal/Rausch-Verhältnis erreicht wird. Diese Eigenschaft lässt sich auch vorteilhaft für die MR-Koronarangiographie nutzen, und erste diesbezügliche Resultate sind vielversprechend (siehe Abb. 20.3 C). Zur Zeit gibt es noch keine Patientenstudien, in denen diese Technik eingesetzt wurde.

20.4.4 Schwarzblutverfahren

Konventionelle Gradientenecho-basierte Weißblutverfahren sind durch eine ganze Reihe von Faktoren limitiert, was zu Fehleinschätzungen des Schweregrads einer Stenose führen kann. So entstehen in Stenoseregionen Turbulenzen im Blut, die zu lokalen Signalauslöschungen führen [22]. Weiter sind diese Weißbluttechniken anfällig für Artefakte von metallischen Implantaten, wie sie oft bei Patienten nach Herzoperationen vorhanden sind. Thromben, Gefäßwand und diverse Plaquekomponenten werden mittels Weißblutangiographie zum Teil hell dargestellt [17]. Aus diesen Gründen wurde die Schwarzblutkoronarangiographie entwickelt [36]. Mittels dieser Technik, die aus einer Kombination von einem Dualinversionsvorpuls und einer Turbo-Spin-Echo-Sequenz besteht (siehe Abb. 20.1), erscheint das Lumen der Koronarien dunkel, das umliegende Gewebe (Muskel, Fett) hell (Abb. 20.2 C, E, Abb. 20.3 D, Abb. 20.4 D). Erste Versuche zeigen, dass Bildartefakte, die von metallischen Implantaten herrühren, mit dieser Methode minimiert werden [36]. Nachteil des Schwarzblutverfahrens ist, dass Kalzium signalabgeschwächt dargestellt wird, was ebenfalls zur Fehlinterpretation von kalzifizierter Stenose führen kann.

20.5 | Schlussfolgerungen

Modernste MR-Technologien erlauben es, sowohl intrinsische als auch extrinsische Bewegungen des Herzens so stark zu unterdrücken, dass Angiogramme im Submillimeterbereich bei freier Atmung des Patienten aufgenommen werden können. Dabei gelingt es, den gewünschten Kontrast zwischen dem Lumen der Koronararterien und dem umliegenden Gewebe mittels Vorpulsen oder intravenös applizierten Kontrastmitteln zu verstärken. MR-Koronarangiographie wird zunehmend eine klinisch akzeptierte Technologie, um angeborene Anomalien der Koronarien zu identifizieren. Die Zuverlässigkeit der Erkennung von koronaren Herzerkrankungen ist momentan in einer Vielzahl von Zentren weltweit Gegenstand intensiver Forschung. Mehrere neue Methoden werden derzeit in verschiedenen Studien auf ihre klinische Tauglichkeit hin untersucht. Neueste Entwicklungen wie die 3D-Spiralabtastung, die 3D-Steady-state-free-presession-Sequenz, Schwarzblutkoronarangiographie und parallele Bildgebung sind vielversprechende Verfahren, die nun an selektierten Patientenkollektiven untersucht werden müssen. Dabei wird es wichtig sein, die technischen Fortschritte und neuesten Erkenntnisse mit einer verbesserten Ausbildung des medizinischen und medizinisch-technischen Fachpersonals zu kombinieren.

Literatur

1. Adams DF (1982) How safe is the coronary angiogram? Cardiovasc Intervent Radiol 5:168–173
2. Bittl JAL (1997) DC Coronary Arteriography. In: Braunwald E (ed) Heart Disease. A Textbook of Cardiovascular Medicine, 5th ed. W.B. Saunders Company, Philadelphia, PA, pp 240–272
3. Boernert P et al (2001) Superiority of spiral imaging for 3D coronary MR angiography. Soc Cardiovac Magn Res (abstract)
4. Botnar RM et al (1999) Improved coronary artery definition with T2-weighted free-breathing 3D-coronary MRA. Circulation 99:3139–3148
5. Brittain JH et al (1995) Coronary angiography with magnetization-prepared T2 contrast. Magn Reson Med 33:689–696
6. Cline HE et al (1991) Fast MR cardiac profiling with two-dimensional selective pulses. Magn Reson Med 17:390–401
7. Danias PG, et al (1998) Navigator assessment of breath-hold duration: impact of supplemental oxygen and hyperventilation. AJR Am J Roentgenol 171:395–397
8. Duerinckx AJ, Urman MK (1994) Two-dimensional coronary MR angiography: analysis of initial clinical results. Radiology 193:731–738
9. Edelman RR, et al (1991) Fast selective black blood MR imaging. Radiology 181:655–660
10. Edelman RR et al (1991) Coronary arteries: breath-hold MR angiography. Radiology 181:641–643
11. Ehman RL, Felmlee JP (1989) Adaptive technique for high-definition MR imaging of moving structures. Radiology 173:255–263
12. Galjee MA et al (1996) Value of magnetic resonance imaging in assessing patency and function of coronary artery bypass grafts. An angiographically controlled study. Circulation 93:660–666
13. Goldfarb JW, Edelman RR (1998) Coronary arteries: breath-hold, gadolinium-enhanced, three-dimensional MR angiography. Radiology 206:830–834
14. Heid O (1997) True FISP Cardiac Fluoroscopy. Proceedings of the International Society for Magnetic Resonance in Medicine (abstract) 1:320
15. Hofman MB et al (1995) MRI of coronary arteries: 2D breath-hold vs 3D respiratory-gated acquisition. J Comput Assist Tomogr 19:56–62
16. Hofman MB et al (1998) Quantification of in-plane motion of the coronary arteries during the cardiac cycle: implications for acquisition window duration for MR flow quantification. J Magn Reson Imaging 8:568–576
17. Jara H et al (1999) Voxel sensitivity function description of flow-induced signal loss in MR imaging: implications for black-blood MR angiography with turbo spin-echo sequences. Magn Reson Med 41:575–590
18. Johnson LW et al (1989) Coronary arteriography 1984-1987: a report of the Registry of the Society for Cardiac Angiography and Interventions. I. Results and complications. Cathet Cardiovasc Diagn 17:5–10
19. Li D et al (1993) Coronary arteries: three-dimensional MR imaging with fat saturation and magnetization transfer contrast. Radiology 187:401–406
20. Li D et al (1998) Three-Dimensional MRI of coronary arteries using an intravascular contrast agent. Magn Reson Med 39:1014–1018
21. Manning WJ, Edelman RR (1993) Magnetic resonance coronary angiography. Magn Reson Q 9:131–151
22. Manning WJ et al (1993) A preliminary report comparing magnetic resonance coronary angiography with conventional angiography. N Engl J Med 328:828–832
23. McConnell MV et al (1997) Prospective adaptive navigator correction for breath-hold MR coronary angiography. Magn Reson Med 37:148–152
24. McConnell MV et al (2000) Clinical role of coronary magnetic resonance angiography in the diagnosis of anomalous coronary arteries. JCMR 2:217-224
25. Meyer CH et al (1992) Fast spiral coronary artery imaging. Magn Reson Med 28:202–213
26. Müller MF et al (1997) Proximal coronary artery stenosis: three-dimensional MRI with fat saturation and navigator echo. J Magn Reson Imaging 7:644–651
27. Oshinski JN et al (1996) Two-dimensional coronary MR angiography without breath holding. Radiology 201:737–743
28. Pennell DJ et al (1993) Magnetic resonance imaging of coronary arteries: technique and preliminary results. Br Heart J 70:315–326

29. Post JC et al (1995) Protocol for two-dimensional magnetic resonance coronary angiography studied in three-dimensional magnetic resonance data sets. Am Heart J 130:167–173

30. Post JC et al (1996) Three-dimensional respiratory-gated MR angiography of coronary arteries: comparison with conventional coronary angiography. AJR Am J Roentgenol 166:1399–1404

31. Pruessmann KP et al (1999) SENSE: sensitivity encoding for fast MRI. Magn Reson Med 42:952–962

32. Scheidegger MB et al (1994) Magnetic resonance angiography: methods and its applications to the coronary arteries. Technol Health Care 2:255–265

33. Sodickson DK, Manning WJ (1997) Simultaneous acquisition of spatial harmonics (SMASH): fast imaging with radiofrequency coil arrays. Magn Reson Med 38:591–603

34. Stuber M et al (1999) Double oblique free-breathing high-resolution 3D coronary MRA. J Am Coll Cardiol 34:524–531

35. Stuber M et al (1999) Submillimeter three-dimensional coronary MR angiography with real-time navigator correction: comparison of navigator locations. Radiology 212:579–587

36. Stuber M et al (1999) Contrast agent-enhanced, free-breathing, three-dimensional coronary magnetic resonance angiography. J Magn Reson Imaging 10:790–799

37. Stuber M et al (2001) Free Breathing Black-Blood Coronary Magnetic Resonance Angiography: Initial Results. Radiology 219:278–283

38. Stuber M et al (2001) Three-dimensional high-resolution fast spin-echo coronary magnetic resonance angiography. Magn Reson Med (in press)

39. Taylor AM et al (1999) Differences between normal subjects and patients with coronary artery disease for three different MR coronary angiography respiratory suppression techniques [In Process Citation]. J Magn Reson Imaging 9:786–793

40. van Geuns RJ et al (2000) MR coronary angiography with breath-hold targeted volumes: preliminary clinical results. Radiology 217:270–277

41. White RD et al (1988) Coronary artery bypass grafts: evaluation of patency with cine MR imaging. AJR Am J Roentgenol 150:1271–1274

42. Wielopolski PA et al (1998) Breath-hold coronary MR angiography with volume targeted imaging. Radiology 209:209–219

Zusätzliche Materialien auf der CD-ROM

- Schwarzbluttechnik (LAD)
- Spiraltechnik
- Kawasaki-Erkrankung
- Turbogradientenechotechnik (RCA)

Teil C | Neue Verfahren

RENÉ BOTNAR

21.1 | Einführung

Die Diagnostik der Arteriosklerose basiert weitgehend auf der Erkennung von flusslimitierenden Stenosen. Ca. 60 bis 70% der akuten Koronarsyndrome (instabile Angina pectoris) werden jedoch von Stenosen mit einer Einengung von <50% verursacht [1, 15]. Die invasive Koronarangiographie erlaubt die Erfassung von Stenosen, liefert jedoch nur geringe Informationen über Grösse und Ausmaß von arteriosklerotischen Plaques. Dabei scheint nicht nur das Plaquevolumen, sondern auch die biochemische (biologische) Zusammensetzung von Plaques maßgeblich deren Stabilität und Verletzbarkeit zu beeinflussen und gilt daher als wichtiger Indikator für das Risiko einer Plaqueruptur und der damit verbundenen Bildung lumenverengender Thromben zur Arteriosklerose.

In Tiermodellen [8, 18, 26, 28, 29], in den Karotiden [12, 31] der Aorta [9] und den Koronararterien [4, 10, 19] konnte mit der Magnetresonanztomographie der Plaque nicht nur visualisiert, sondern auch charakterisiert werden [11, 21, 22, 24, 25, 30]. In diesem Kapitel werden die technischen Grundlagen der MR-Plaquevisualisierung und -charakterisierung diskutiert.

21.2 | Visualisierung von Plaques

Für die Darstellung von Gefäßwänden und arteriosklerotischen Plaques kann entweder eine Schwarzblut- („black-blood") oder eine Weißbluttechnik („white-blood coronary angiography") verwendet werden (siehe Kap. 2). Abgesehen von der Visualisierung der fibrösen Kappe [12] hat sich die Schwarzbluttechnik derzeit als bevorzugtes Verfahren für die Plaquevisualisierung etabliert.

Für die Darstellung von Plaques gelten die gleichen Limitationen durch Herzbewegung und Atembewegung wie für die Koronararterien selbst. Es müssen deshalb auch die gleichen Kompensationsmechanismen, wie EKG-Triggerung auf Endsystole oder Mittdiastole und Atemstopp- oder Navigatortechniken, angewendet werden ⓒ⒟.

■ **Atemstopp.** Erste erfolgversprechende Versuche, die Koronargefäßwände abzubilden, wurden mit Double-invervision-recovery-(Dual-IR-)Techniken mit Fettunterdrückung während Atemstopps von 12–18 Herzzyklen unternommen [10, 19]. Dabei kam sowohl eine Kombination der Dual-IR-Vorpulse mit einer Spiralakquisitionstechnik als auch eine T2-gewichtete Turbo-Spin-Echo-(TSE-Technik) zur Anwendung. Mit diesen Verfahren wurde eine in-Schicht-Bildauflösung von 470×625 bis zu 755×850 Mikrometer [10] erreicht.

Bei Patienten mit koronarer Herzerkrankung sind Atemstopps jedoch oft unpraktikabel. Eine weitere Limitation der Atemstopptechnik ist die Beschränkung der Datengewinnung auf nur wenige Sekunden, wodurch eine 3D-Datenakquisition mit hoher räumlicher Auflösung schwierig wird.

■ **MR-Navigator und freies Atmen.** Resultate von ersten Studien mit Navigatortechnik zeigen, dass die Koronarwandbildgebung während des freien Atmens möglich ist [25] und eine in-Schicht-Bildauflösung von bis zu 390×390 Mikrometern [5] erreicht werden kann (Abb. 21.1).

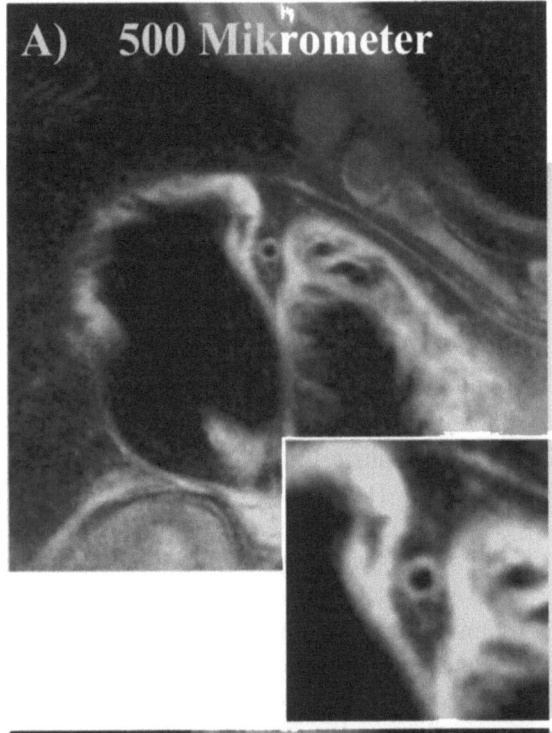

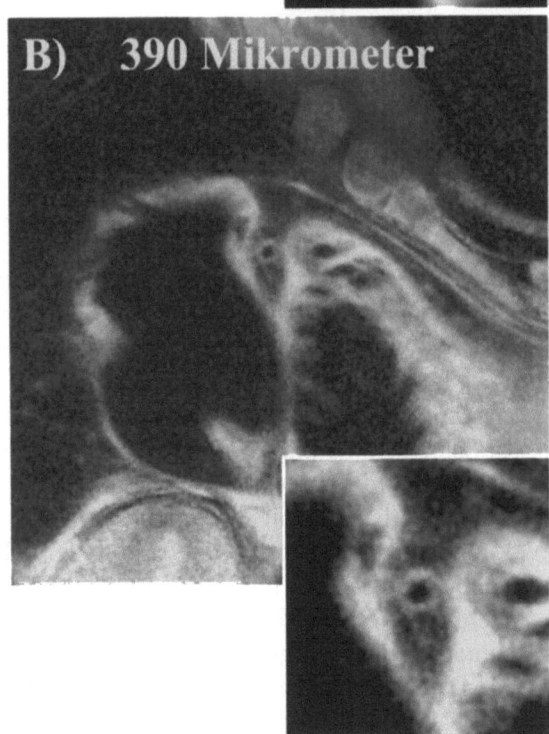

Abb. 21.1. Black-blood-Bilder der rechten Koronararterien-wand, aufgenommen während des freien Atmens mit einer Dual-IR-Navigator-überwachten TSE-Technik. **A** wurde mit einer in-Schicht-Bildauflösung von 500 Mikrometern, **B** mit einer solchen von 390 Mikrometern aufgenommen

■ **Intravaskuläre Spulen.** Aufgrund der geringen Dicke der Koronargefäßwände (0,5–1 mm) ist für eine verlässliche Wanddicken-bestimmung und Plaquecharakterisierung eine Auflösung von weniger als einem Millimeter notwendig. Mit herkömmlichen Oberflächenspulen konnten Auflösungen bis zu 390 Mikrometern [5] erreicht werden. Dies entspricht ca. 1–3 Pixeln pro Gefäßdurchmesser (siehe Abb. 21.1). Mit intravaskulären Spulen [2, 17, 20, 32] kann die Auflösung auf <100 Mikrometer (5–10 Pixel) [32] gesteigert werden. Dies würde helfen, Partialvolumeneffekte zu minimieren. Der Hauptnachteil ist jedoch die Invasivität der Untersuchung.

■ **Visualisierung von Plaque in der Aorta und der Arteria carotis.** Für die Abbildung der Aortenwand und der Karotidenwand werden überwiegend EKG-getriggerte T1-, T2- und protonengewichtete Dual-IR-TSE-Sequenzen verwendet (Abb. 21.2). Der Sequenzaufbau ist ähnlich wie der auf der CD dargestellte, allerdings kann auf die Navigatortechnik verzichtet werden. In der Aorta descendens wurde eine gute Korrelation zwischen MR und transösophagealer Echokardiographie bezüglich Plaquedicke, Plaquemenge und Plaquekomposition gefunden [9]. Mit einer White-blood-3D-Technik konnten intakte und rupturierte fibröse Kappen in der Karotisarterie mit hoher Sensitivität dargestellt werden [12].

21.3 | Plaquecharakterisierung

Neben dem Plaquevolumen beeinflusst insbesondere die biochemische Zusammensetzung des Plaques dessen Stabilität und Verletzbarkeit [7].

Mit der Magnetresonanztomographie können arteriosklerotische Plaques nichtinvasiv charakterisiert werden [11, 16, 21, 27]. Dabei können anhand der gewebespezifischen Größen wie T1, T2, Diffusion, Protonendichte und Magnetisierung-Transfer-Kontrast (MTC) Unterschiede zwischen verschiedenen Plaquekomponenten, wie „lipid core", Verkalkung, glatte Muskelzellen, fibröse Kappe und Thrombus ex vivo [22, 24] und zum Teil in

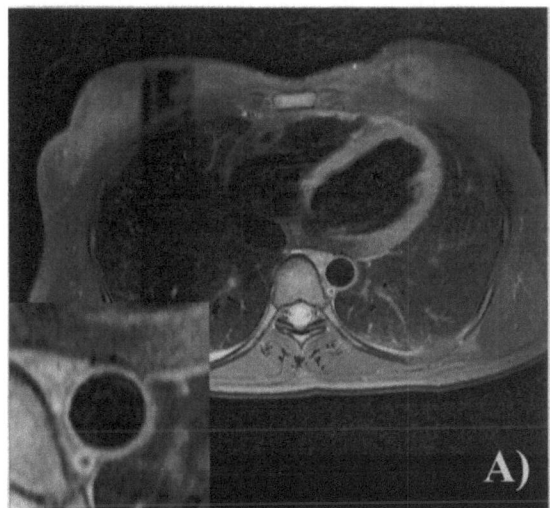
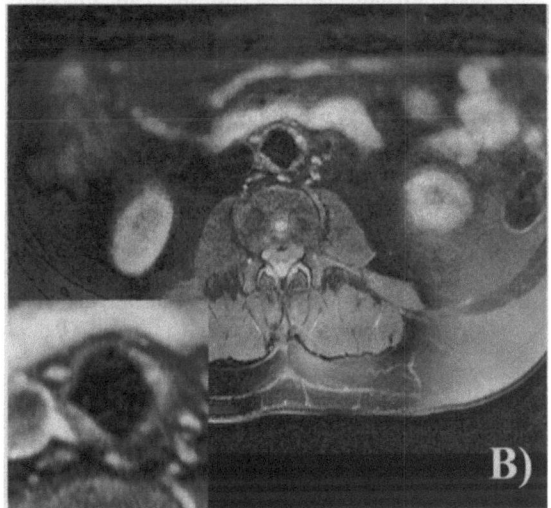

Abb. 21.2. Aortenwanddarstellung bei einem gesunden Probanden (**A**) und einem Patienten mit mehreren Bypasses (**B**). Aufgrund des Dual-IR-Vorpulses erscheint das Blut signalarm und die Aortenwand signalreich. Die Aortenwand bei dem Probanden ist regelmäßig und glatt, beim Patienten jedoch irregulär und verdickt

21.4 | Kontrastmittel

Erste vielversprechende Ergebnisse, entzündliche Prozesse in der Gefäßwand zu visualisieren, wurden mit einem intravaskulären Gadolinium-Chelatkomplex (MS-325/AngioMark) erzielt [16]. Andere neue Kontrastmittel, wie die „ultra small paramagnetic iron oxides" (USPIO), haben das Potenzial, die Makrophagenaktivität in der Gefäßwand direkt zu markieren [23]. Eine ganz neue Klasse von Kontrastmitteln, die sogenannten „targeted contrast agents", bindet direkt an ein Targetmolekül, wie z. B. Fibrin [14]; diese Substanzen könnten in der Zukunft eine wichtige Rolle in der Plaquecharakterisierung spielen.

21.5 | Darstellung von Plaqueruptur und Thromben

Mit der Magnetresonanztomographie können intraluminare Thromben direkt visualisiert und von intakten sowie rupturierten Plaques mit überlagerten Thromben unterschieden werden. In einem arteriosklerotischen Tiermodell gelang der direkte magnetresonanztomographische Nachweis von Thromben. Hierzu wurden Bilder vor und nach einer spontanen Plaqueruptur erstellt, auf denen der Übergang von einem intakten zu einem rupturierten Plaque mit überlagertem Thrombus gezeigt werden konnte ⓒⒹ. Das weitere Ziel ist nun, mit der Magnetresonanztomographie prognostische Indizes für eine Plaqueruptur zu erstellen. Damit könnte eine gezieltere Primärprävention (z. B. mit Lipidsenkern) ermöglicht sowie Langzeiteffekte und therapeutische Eingriffe überprüft werden.

vivo [31] demonstriert werden. Kalzifizierungen erscheinen auf allen Bildern dunkel [22, 24, 31], der Lipid-core ist auf T2-gewichteten Bildern signalarm (Abb. 21.2 und ⓒⒹ) und auf T1-gewichteten signalreich. Die fibröse Kappe kann unter Ausnutzung des MTC-Effektes von den anderen Komponenten des Plaques unterschieden werden [22].

21.6 | Zusammenfassung

In zahlreichen Ex-vivo- und In-vivo-Studien konnte gezeigt werden, dass mit der Magnetresonanztomographie arteriosklerotische Plaques dargestellt und charakterisiert werden können. Das Ziel laufender Studien ist die Erforschung neuartiger Kontrastmittel, die eine direkte Markierung von Entzündungsprozessen, Makrophagen, Fibrin und anderen denkbaren Markern eines instabilen Plaques erlauben würden.

| Literatur

1. Ambrose JA, Tannenbaum MA, Alexopoulos D, Hjemdahl-Monsen CE, Leavy J, Weiss M, Borrico S, Gorlin R, Fuster V (1988) Angiographic progression of coronary artery disease and the development of myocardial infarction. J Am Coll Cardiol 12:56–62
2. Atalar E, Bottomley PA, Ocali O, Correia LC, Kelemen MD, Lima JA, Zerhouni EA (1996) High resolution intravascular MRI and MRS by using a catheter receiver coil. Magn Reson Med. 36:596–605
3. Altbach MI, Mattingly MA, Brown MF, Gmitro AF (1991) Magnetic resonance imaging of lipid deposits in human atheroma via a stimulated-echo diffusion-weighted technique. Magn Reson Med 20:319–326
4. Botnar RM, Stuber M, Kissinger KV, Kim WY, Spuentrup E, Manning WJ (2000) Noninvasive Coronary Vessel Wall and Plaque Imaging With Magnetic Resonance Imaging. Circulation 102: 2582–2587
5. Botnar RM, Stuber M, Kissinger KV, Kim WY (2000) Towards higher resolution non-invasive MR coronary vessel wall imaging. Circulation (Suppl) 2232
6. Botnar RM, Perez AS, Manning WJ, Johnstone MT (2000) In-vivo Imaging of Atherosclerotic Plaque and Thrombus after Plaque Rupture using MRI. SCMR, 3rd Annual Meeting. Atlanta: Society for Cardiovascular Magnetic Resonance, Atlanta
7. Falk E, Shah PK, Fuster V (1995) Coronary plaque disruption. Circulation. 92:657–671
8. Fayad ZA, Fallon JT, Shinnar M, Wehrli S, Dansky HM, Poon M, Badimon JJ, Charlton SA, Fisher EA, Breslow JL, Fuster V (1998) Noninvasive In vivo high-resolution magnetic resonance imaging of atherosclerotic lesions in genetically engineered mice. Circulation 98:1541–1547
9. Fayad ZA, Nahar T, Fallon JT, Goldman M, Aguinaldo JG, Badimon JJ, Shinnar M, Chesebro JH, Fuster V (2000) In vivo magnetic resonance evaluation of atherosclerotic plaques in the human thoracic aorta: a comparison with transesophageal echocardiography. Circulation 101: 2503–2509
10. Fayad ZA, Fuster V, Fallon JT, Jayasundera T, Worthley SG, Helft G, Aguinaldo JG, Badimon JJ, Sharma SK (2000) Noninvasive in vivo human coronary artery lumen and wall imaging using black-blood magnetic resonance imaging. Circulation 102:506–510
11. Gold GE, Pauly JM, Glover GH, Moretto JC, Macovski A, Herfkens RJ (1993) Characterization of atherosclerosis with a 1.5-T imaging system. J Magn Reson Imaging 3:399–407
12. Hatsukami TS, Ross R, Polissar NL, Yuan C (2000) Visualization of fibrous cap thickness and rupture in human atherosclerotic carotid plaque in vivo with high-resolution magnetic resonance imaging. Circulation 102:959–964
13. Hurst GC, Hua J, Duerk JL, Cohen AM (1992) Intravascular (catheter) NMR receiver probe: preliminary design analysis and application to canine iliofemoral imaging. Magn Reson Med 24:343–357
14. Lauffer RB, Graham PB, Lahti KM, Nair S, Caravan P, Kolodziej A (2000) Direct clot detection with MRI using a novel fibrin-targeted Gadolinium agent. Circulation (Suppl) 1831
15. Little WC, Constantinescu M, Applegate RJ, Kutcher MA, Burrows MT, Kahl FR, Santamore WP (1988) Can coronary angiography predict the site of a subsequent myocardial infarction in patients with mild-to-moderate coronary artery disease? Circulation 78:1157–1166
16. Maki JH, Wilson GJ, Lauffer RB, Weisskoff RM, Yuan C (2000) Vessel wall enhancement with MS-325 facilitates plaque detection and characterization. Circulation (Suppl) 1832
17. Martin AJ, Plewes DB, Henkelman RM (1992) MR imaging of blood vessels with an intravascular coil. J Magn Reson Imaging 2:421–429
18. McConnell MV, Aikawa M, Maier SE, Ganz P, Libby P, Lee RT (1999) MRI of rabbit atherosclerosis in response to dietary cholesterol lowering. Arterioscler Thromb Vasc Biol 19:1956–1959
19. Meyer CH, Bob BS, Macovski A, Nishimura DG (1998) Coronary vessel wall imaging. In: ISMRM, 6th Annual Meeting. Sydney: International Society for Magnetic Resonance in Medicine, Berkeley, California, USA, p 15
20. Quick HH, Ladd ME, Zimmermann-Paul GG, Erhart P, Hofmann E, von Schulthess GK, Debatin JF (1999) Single-loop coil concepts for intravascular magnetic resonance imaging. Magn Reson Med 41:751–758

21. Raynaud JS, Bridal SL, Toussaint JF, Fornes P, Lebon V, Berger G, Leroy-Willig A (1998) Characterization of atherosclerotic plaque components by high resolution quantitative MR and US imaging. J Magn Reson Imaging 8:622–629

22. Rogers WJ, Prichard JW, Hu YL, Olson PR, Benckart DH, Kramer CM, Vido DA, Reichek N (2000) Characterization of signal properties in atherosclerotic plaque components by intravascular MRI. Arterioscler Thromb Vasc Biol 20: 1824–1830

23. Schmitz SA, Coupland SE, Gust R, Winterhalter S, Wagner S, Kresse M, Semmler W, Wolf KJ (2000) Superparamagnetic iron oxide-enhanced MRI of atherosclerotic plaques in Watanabe hereditable hyperlipidemic rabbits. Invest Radiol 35:460–71

24. Shinnar M, Fallon JT, Wehrli S, Levin M, Dalmacy D, Fayad ZA, Badimon JJ, Harrington M, Harrington E, Fuster V (1999) The diagnostic accuracy of ex vivo MRI for human atherosclerotic plaque characterization. Arterioscler Thromb Vasc Biol 19:2756–2761

25. Toussaint JF, Southern JF, Fuster V, Kantor HL (1995) T2-weighted contrast for NMR characterization of human atherosclerosis. Arterioscler Thromb Vasc Biol 15:1533–1542

26. Toussaint JF, LaMuraglia GM, Southern JF, Fuster V, Kantor HL (1996) Magnetic resonance images lipid, fibrous, calcified, hemorrhagic, and thrombotic components of human atherosclerosis in vivo. Circulation 94:932–938

27. Vinitski S, Consigny PM, Shapiro MJ, Janes N, Smullens SN, Rifkin MD (1991) Magnetic resonance chemical shift imaging and spectroscopy of atherosclerotic plaque. Invest Radiol 26:703–714

28. Worthley SG, Helft G, Fuster V, Zaman AG, Fayad ZA, Fallon JT, Badimon JJ (2000) Serial in vivo MRI documents arterial remodeling in experimental atherosclerosis. Circulation 101: 586–589

29. Worthley SG, Helft G, Fuster V, Fayad ZA, Rodriguez OJ, Zaman AG, Fallon JT, Badimon JJ (2000) Noninvasive in vivo magnetic resonance imaging of experimental coronary artery lesions in a porcine model. Circulation 101:2956–2961

30. Yuan C, Skinner MP, Kaneko E, Mitsumori LM, Hayes CE, Raines EW, Nelson JA, Ross R (1996) Magnetic resonance imaging to study lesions of atherosclerosis in the hyperlipidemic rabbit aorta. Magn Reson Imaging 14:93–102

31. Yuan C, Beach KW, Smith LH, Jr., Hatsukami TS (1998) Measurement of atherosclerotic carotid plaque size in vivo using high resolution magnetic resonance imaging. Circulation 98: 2666–2671

32. Zimmermann-Paul GG, Quick HH, Vogt P, von Schulthess GK, Kling D, Debatin JF (1999) High-resolution intravascular magnetic resonance imaging: monitoring of plaque formation in heritable hyperlipidemic rabbits. Circulation 99:1054–1061

Zusätzliche Materialien auf der CD-ROM

■ Sequenzschema für Plaquedarstellung

■ Aortenwanddarstellung

■ Plaquecharakterisierung mit verschiedenen Echos

■ Pharmakologisch induzierte Plaqueruptur

KAPITEL 22 Magnetresonanzspektroskopie des Herzens

STEFAN NEUBAUER

22.1 | Einführung

Signalquelle für die MR-Bildgebung sind ausschließlich die Wasserstoffkerne von Wasser- und Fettmolekülen. Im Gegensatz dazu erlaubt die MR-Spektroskopie (MRS) die Untersuchung zusätzlicher Atomkerne, solange diese eine ungerade Anzahl von Protonen oder Neutronen oder von beiden im Atomkern besitzen. Atomkerne, die für metabolische MRS-Untersuchungen von Interesse sind, zeigt Tabelle 22.1. Im Mittelpunkt stehen die Kerne ^{1}H (Protonen anderer Metaboliten als Wasser- und Fettmoleküle), ^{13}C, ^{19}F, ^{23}Na, ^{31}P, ^{39}K und ^{87}Rb. Prinzipiell würden sich eine Vielzahl von klinischen Fragestellungen mit der kardialen MRS untersuchen lassen. Die Hauptlimitation der Methode liegt allerdings in der geringen Sensitivität der Signaldetektion, da die mit der MRS untersuchten Atomkerne eine wesentlich geringere intrinsische MR-Sensitivität als ^{1}H haben und zudem in um mehrere Größenordnungen geringeren Konzentrationen vorliegen.

22.2 | Physikalische und biochemische Grundlagen

Das am besten untersuchte experimentelle Modell für die Herzspektroskopie ist das isolierte, mit Kochsalzlösung perfundierte Rattenherz, der am weitesten untersuchte Atomkern ist ^{31}P. Ein experimentelles MR-Spektrometer besteht aus einem supraleitenden Hochfeldmagneten (bis zu 12 T) mit einer Bohrung zwischen 5 und 60 cm Durchmesser. Innerhalb der Magnetbohrung befindet sich der kernspezifische MR-Probenkopf, der die Radiofrequenzspulen (RF) enthält, die zur Anregung der Atomkerne und zur Signaldetektion verwendet werden. Der Magnet wird von einem Zentralcomputer gesteuert, welcher zusätzlich den Radiofrequenzsender und -empfänger kontrolliert. Bei einem MRS-Experiment wird nach Homogenisierung des Magnetfeldes mit sogenannten Shimgradienten ein Radiofrequenzpuls zur RF-Spule geleitet, was zur Anregung der Kernspins im zu untersuchenden Volumen führt. Unmittelbar im Anschluss daran wird das resultierende MR-Signal, der freie Induktionsabfall („free induction decay", FID), aufgezeichnet und ge-

Tabelle 22.1. Typische Atomkerne für die MR-Spektroskopie

Nukleus	NV	Relative MR-Sensitivität	Konzentration im Herzmuskelgewebe
^{1}H	99,98	100	H_2O 110 M; bis zu ~90 mM (-CH_3-^{1}H von Kreatin)
^{13}C	1,1	$1,6 \cdot 10^{-2}$	Markierte Verbindungen, mehrere mM
^{19}F	100	83	Spuren
^{23}Na	100	9,3	10 mM (intrazellulär); 140 mM (extrazellulär)
^{31}P	100	6,6	bis zu ~18 mM (PCr)
^{39}K	9,1	$4,6 \cdot 10^{-2}$	140 mM (intrazellulär); 4 mM (extrazellulär)
^{87}Rb	27,85	17	Spuren

NV = Natürliches Vorkommen [%]

speichert. Der FID, welcher eine Beziehung aus Zeit- und Signalintensität darstellt und einen exponentiellen Signalabfall mit der Zeit beschreibt, wird nun mit Hilfe der sogenannten Fourier-Transformation in ein MR-Spektrum umgerechnet, welches Resonanzfrequenz und Signalintensität zueinander in Beziehung setzt. Um ein ausreichendes Signal-Rausch-Verhältnis zu erhalten, müssen mehrere Messungen gemittelt werden.

■ Phosphor

Im Rattenherz (Abb. 22.1) sind sechs Resonanzen erkennbar: Die drei ^{31}P-Atome des ATP (γ-, α-, β-), Phosphokreatin (PCr), anorganisches Phosphat (Pi) und Monophosphatester (MPE). Dabei haben unterschiedliche Metaboliten geringfügig verschiedene Resonanzfrequenzen (chemische Verschiebung, „chemical shift"). Die Fläche unter jeder Resonanz ist proportional zum Gehalt des jeweiligen ^{31}P-Metaboliten in dem untersuchten Volumen. Relative Metabolitenlevel können daher direkt berechnet werden (z. B. das Phosphokreatin/ATP-Verhältnis), absolute Metabolitenkonzentrationen lassen sich durch zusätzliche Messung eines externen ^{31}P-Referenzstandards bestimmen (z. B. Phenylphosphonat); [12].

Die ^{31}P-MRS erlaubt die Untersuchung des myokardialen Energiestoffwechsels („high-energy phosphate metabolism"). ATP ist das direkte und einzige Substrat für alle energieverbrauchenden Reaktionen in der Zelle.

Phosphokreatin, die andere wesentliche energiereiche Phosphatverbindung, dient als Energiereservoir und zusätzlich als Energietransportmolekül im sogenannten Kreatinkinase/Phosphokreatin-Energietransport (englisch: „energy-shuttle"); (zu Details siehe [52]). Die ^{31}P-MRS eignet sich gut zur Untersuchung von Veränderungen des myokardialen Energiestoffwechsels bei Ischämie und Reperfusion des Herzens. Damit konnte gezeigt werden [11], dass der Abfall von Phosphokreatin und der Anstieg des anorganischen Phosphats zu den frühesten metabolischen Veränderungen bei einer Myokardischämie gehören, wobei es innerhalb weniger Sekunden nach Beginn der Ischämie zu signifikanten Metabolitenveränderungen kommt. Eine Reduktion des ATP oder des intrazellulären pH-Wertes braucht dagegen wesentlich länger (Minuten). Ein weiterer entscheidender Aspekt der ^{31}P-MRS ist, dass diese Methode nicht nur zur Quantifizierung von Steady-state-Metabolitenkonzentrationen verwendet werden kann, sondern auch erlaubt, die Geschwindigkeit von chemischen Reaktionen in vivo direkt mit Hilfe der Magnetisierungs-(Sättigungs-)Transfermethode zu bestimmen [17]. Am Herzen sind dabei die Kreatinkinase und ATP-Synthesereaktionen besonders geeignet. Die Kreatinkinasereaktionsgeschwindigkeit korreliert mit der mechanischen Herzlast [2] und in der Erholungsphase nach Ischämie mit der Erholung der mechanischen Funktion [32]. Bisher gibt es hierzu jedoch noch keine Daten zu Patienten mit Herzerkrankungen.

Tierexperimentelle ^{31}P-MRS-Studien (z. B. die chronische Koronararterienligatur an der Ratte [35] und am Schwein [57]) haben wesentlich zu unserem Verständnis der Pathophysiologie der Herzinsuffizienz beigetragen. Dabei ist das chronisch insuffiziente Myokard typischerweise charakterisiert durch einen reduzierten Gehalt an Phosphokreatin, unveränderte oder mittelgradig reduzierte ATP-Konzentrationen, unveränderte oder erhöhte Konzentrationen von anorganischem Phosphat und massiv reduzierte Geschwindigkeit der Kreatinkinasereaktion. Es ist wahrscheinlich, wenn auch nach wie vor nicht sicher bewiesen, dass diese Veränderungen entscheidend zur Beeinträchtigung der kontraktilen Reserve des insuffizienten Myokards beitragen.

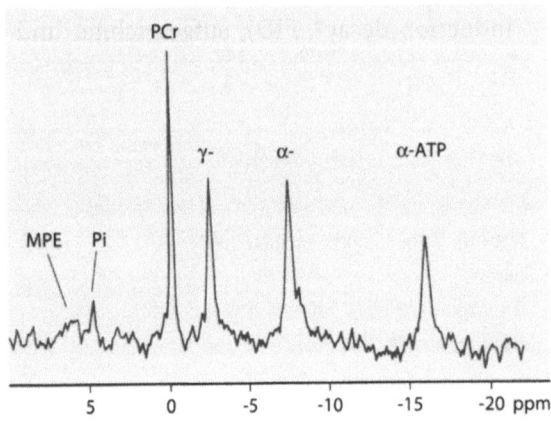

Abb. 22.1. ^{31}P-MR-Spektrum eines isolierten, Puffer-perfundierten Rattenherzens, in 5 min bei 7 Tesla aufgezeichnet

■ Wasserstoff

Der ^{1}H-Kern zeigt das höchste natürliche Vorkommen und mit die höchste MR-Sensitivität aller durch MR detektierbaren Atomkerne (siehe Tabelle 22.1). Weil ^{1}H in den meisten Metaboliten enthalten ist, können eine Vielzahl von Metaboliten mit dieser Methode untersucht werden, beispielsweise Kreatin, Lactat, Carnitin, Taurin, -CH$_3$- und -CH$_2$-Resonanzen von Lipiden usw. [48]. Am vielversprechendsten ist hierbei möglicherweise die Messung des Gesamtkreatinpools (in Verbindung mit ^{31}P-MRS sollte dies die Quantifizierung von Gesamt-, freiem und phosphoryliertem Kreatin erlauben [6]) und die Beurteilung der Gewebsoxygenierung mit Hilfe der Oxymyoglobin- und Deoxymyoglobinresonanzen [25]. Probleme bei der ^{1}H-MRS liegen darin, dass das Verfahren technisch aufwändig ist, das massiv dominierende ^{1}H-Signal der Wasserprotonen unterdrückt werden muss und die ^{1}H-Spektren komplex sind und zahlreiche überlappende Resonanzen zeigen, von denen viele bis heute nicht exakt identifiziert sind. Ein zusätzliches Problem könnte in der möglicherweise unvollständigen „MR-Visibilität" von ^{1}H-Metaboliten bestehen, die z.B. am isolierten Herzen etwa 40% des myokardialen Gesamtcreatinpools ausmachen könnte [45].

■ Natrium

Die ^{23}Na-MRS ist die einzige nichtinvasive (im Gegensatz zu Mikroelektrodentechniken) Methode zur Untersuchung von Änderungen des intra- und extrazellulären Natriumgehalts bei einer Schädigung des Herzens [47]. Ein ^{23}Na-Spektrum des Herzens zeigt eine einzige Resonanz, die dem gesamten Natriumsignal im Herzen entspricht. Um zwischen intra- und extrazellulären Natriumpools unterscheiden zu können, werden paramagnetische Verschiebungsreagenzien (englisch: „shift reagent"), wie z.B. [DyTTHA]$^{3-}$ oder [TmDOTP]$^{5-}$, dem Perfusat beigegeben. Diese Chelatkomplexe verteilen sich ausschließlich im Extrazellulärraum und können die Zellmembran nicht passieren. Natrium in unmittelbarer Nachbarschaft von „shift reagent" erfährt eine charakteristische („downfield") chemische Verschiebung seiner Resonanzfrequenz. Experimentell wurde diese Methode z.B. verwendet, um die Mechanismen der Natriumakkumulation während Ischämie zu untersuchen [22] (Abb. 22.2). ^{23}Na-MRS ist aber auch vielversprechend für mögliche klinische Anwendungen und könnte potentiell bei der Detektion von stressinduzierter Myokardischämie und der Beurteilung der Myokardvitalität nützlich sein. Mit einer experimentellen MR-Bildgebung des Gesamt-^{23}Na-Gehaltes [14, 20, 24] konnte ein Anstieg des Gesamtnatriumsignals im akut ischämischen Myokard gezeigt werden [24]. Während myokardiales Narbengewebe signifikant erhöhte Gesamt-Natrium-Konzentrationen aufweist, zeigen „stunned" und „hibernating myocardium" keine Erhöhung des Natriumgehalts [20]. Auf Grund der relativ hohen MR-Sensitivität von ^{23}Na und dessen kurzer T1-Zeit, die kurze TR-Zeiten erlaubt, erscheint Natriumbildgebung am menschlichen Herzen durchaus anwendbar, und initiale Ergebnisse hierzu liegen vor [40].

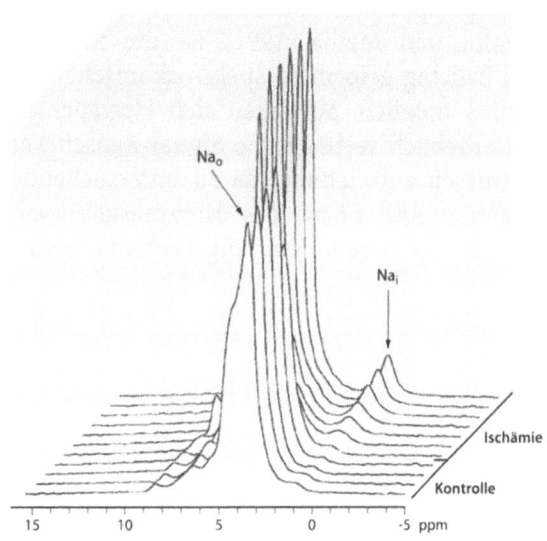

Abb. 22.2. ^{23}Na-MR-Spektren eines isolierten Rattenherzens während Kontrollphase und globaler Ischämie. Anstieg des intrazellulären Na während Ischämie. Aufzeichnung: 4 min pro Spektrum, 8,4 Tesla, 960 freie Induktionsabfälle, Flipwinkel 90°, TR 122 ms. (Mit freundlicher Erlaubnis aus [33])

22.3 Klinische Bedeutung

22.3.1 Methodische Aspekte

Die Herzspektroskopie beim Menschen war bisher fast ausschließlich auf die Untersuchung des ^{31}P-Kerns beschränkt, wobei eine hohe räumliche Auflösung bei zumutbarer Messzeit noch nicht erreicht werden kann. Wie bei der Herzbildgebung ist eine EKG-Triggerung und wenn möglich eine Korrektur der Atmung notwendig. Das starke ^{31}P-Signal der Brustwandmuskulatur muss supprimiert werden. Im Gegensatz zu experimentellen Studien ist daher in der klinischen Anwendung zusätzlich der Einsatz von spektroskopischen Lokalisationstechniken notwendig, mit denen die Signaldetektion auf ein definiertes Volumenelement in der Tiefe des Thorax beschränkt werden kann. Details zu spektroskopischen Lokalisationstechniken finden sich z.B. bei Bottomley [4]. Mit einer neuen Lokalisationsmethode (SLOOP; „spectral localization with optimum pointspread function"; von Kienlin und Meijia, 1991) ist die Selektion von beliebig geformten spektroskopischen Volumina möglich. So lassen sich Herzspektren mit erheblich verbesserten Signal-Rausch-Verhältnissen aufzeichnen, da zu untersuchendes Volumen und Form des Herzmuskels weitgehend in Übereinstimmung gebracht werden

können. Auf Grund der relativ geringen Sensitivität des ^{31}P-Kerns liegen die mit dieser Methode untersuchten Voxelgrößen bisher bei mindestens 30 cm[3]. Verbesserungen von Spulendesign, Lokalisationsprotokollen und die Verwendung höherer Feldstärken [29] sollten es erlauben, ^{31}P-spektroskopische Bildgebung mit Voxelgrößen von weniger als 10 cm[3] zu erreichen.

Abbildung 22.3 zeigt ein typisches ^{31}P-MR-Spektrum eines gesunden Probanden, aufgezeichnet von einem ca. 60-cm[3]-Volumen, unter Verwendung der Selektionstechnik ISIS und einer 15-sekündigen Repetitionszeit. Im Vergleich zum Rattenherzen ist das Signal-Rausch-Verhältnis geringer und zwei zusätzliche Resonanzen sind sichtbar: 2,3-Diphosphoglyzerat (2,3-DPG) – durch Blut im MR-sensitiven Volumen verursacht –, und Phosphodiester (PDE) – ein Signal, welches Membran- und Serumphospholipiden zugeschrieben wird. Die 2,3-Diphosphoglyzerat-Resonanzen erscheinen bei der gleichen Frequenz wie das anorganische Phosphat, sodass dieses in blutkontaminierten humanen MR-Spektren nicht quantifiziert werden kann. Aus dem gleichen Grund ist eine Bestimmung des intrazellulären pH-Wertes nicht möglich. Dies lässt sich in Zukunft durch Reduktion von Voxelgrößen, welche eine wesentliche Blutkontamination vermeiden, erreichen. Es kann jedoch das Phosphokreatin/ATP- und das Phosphodiester/ATP-Verhältnis quantifiziert

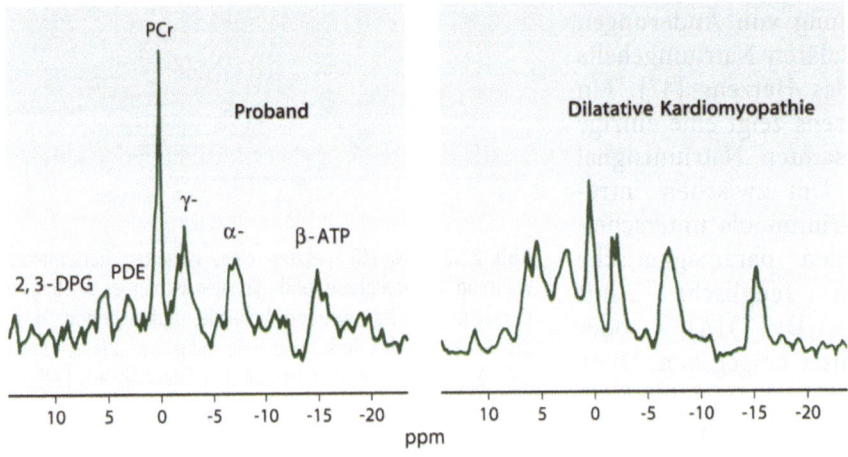

Abb. 21.3. Kardiales ^{31}P-MR-Spektrum eines Probanden und eines Patienten mit dilatativer Kardiomyopathie: Reduktion des Phosphokreatin/ATP-Verhältnisses beim Patienten.

(*PCr* Phosphokreatin; *PDE* = Phosphodiester; *2,3-DPG* = 2,3-Diphosphoglycerat). (Mit freundlicher Erlaubnis aus [36])

werden. Phosphokreatin/ATP gilt dabei als Index für den energetischen Status des Herzens [21], während die Bedeutung der Phosphodiester/ATP-Resonanz unklar bleibt [1], bei Herzkrankheiten scheint es aber zu keinen Veränderungen der Phosphodiester/ATP-Verhältnisse zu kommen.

Die absolute Quantifizierung von Phosphokreatin und ATP am menschlichen Myokard ist technisch aufwändig, aber notwendig, um die ^{31}P-MR-Spektroskopie als Routinemethode zu etablieren. Prinzipiell lassen sich ^{31}P-Metaboliten absolut quantifizieren durch gleichzeitige Aufzeichnung eines Signals eines ^{31}P-Standards (z. B. Phenylphosphonat) und simultane Messung der myokardialen Masse mittels hochauflösender MR-Bildgebung [7] oder aber durch Kalibrierung der Phosphorkonzentration gegen die Messung des Gesamtwassersignals im untersuchten Voxel mit Hilfe von ^{1}H-Spektren [9]. Mit der SLOOP-Methode werden Konzentrationsstandard, Myokardmasse und Inhomogenität der B1-Feldverteilung berücksichtigt, sodass am menschlichen Herzmuskel ATP- ($5,3 \pm 1,2$ mmol/kg Nassgewicht) und Phosphokreatin-Konzentrationen ($9,0 \pm 1,2$ mmol/kg Nassgewicht) exakt gemessen werden können [28]. Eine Limitation der ^{31}P-MRS ist, dass nur die Vorderwand und das Septum des Ventrikelmyokards untersucht werden können. Neuere Methoden könnten es in Zukunft erlauben, auch die Hinterwand des Herzmuskels zu untersuchen [42].

22.3.2 Normalwerte

Die große Mehrzahl der in der Literatur veröffentlichten Arbeiten legt nahe, dass das normale Phosphokreatin/ATP-Verhältnis des menschlichen Herzens etwa bei 1,8–2,0 liegt [4, 34]. Die normale myokardiale ATP-Konzentration liegt bei ca. 10 mM, die Phosphokreatinkonzentration daher bei ca. 18 mM. Ein Einfluss des Lebensalters auf die Absolutwerte der energiereichen Phosphate und Phosphokreatin/ATP-Verhältnisse scheint möglich [39].

22.3.3 Herzinsuffizienz und Herztransplantation

Experimentelle Studien zeigen eine Reduktion der Phosphokreatin-Spiegel, des Gesamtkreatins sowie der Kreatinkinase-Reaktionsgeschwindigkeit am chronisch versagenden Herzen [35]. Für ^{31}P-MRS-Untersuchungen am menschlichen Herzen würde dies daher eine Reduktion des Phosphokreatin/ATP-Verhältnisses erwarten lassen. Verschiedene initiale Untersuchungen konnten bei einem gemischten Patientenkollektiv aus milden und schweren Formen der Herzinsuffizienz keinen signifikanten Abfall dieses Verhältnisses zeigen [1, 15, 44]. Andere Arbeiten [19] zeigten jedoch eine signifikante Abnahme des myokardialen Phosphokreatins/ATP-Verhältnisses bei chronischer Herzinsuffizienz ($1,80 \pm 0,6$ bei Probanden und $1,46 \pm 0,07$ bei Herzinsuffizienz), die sowohl mit dem klinischen Schweregrad der Herzinsuffizienz [34]; (Abb. 22.4) als auch mit der linksventrikulären Ejektionsfraktion [36] korreliert. Die Abnahme des Phosphokreatin/ATP-Verhältnisses nur bei hochgradig symptomatischen Stadien der Herzinsuffizienz legt nahe, dass Veränderungen des Energiestoffwechsels vermutlich nicht die primäre Kausalursache der Herzinsuffizienz sind, sondern dass solche Veränderun-

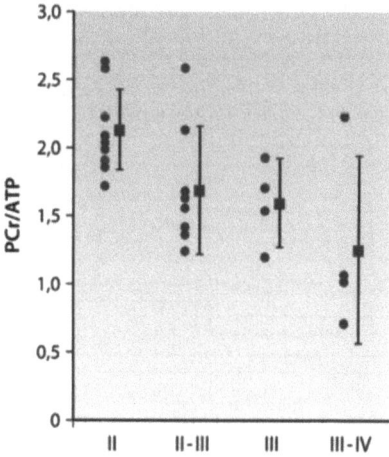

Abb. 21.4. Phosphokreatin/ATP-Verhältnisse bei Patienten mit dilatativer Kardiomyopathie, eingeteilt nach der New-York-Heart-Association(NYHA)-Klassifikation. Für jedes NYHA-Stadium sind Einzel- und Mittelwerte gezeigt. Die Korrelation zwischen NYHA-Klasse und PCr/ATP war hochsignifikant ($r = 0,60$; *$p < 0,005$). (Mit freundlicher Erlaubnis aus [34])

gen ein Faktor sein könnten, welcher zur Verschlechterung der Herzinsuffizienz in fortgeschrittenen Stadien beiträgt. Damit könnte die ^{31}P-MRS sich dazu eignen, die Veränderungen des Energiestoffwechsels bei der medikamentösen Therapie der Herzinsuffizienz zu verfolgen. Die Beurteilung energetischer Effekte verschiedener Formen von Herzinsuffizienztherapie könnte klinisch besonders bedeutsam sein, da bisher, mit Ausnahme von Digitalis, alle energetisch ungünstigen Formen der Therapie (Betarezeptorstimulanzien, PDE-Hemmer) zu einer Erhöhung der Mortalität, alle energetisch günstigen Therapieformen (Betarezeptorenblocker, ACE-Hemmer) dagegen zu einer Verbesserung der Prognose führten. Es ist vorstellbar, dass Phosphokreatin/ATP-Verhältnisse ein aussagekräftiger Surrogatparameter für die Mortalität in Herzinsuffizienzstudien sein könnten, insbesondere da das Phosphokreatin/ATP-Verhältnis bei Patienten mit dilatativer Kardiomyopathie ein engerer Prädiktor der Überlebenswahrscheinlichkeit als die linksventrikuläre Ejektionsfraktion oder die New-York-Heart-Association (NYHA)-Klasse war [38] (Abb. 22.5). Es ist vorstellbar, dass die Bestimmung der Kreatinkinase-Reaktionsgeschwindigkeit bei Herzinsuffizienz einen noch empfindlicheren energetischen Index liefert [5].

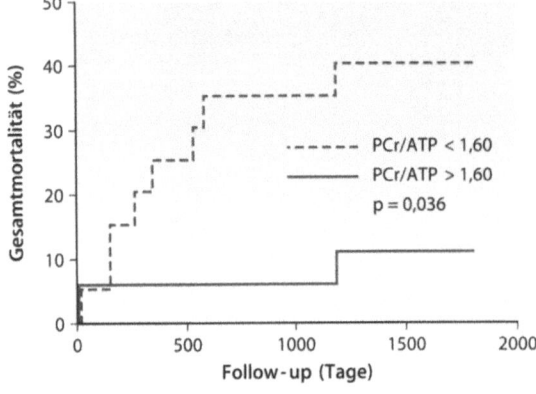

Abb. 22.5. Kaplan-Meier-Sterbetafelanalyse der Gesamtsterblichkeit bei dilatativer Kardiomyopathie. Die Patienten sind anhand des Phosphokreatin/ATP-Verhältnisses in zwei Gruppen aufgeteilt (<1,60 vs. >1,60). Patienten mit initial niedrigem PCr/ATP-Verhältnis zeigen eine erhöhte Sterblichkeit während des Studienzeitraumes von im Mittel 2,5 Jahren. (Mit freundlicher Erlaubnis aus [38])

22.3.4 Herzklappenerkrankungen und andere Formen der Herzhypertrophie

Experimentelle Arbeiten konnten zeigen, dass eine höhergradige Myokardhypertrophie zu einer Veränderung des myokardialen Energiestoffwechsels führt [56]. Im Gegensatz dazu liegen bisher nur wenige Untersuchungen zur Veränderung des myokardialen Energiestoffwechsels bei Herzklappenerkrankungen an Patienten vor. Für Patienten mit Aortenklappenstenose oder Aortenklappeninsuffizienz zeigten Conway und Mitarbeiter [13], dass es zu einer Reduktion des Phosphokreatin/ATP-Verhältnisses (1,10±0,32 bei Patienten, 1,50±0,20 bei Probanden) nur dann kommt, wenn gleichzeitig klinische Zeichen der Herzinsuffizienz vorhanden sind. Phosphokreatin/ATP-Verhältnisse bleiben für klinisch asymptomatische Stadien von Aortenklappenerkrankungen dagegen wie bei der dilatativen Kardiomyopathie normal. Für vergleichbare Grade der Herzinsuffizienz ist der Energiestoffwechsel bei Aortenstenose mehr als bei Aorteninsuffizienz beeinträchtigt und eng mit dem Anstieg des linksventrikulären enddiastolischen Druckes korreliert [37].

Bei Patienten mit langjähriger linksventrikulärer Hypertrophie auf dem Boden einer hypertensiven Herzkrankheit konnte eine 14%ige Abnahme des Phosphokreatin/ATP-Verhältnisses beobachtet werden, wobei jedoch keine weitere Verschlechterung gegenüber dem Normalkollektiv bei pharmakologischer Belastung auftrat [26]. Prinzipiell könnte es die ^{31}P-MRS erlauben, die energetischen Korrelate einer Hypertrophieregression während unterschiedlicher Formen von antihypertensiver Therapie zu untersuchen.

Die hypertrophische Kardiomyopathie ist in den meisten Fällen auf eine gut charakterisierte genetische Mutation zurückzuführen, welche zu einer erheblichen Zunahme der regionalen linksventrikulären Wanddicke und struktureller Desintegration der Myofibrillen führt [46]. Patientenstudien zur hypertrophischen Kardiomyopathie [23, 43] konnten reduzierte Phosphokreatin/ATP-Verhältnisse im hypertrophierten Areal solcher Herzen nachweisen. Dies könnte zum einen auf eine relative Ischämie, zum anderen auf einen Verlust des Gesamtkreatinpools im hypertrophierten Areal hinweisen.

22.3.5 Koronare Herzkrankheit

Das potentiell größte Anwendungsgebiet für die ^{31}P-MRS ist die koronare Herzkrankheit, welche zu akuter oder chronischer Myokardischämie, d.h. zu einem Missverhältnis von Sauerstoffangebot und Sauerstoffbedarf führt. Zwei Anwendungen sind vorstellbar: 1. die Entwicklung einer „biochemischen Ergometrie" und 2. die Beurteilung der Myokardvitalität. Eine Abnahme von Phosphokreatin und ein Anstieg des anorganischen Phosphats gehören zu den frühesten metabolischen Veränderungen während Myokardischämie, wobei Änderungen innerhalb weniger Sekunden nach Reduktion des Sauerstoffangebots auftreten [11]. Es ist daher vorstellbar, dass ein „biochemischer Stresstest" entwickelt werden könnte, der die Detektion der regionalen biochemischen Konsequenzen einer Myokardischämie während Ruhe, Belastung und Erholung erlaubt [53]. So fiel bei Patienten mit hochgradiger LAD-Stenose das Phosphokreatin/ATP-Verhältnis unter Belastung ab und kehrte nach Erholung wieder auf Normalwerte zurück. Nach Revaskularisation war dies nicht mehr zu beobachten [54]. Eine Abnahme des Phosphokreatin/ ATP-Verhältnisses tritt nur bei Patienten mit reversiblen Defekten in der Thalliumszintigraphie (vermutlich vitales Myokard, welches ischämisch werden kann), aber nicht bei Patienten mit fixierten Thalliumdefekten (vermutlich Narbe) auf, bei denen das Phosphokreatin/ATP-Verhältnis schon in Ruhe reduziert ist. Mit einem derartigen biochemischen Stresstest könnten nichtinvasiv die direkten biochemischen Konsequenzen einer stressinduzierten Ischämie untersucht werden und so die Effektivität von Revaskularisationsmaßnahmen oder von verschiedenen antianginösen medikamentösen Therapieformen objektiviert werden. Vorstellbar ist auch eine „Phosphokreatin-Schwelle", die den Grad der körperlichen Belastung definiert, welcher ohne eine Abnahme der myokardialen Phosphokreatinkonzentration möglich ist.

Bei einigen Patientinnen mit Syndrom X (normale Koronararterien) zeigte sich unter Belastung ein hochsignifikanter Abfall des Phosphokreatin/ATP-Verhältnisses, was als Ausdruck einer myokardialen Mikrozirkulationsstörung interpretiert wurde [10].

Die zweite wesentliche potentielle Anwendung der MR-Spektroskopie bei koronarer Herzkrankheit ist die Beurteilung der Myokardvitalität, um avitales und „hibernating" Myokard zu unterscheiden (siehe Kap. 18). Experimentelle, traditionelle biochemische [35] und ^{31}P-MRS-Messungen [51] konnten zeigen, dass myokardiales Narbengewebe nur geringfügige Mengen von ATP (weniger als 1% des Normalwertes) enthält, während im „hibernating" Myokard die ATP-Mengen nahezu normal bleiben [16]. Daher sollte eine Methode, welche eine Beurteilung des myokardialen ATP-Gehaltes mit hoher räumlicher (5 cm^3 und weniger) und akzeptabler zeitlicher Auflösung (30 min und weniger) erlaubt, ideal zur Beurteilung der Myokardvitalität geeignet sein. Um diese notwendige räumliche und zeitliche Auflösung zu erreichen, sind jedoch erhebliche technische Weiterentwicklungen nötig. Eine weitere vielversprechende neue Technik für die Beurteilung der Myokardvitalität ist die Bestimmung des absoluten Kreatingehaltes (d.h. der Summe von freiem und phosphoryliertem Kreatin) mit Hilfe der lokalisierten ^{1}H-MRS [6, 45]. Narbengewebe ist nicht nur durch massiv reduzierten ATP-Gehalt, sondern auch durch einen fast vollständigen Verlust des Gesamtkreatingehaltes gekennzeichnet. Durch die deutlich höhere Auflösung dieses Verfahrens sind Voxelgrößen von etwa 1 cm^3 mit der ^{1}H-MRS erreichbar.

22.4 | Perspektive

Was sind die notwendigen Weiterentwicklungen, welche für die klinische Herzspektroskopie vorhersehbar sind? Nach wie vor die größte Herausforderung ist es, die räumliche und zeitliche Auflösung erheblich zu steigern. Unter Nutzung des nukleären Overhauser-Effekts, höherer Feldstärken und weiterer Verbesserungen von Hardware- und Softwaredesign könnte eine echte dreidimensionale metabolische Bildgebung mit Voxelgrößen von weniger als 5 cm^3 für ^{31}P und 1 cm^3 für ^{1}H möglich werden [29]. Eine Standardisierung von Lokalisationsprotokollen, Pulssequenzen, Spektrennachverarbeitung und Kurvenanpassungsprogrammen für die MR-Spektroskopie ist notwendig, um Messungen an unterschiedlichen MR-Systemen direkt vergleichbar zu machen. Wünschenswert wäre die Kombination von ^{1}H- und ^{31}P-MRS, da dies die Bestimmung von direkt energetisch relevanten Parametern wie der freien ADP-Konzentration und der freien Energieänderung der ATP-Hydrolyse erlauben würde [31]. Diese Größen sind vermutlich wesentlich sensitivere Indikatoren der energetischen Beeinträchtigung des Myokards als Steady-state-Konzentrationen von ATP und Phosphokreatin. Langfristig wird der Erfolg der MR-Spektroskopie von der Entwicklung einer integrierten kardialen MR-Untersuchung abhängen, die es erlaubt, die myokardiale Morphologie, globale und regionale Funktion, Perfusion, Koronararterienanatomie sowie – als ein Aspekt dieses Protokolls – verschiedene Faktoren des myokardialen Stoffwechsels zu untersuchen. Die Spektroskopie von anderen Atomkernen am menschlichen Herzen, wie ^{13}C oder ^{23}Na, könnte weiterhin völlig neue Erkenntnisse über den humanen Herzstoffwechsel erlauben. Diese Methoden sollten etabliert werden, wenngleich dafür erhebliche technische Herausforderungen gelöst werden müssen.

■ Danksagung

Der Dank des Autors geht an eine Reihe von Kooperationspartnern der letzten Jahre: Meinrad Beer, Georg Ertl, Axel Haase, Dietbert Hahn, Michael Horn, Joanne S. Ingwall, Markus von Kienlin, Kurt Kochsiek, Thomas Pabst, Jörn Sandstede, Klaus Schnackerz, Jürgen Schneider, Matthias Spindler, Frank Wiesmann.

Literatur

1. Auffermann W, Chew WM, Wolfe CL, Tavares NJ, Parmley WW, Semelka RC, Donnelly T, Chatterjee K, Higgins CB (1991) Normal and diffusely abnormal myocardium in humans: functional and metabolic characterization with P-31 MR spectroscopy and cine MR imaging. Radiology 179:253–259
2. Bittl JA, Ingwall JS (1985) Reaction rates of creatine kinase and ATP synthesis in the isolated rat heart. A 31P NMR magnetization transfer study. J Biol Chem 260:3512
3. Bittl JA, Ingwall JS (1987) Intracellular high-energy phosphate transfer in normal and hypertrophied myocardium. Circulation 75:I 96–101
4. Bottomley PA (1994) MR spectroscopy of the human heart: the status and the challenges. Radiology 191:593–612
5. Bottomley PA, Hardy CJ (1992) Mapping creatine kinase reaction rates in human brain and heart with 4 tesla saturation transfer ^{31}P NMR. J Magn Reson 99:443–448
6. Bottomley PA, Weiss RG (1998) Non-invasive magnetic-resonance detection of creatine depletion in non-viable infarcted myocardium. Lancet 351:714–718
7. Bottomley PA, Hardy CJ, Roemer PB (1990) Phosphate metabolite imaging and concentration measurements in human heart by nuclear magnetic resonance. Magn Reson Med 14:425–434
8. Bottomley PA, Weiss RG, Hardy CJ, Baumgartner WA (1991) Myocardial high-energy phosphate metabolism and allograft rejection in patients with heart transplants. Radiology 181:67–75
9. Bottomley PA, Atalar E, Weiss RG (1996) Human cardiac high-energy phosphate metabolite concentrations by 1D-resolved NMR spectroscopy. Magn Reson Med 35:664–70
10. Buchthal SD, Merz CN, Rogers WJ, Pepine CJ, Reichek N, Sharaf BL, Reis S, Kelsey SF, Pohost GM (2000) Abnormal myocardial phosphorus-31 nuclear magnetic resonance spectroscopy in women with chest pain but normal coronary angiograms. N Eng J Med 342:829–835
11. Clarke K, O'Connor AJ, Willis RJ (1987) Temporal relation between energy metabolism and myocardial function during ischemia and reperfusion. Am J Physiol 253:H412–421
12. Clarke K, Stewart LC, Neubauer S, Balschi JA, Smith TW, Ingwall JS, Nedelec JF, Humphrey SM, Kleber AG, Springer CS Jr (1993) Extracellular volume and transsarcolemmal proton movement during ischemia and reperfusion: a ^{31}P NMR spectroscopic study of the isovolumic rat heart. NMR Biomed 6:278–286

13. Conway MA, Allis J, Ouwerkerk R, Niioka T, Rajagopalan B, Radda GK (1991) Detection of low phosphocreatine to ATP ratio in failing hypertrophied human myocardium by ^{31}P magnetic resonance spectroscopy. Lancet 338:973–976

14. DeLayre JL, Ingwall JS, Malloy C, Fossel ET (1981) Gated sodium-23 nuclear magnetic resonance images of an isolated perfused working rat heart. Science 212:935–936

15. de Roos A, Doornbos J, Luyten PR, Oosterwaal LJ, van der Wall EE, den Hollander JA (1992) Cardiac metabolism in patients with dilated and hypertrophic cardiomyopathy: assessment with proton-decoupled P-31 MR spectroscopy. J Magn Reson Imaging 2:711–719

16. Flameng W, Vanhaecke J, Van Belle H, Borgers M, De Beer L, Minten J (1987) Relation between coronary artery stenosis and myocardial purine metabolism, histology and regional function in humans. J Am Coll Cardiol 9:1235–1242

17. Forsen S, Hofman RA (1963) Study of moderately rapid chemical exchange reactions by means of nuclear magnetic double resonance. J Chem Phys 39:2892–2901

18. Fraser CD Jr, Chacko VP, Jacobus WE, Mueller P, Soulen RL, Hutchins GM, Reitz BA, Baumgartner WA (1990) Early phosphorus 31 nuclear magnetic resonance bioenergetic changes potentially predict rejection in heterotopic cardiac allografts. J Heart Transplant 9:197–204

19. Hardy CJ, Weiss RG, Bottomley PA, Gerstenblith G (1991) Altered myocardial high-energy phosphate metabolites in patients with dilated cardiomyopathy. Am Heart J 122:795–801

20. Horn M, Weidensteiner C, Lanz T, Neubauer S, von Kienlin M (1998) Myocardial Na$^+$ content after infarction during scar development. Magma 6:179–180

21. Ingwall JS (1982) Phosphorus nuclear magnetic resonance spectroscopy of cardiac and skeletal muscles. Am J Physiol 242:H 729–44

22. Ingwall JS (1995) How high does intracellular sodium rise during acute myocardial ischaemia? A view from NMR spectroscopy. Cardiovascular Research 29:2

23. Jung WI, Sieverding L, Breuer J, Hoess T, Widmaier S, Schmidt O, Bunse M, van Erckelens F, Apitz J, Lutz O, Dietze GJ (1998) 31P NMR spectroscopy detects metabolic abnormalities in asymptomatic patients with hypertrophic cardiomyopathy. Circulation 97:2536–2542

24. Kim RJ, Lima JAC, Chen EL, Reeder SB, Klocke FJ, Zerhouni EA, Judd RM (1997) Fast 23Na magnetic resonance imaging of acute reperfused myocardial infarction. Potential to assess myocardial viability. Circulation 95:1877–1885

25. Kreutzer U, Jue T (1991) ^{1}H-nuclear magnetic resonance deoxymyoglobin signal as indicator of intracellular oxygenation in myocardium. Am J Physiol 261:H 2091–2097

26. Lamb HJ, Beyerbacht HP, van der Laarse A, Stoel BC, Doornbos J, van der Wall EE, de Roos A (1999) Diastolic Dysfunction in Hypertensive Heart Disease Is Associated With Altered Myocardial Metabolism. Circulation 99:2261–2267

27. Liao R, Nascimben L, Friedrich J, Gwathmey JK, Ingwall JS (1996) Decreased energy reserve in an animal model of dilated cardiomyopathy. Relationship to contractile performance. Circ Res 78:893–902

28. Meininger M, Landschütz W, Beer M, Seyfarth T, Horn M, Pabst T, Haase A, Hahn D, Neubauer S, von Kienlin M (1999) Concentrations of human cardiac phosphorus metabolites determined by SLOOP ^{31}P NMR spectroscopy. MRM 41:657–663

29. Menon RS, Hendrich K (1992) ^{31}P NMR spectroscopy of human heart at 4T: detection of substantially uncontaminated cardiac spectra and differentiation of subepicardium and subendocardium. Magn Reson Med 26:368–376

30. Nascimben L, Friedrich J, Liao R, Pauletto P, Pessina AC, Ingwall JS (1995) Enalapril treatment increases cardiac performance and energy reserve via the creatine kinase reaction in myocardium of Syrian myopathic hamsters with advanced heart failure. Circulation 91:1824–1833

31. Neubauer S (1999) High-energy phosphate metabolism in normal, hypertrophied and failing human myocardium. Heart Failure Reviews 4:269–280

32. Neubauer S, Hamman BL, Perry SB, Bittl JA, Ingwall JS (1988) Velocity of the creatine kinase reaction decreases in postischemic myocardium: a ^{31}P-NMR magnetization transfer study of the isolated ferret heart. Circulation Research 63:1–15

33. Neubauer S, Ertl G, Krahe T, Schindler R, Hillenbrand H, Lackner K, Kochsiek K (1991) Experimentelle und klinische Möglichkeiten der MR-Spektroskopie des Herzens. Z Kardiol 80:25–36

34. Neubauer S, Krahe T, Schindler R, Horn M, Hillenbrand H, Entzeroth C, Mader H, Kromer EP, Riegger GA, Lackner K, Ertl G (1992) ^{31}P magnetic resonance spectroscopy in dilated cardiomyopathy and coronary artery disease. Altered cardiac high-energy phosphate metabolism in heart failure. Circulation 86:1810–1818

35. Neubauer S, Horn M, Naumann A, Tian R, Hu K, Laser M, Friedrich J, Gaudron P, Schnackerz K, Ingwall JS et al. (1995) Impairment of energy metabolism in intact residual myocardium of rat hearts with chronic myocardial infarction. J Clin Invest 95:1092–1100

36. Neubauer S, Horn M, Pabst T, Gödde M, Lübke D, Illing B, Hahn D, Ertl G (1995) Contributions of ^{31}P-magnetic resonance spectroscopy to the

understanding of dilated heart muscle disease. Eur Heart J 16 (Suppl 0):115–118

37. Neubauer S, Horn M, Pabst T, Harre K, Strömer H, Bertsch G, Sandstede J, Ertl G, Hahn D, Kochsiek K (1997) Cardiac high-energy phosphate metabolism in patients with aortic valve disease assessed by ^{31}P-magnetic resonance spectroscopy. J Investig Med 45:453–462

38. Neubauer S, Horn M, Cramer M, Harre K, Newell JB, Peters W, Pabst T, Ertl G, Hahn D, Ingwall JS, Kochsiek K (1997) Myocardial phosphocreatine-to-ATP ratio is a predictor of mortality in patients with dilated cardiomyopathy. Circulation 96:2190–2196

39. Okada MKM, Inubushi T, Kinoshita M (1998) Influence of aging or left ventricular hypertrophy on the human heart: Contents of phosphorus metabolites measured by ^{31}P MRS. MRM 39:772–782

40. Pabst T, Sandstede J, Beer M, Kenn W, von Kienlin M, Neubauer S, Hahn D (in press) Optimization of ECG-triggered [3]D [23]Na MRI of the human heart. Magn Reson Med

41. Pluim BM, Lamb HJ, Kayser HW, Leujes F, Beyerbacht HP, Zwinderman AH, van der Laarse A, Vliegen HW, de Roos A, van der Wall EE (1998) Functional and metabolic evaluation of the athlete's heart by magnetic resonance imaging and dobutamine stress magnetic resonance spectroscopy. Circulation 97:666–672

42. Pohmann R, Von Kienlin M (2001) Accurate phosphorus metabolite images of the human heart by [3]D acquisition-weigthed CSI. Magn Reson Med 45:817–826

43. Rajagopalan B, Blackledge MJ, McKenna WJ, Bolas N, Radda GK (1987) Measurement of phosphocreatine to ATP ratio in normal and diseased human heart by ^{31}P magnetic resonance spectroscopy using the rotating frame-depth selection technique. Ann N Y Acad Sci 508:321–332

44. Schaefer S, Gober JR, Schwartz GG, Twieg DB, Weiner MW, Massie B (1990) In vivo phosphorus-31 spectroscopic imaging in patients with global myocardial disease. Am J Cardiol 65:1154–1161

45. Schneider J, Fekete E, Weisser A, Neubauer S, von Kienlin M (2000) Reduced [(1)]H-NMR visibility of creatine in isolated rat hearts. Magn Reson Med 43:497–502

46. Spirito P, Seidman CE, McKenna WJ, Maron BJ (1997) The management of hypertrophic cardiomyopathy. New Engl J Med 336/11:775–785

47. Springer CS Jr, Pike MM, Balschi JA, Chu SC, Frazier JC, Ingwall JS, Smith TW (1985) Use of shift reagents for nuclear magnetic resonance studies of the kinetics of ion transfer in cells and perfused hearts. Circulation 72:Iv89–93

48. Ugurbil K, Petein M, Madian R, Michurski S, Cohn JN, From AH (1984) High resolution proton NMR studies of perfused rat hearts. FEBS letters 167:73–78

49. Van Dobbenburgh JO, Lahpor JR, Woolley SR, de Jonge N, Klopping C, Van Echteld CJ (1996) Functional recovery after human heart transplantation is related to the metabolic condition of the hypothermic donor heart. Circulation 94:2831–2836

50. von Kienlin M, Mejia R (1991) Spectral localization with optimal pointspread function. Magn Reson Med 94:268–287

51. Von Kienlin M, Rösch C, Le Fur Y, Behr W, Roder F, Haase A, Horn M, Illing B, Hu K, Ertl G, Neubauer S (1998) Three-dimensional 31P magnetic resonance spectroscopic imaging of regional high-energy phosphate metabolism in injured rat heart. Magn Reson Med 39:731–741

52. Wallimann T, Wyss M, Brdiczka D, Nicolay K, Eppenberger HM (1992) Intracellular compartmentation, structure and function of creatine kinase isoenzymes in tissues with high and fluctuating energy demands: The „phosphocreatine circuit" for cellular energy homeostasis. Biophys J 281:21–40

53. Weiss RG, Bottomley PA, Hardy CJ, Gerstenblith G (1990) Regional myocardial metabolism of high-energy phosphates during isometric exercise in patients with coronary artery disease [see comments]. N Engl J Med 323:1593–1600

54. Yabe T, Mitsunami K, Okada M, Morikawa S, Inubushi T, Kinoshita M (1994) Detection of myocardial ischemia by 31P magnetic resonance spectroscopy during handgrip exercise. Circulation 89:1709–716

55. Yabe T, Mitsunami K, Inubushi T, Kinoshita M (1995) Quantitative measurements of cardiac phosphorus metabolites in coronary artery disease by 31P magnetic resonance spectroscopy [see comments]. Circulation 92:15–23

56. Zhang J, Merkle H, Hendrich K, Garwood M, From AH, Ugurbil K, Bache RJ (1993) Bioenergetic abnormalities associated with severe left ventricular hypertrophy. J Clin Invest 92:993–1003

57. Zhang J, Wilke N, Wang Y, Zhang Y, Wang C, Eijgelshoven MH, Cho YK, Murakami Y, Ugurbil K, Bache RJ, From AH (1996) Functional and bioenergetic consequences of postinfarction left ventricular remodeling in a new porcine model. MRI and 31 P-MRS study. Circulation 94:1089–1100

KAPITEL 23 Neue Kontrastmittel

FRIEDRICH CAVAGNA

Die Magnetresonanztomographie (MRT) bietet die Möglichkeit zur Verkürzung des Ablaufs bei der Diagnostik der koronaren Herzerkrankung, indem Funktion, Perfusion und Vitalität des Herzmuskels sowie die Anatomie der Herzkranzgefäße in einer einzigen Untersuchung abgebildet und bestimmt werden. Dabei kann die Anwendung von Kontrastmitteln, insbesondere neuer intravasaler Kontrastmittel (IKM), eine entscheidende Rolle spielen.

23.1 | Die Rolle der intravasalen Kontrastmittel

Kommerzielle extravasale Kontrastmittel (EKM) haben erheblich zur breiteren Anwendung der kardialen MRT beigetragen. Eine schnellere Bildgebung während des ersten Durchgangs eines KM-Bolus durch das Myokard in Kombination mit Vasodilatation durch pharmakologischen Stress ermöglicht die Erkennung auch kleinster subendokardialer Perfusionsdefekte [11]. Allerdings ist bei EKM die Signalintensität während des ersten Durchgangs, besonders im absteigenden Ast der Kurve, mehr von der Extraktion des KM als vom Blutfluss bestimmt, was eine Quantifizierung der Mikrozirkulationsparameter außerordentlich erschwert. Ein zweiter Anwendungsbereich ist die Erfassung vernarbten, nicht vitalen Myokards, das nach Gabe eines extravasalen KM eine lang andauernde hohe Signalintensität aufweist. Auch für die Darstellung der Koronaranatomie konnte der Wert einer i.v.-Bolusgabe eines EKM (Cardiolinium-DTPA, z.B. ProHance) gezeigt werden. Dabei muss die Abbildung allerdings auf-

grund der schnellen Diffusion des EKM in das Interstitium auf die Dauer eines Atemstopps reduziert werden. Selbst bei Beschränkung auf die Abbildung nur eines der drei Herzkranzgefäße muss ein ca. $250 \times 160 \times 32$ mm großes Volumen dargestellt werden, was in der Zeit eines Atemstillstands bestenfalls mit einer räumlichen Auflösung von etwa $1 \times 1,5 \times 4$ mm möglich und damit nicht ausreichend ist, um gegen etablierte Methoden wie die Röntgenangiographie anzutreten. Eine klinisch ausreichende Auflösung liegt unterhalb von 1 mm. Die Abbildung des oben angesprochenen Territoriums mit einer räumlichen Auflösung von $0,7 \times 0,7 \times 1,0$ mm erfordert die Aufnahme von etwa 7000 k-Raumlinien (Abb. 23.1 ⓒⒹ), verteilt auf etwa 500 Herzzyklen mit einem Zeitaufwand von etwa 5 Minuten. Bei einer solchen Abbildungsdauer können Atmungsartefakte nur mit der Navigatortechnik verhindert werden (siehe Kap. 5 und 26). Dadurch wird der reale Zeitaufwand für eine solche hoch aufgelöste MR-Koronarangiographie noch einmal verdoppelt.

Neue Aufnahmetechniken wie etwa SENSE [7] können wiederum die Messzeit um einen Faktor n (heute: 2) reduzieren, aber nur um den Preis einer Verschlechterung des Signal/Rausch-Verhältnisses um den Faktor $n^{1/2}$ (siehe Kapitel 25).

Es zeichnet sich daher ab, dass erst eine selektive und lang anhaltende Verkürzung des T1-Wertes im Blut, wie sie durch intravasale Kontrastmittel ermöglicht wird, in Zusammenhang mit Navigator-unterstützten, hochaufgelösten dreidimensionalen Koronarangiographien und vorgeschalteter Abbildung der Perfusion (mit einem Bruchteil der Gesamtdosis) den Durchbruch zu einer breiten Anwendung der kardialen MRT bringen wird.

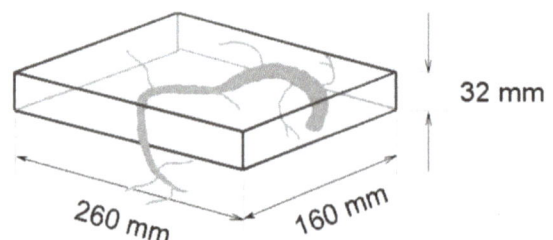

Abb. 23.1. Reduktion des Abbildungsvolumens auf ein Koronarterritorium (CD)

23.2 | Funktionsweise der intravasalen Kontrastmittel

Diese Unzulänglichkeiten der extravasalen Kontrastmittel haben eine einfache Ursache, nämlich deren schnelle Diffusion durch das Endothel normaler Gefäße. Man nimmt an, dass solche KM schon beim ersten Durchgang durch die Gewebe etwa zu 50% extrahiert werden [5], dies bedeutet, dass sich das KM nach einigen Umläufen (2–3 Minuten) auf das gesamte extrazelluläre Volumen, etwa 250 ml/kg, verteilt hat. Intravasale KM haben hingegen die Eigenschaft, dass sie entweder gar nicht oder nur teilweise durch das Endothel diffundieren, d. h. im Idealfall bleibt ihre Verteilung auf das Plasmavolumen (etwa 50 ml/kg) beschränkt. Die Konzentration von IKM in den Gefäßen kann daher bei Erreichung der Gleichgewichtsverteilung fünfmal höher sein als die eines EKM mit gleicher Dosierung.

23.3 | Die verschiedenen Klassen intravasaler Kontrastmittel

Zur Zeit kann man zwischen zwei grundlegend verschiedenen Ansätzen bei der Entwicklung intravasaler KM unterscheiden, die beide auf bereits bekannte Technologien aufbauen. Der erste Ansatz verwendet superparamagnetische Partikel auf Eisenoxidbasis („Ferrite") als magnetisch aktiven Baustein, der zweite hingegen Chelate des Gadolinium-Ions. Im Falle der Ferrite ist die Beschränkung der Verteilung auf das Plasmavolumen durch die korpuskulare Natur des KM ge-

währleistet, im Fall der Gadolinium-Chelate entweder durch kovalente Bindung der Chelate an ein Makromolekül oder durch reversible Bindung an ein endogenes Makromolekül (Albumin) nach der Einbringung in die Blutbahn durch intravenöse Injektion.

23.3.1 Superparamagnetische Partikel

Bisher verwendete KM auf Eisenoxidbasis (Resovist, Feridex) zeichneten sich durch einen hohen Wert des r2/r1-Verhältnisses aus, d.h. die signalabschwächenden Effekte der transversalen (r2) Relaxation übertreffen die signalverstärkenden Effekte der longitudinalen (r1) Relaxation. Außerdem werden solche KM relativ schnell vom retikuloendothelialen System (RES) aufgenommen und aus dem Kreislauf entfernt, woraus sich deren Anwendung als negative KM für die Leberdiagnostik ableitet. Zur Zeit entwickelt Nycomed ein für die Gefäßabbildung optimiertes superparamagnetisches KM unter dem Code NC 100150 (Clariscan™), das sich durch einen relativ niedrigen r2/r1-Wert von 1,62 und durch längere Plasmaverweilzeiten (Halbwertszeit im Schwein 51 min) auszeichnet [4]. Erreicht wird ersteres duch die geringen Dimensionen des magnetisch aktiven Partikelkerns, ein Eisenoxid-Einkristall mit einem mittlerem Durchmesser von 6,4 nm. Die langen Plasmaverweilzeiten erreicht man hingegen durch die geringen Ausmaße (effektiver hydrodynamischer Durchmesser von 11,9 nm) des Gesamtpartikels, d.h. des Ferrit-Kerns plus des ihn umhüllenden organisch-chemischen Mantels, und durch die chemische Beschaffenheit des letzteren (oxidierte Stärke), die beide die Affinität für das RES vermindern.

Trotz dieser Optimierungsschritte hat der Einsatz dieser Klasse intravasaler KM in der kardialen MRT bislang eine eher zurückhaltende Bewertung erfahren. Ein Grund dafür ist der geringe oder nicht vorhandene Signalanstieg in den Gefäßen, der bei steigender Dosis sogar eher rücklaufig ist (Abb. 23.2 (CD); [4, 8]. Die Erklärung dafür liegt in der Tatsache, dass Relaxationskennzahlen wie r1 und r2 nur in homogenen Lösungen oder Suspensionen gute Deskriptoren des Signalverhaltens sind. Bei Verteilung des KM auf verschiedene Kompartimente muss auch die lokale makroskopische Magnetisierung berücksichtigt weden. Aufgrund der hohen magnetischen Suszeptibiltät des verwendeten Materials kommt die Magnetisierung bei klinischen Feldstärken der Sätttigungsmagnetisierung von Eisen nahe – und zwar unabhängig von der Partikelgröße, der Beschaffenheit des Mantels usw. Die daraus resultierenden starken lokalen Magnetfeldgradienten an der Grenzfläche zwischen Gefäß und Gewebe können dann – im Prinzip ähnlich wie bei metallischen Prothesen – zu Signalzerstörung und -verzerrung führen.

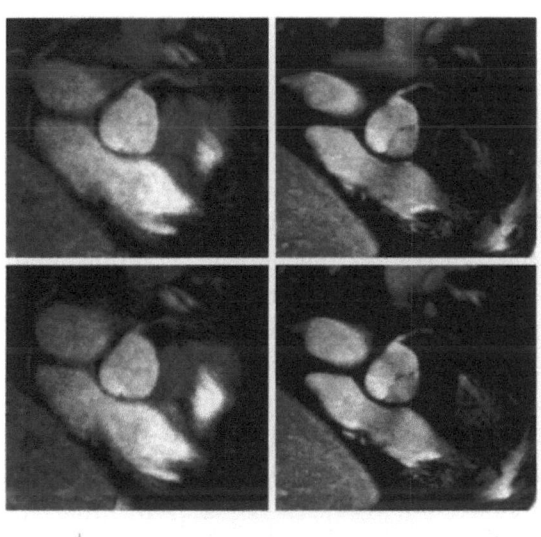

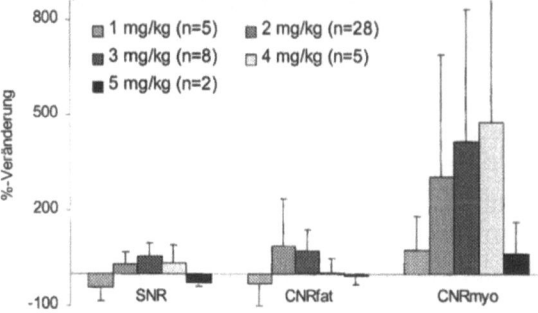

Abb. 23.2. Superparamagnetische KM bewirken nur einen begrenzten Signalanstieg in den Gefäßen (weniger als 100%), der aufgrund der Suszeptibilitätseffekten bei höheren Dosierungen rückläufig ist. Dies gilt auch für das Kontrast/Rausch-Verhältnis zwischen Gefäß und Fett. Das Kontrast/Rausch-Verhältnis zwischen Gefäß und Myokard ist hingegen aufgrund der effizienten Unterdrückung des Myokardsignals stark erhöht. *SNR* Signal/Rausch-Verhältnis, *CNR* Kontrast/Rausch-Verhältnis, *tat* CNR Blut vs. Fett, *myo* CNR Blut vs. Myokard (mit freundlicher Genehmigung von C. Klein, E. Nagel, Deutsches Herzzentrum Berlin)

23.3.2 Niedermolekulare, proteinbindende Gadolinium-Chelate

Kontrastmittel dieser Klasse sind niedermolekularer Natur und dadurch gekennzeichnet, dass die Moleküle (Molmasse etwa 1000 Dalton) im Wesentlichen zwei Strukturelemente enthalten, nämlich einen Gadolinium-Chelat-Komplex als magnetisch aktives Element und ein weiteres Strukturelement, das eine hohe Affinität für Serumalbumin hat. Daraus folgt, dass nach Injektion in die Blutbahn sich sofort ein Gleichgewicht einstellt, indem ein hoher Prozentsatz dieser KM reversibel an das endogene Makromolekül Albumin (Molmasse etwa 60 000 Dalton) gebunden wird, und in dieser gebundenen Form weder durch das kontinuierliche Endothel im Muskel- oder Bindegewebe noch durch das gefensterte Endothel der Glomeruli in den Nieren diffundieren kann (Abb. 23.3 ⊙). Die ungebundene Fraktion dieser KM verteilt sich hingegen im gesamten extrazellulären Raum und wird langsam über die Niere und/oder die Leber ausgeschieden. Die Albuminbindung hat auch positive Folgen für die magnetischen und Signaleigenschaften dieser KM, da die molekulare Rotation des makromolekularen Komplexes

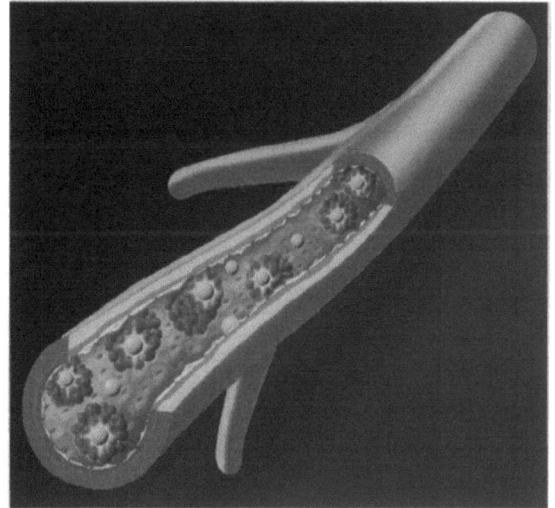

Abb. 23.3. Schematische Darstellung der Funktionsweise eines niedermolekularen Proteinbinders. Nur ein geringer Teil der Gadolinium-Chelat-Moleküle (helle Kugeln) befindet sich im freien Zustand und kann durch das Endothel diffundieren. Der größte Teil ist (reversibel) an das viel größere Albuminmolekül gebunden ⊙

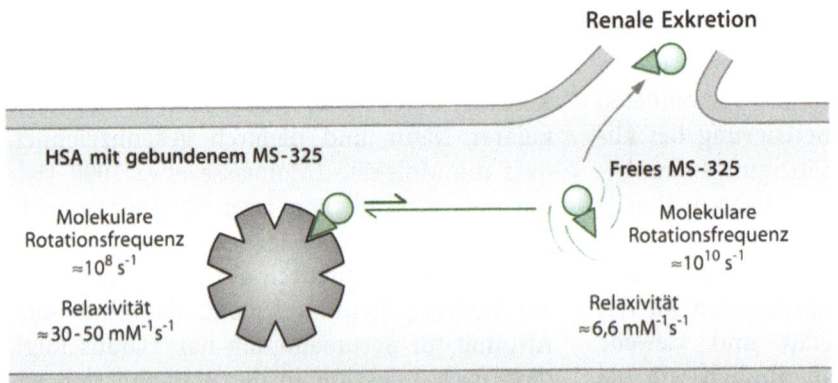

Abb. 23.4. Schematische Darstellung des physikalischen Prinzips der Relaxationserhöhung für IKM (hier: MS-325). Durch Bindung an das große Albuminmolekül wird die molekulare Rotationsfrequenz der Gd-Chelate stark gemindert und hat dadurch eine wichtige Komponente, die der Resonanzfrequenz der Wasserprotonen entspricht. Die aufgrund der molekularen Rotation des mit dem Gd-Ion assoziierten Dipols erzeugten magnetischen Wechselfelder können daher effizienter zur Relaxation der Wasserprotonen beitragen

viel langsamer als die des niedermolekularen Chelats ist. Als Folge davon nähert sich die Frequenz der mikroskopischen, lokalen, durch ebendiese Rotation entstehenden magnetischen Wechselfelder der Resonanzfrequenz der Wasserprotonen an, wodurch wiederum die Effizienz des Relaxationsprozesses stark erhöht wird (Abb. 23.4). Dementsprechend weisen diese KM bei 20 MHz im Vergleich zu den EKM eine mindestens fünffach erhöhte Relaxation auf – gepaart mit dem etwa auf ein Fünftel beschränkten Verteilungsvolumen errechnet sich daraus in erster Annäherung eine 25fache Wirksamkeit bezogen auf das intraluminale Signal. Da die Erhöhung der Relaxation ohne wesentliche Veränderung des r2/r1-Verhältnisses erfolgt und die Suszeptibilität des Gadolinium-Ions etwa 1000-mal geringer ist als die von Eisen, können hohe Konzentration und hohe Relaxation tatsächlich in hohe Signalintensität und hohen Kontrast umgesetzt werden.

Zur Zeit werden zwei Kontrastmittel dieser Klasse mit den Code-Bezeichnungen MS-325 und B-22956 klinisch getestet-Ersteres von Epix Medical [Cambridge, MA, USA; 6] und Letzteres von Bracco Imaging [Mailand, Italien 1, 3]. Die Molekülstrukturen beider KM sind auf der CD abgebildet ⓒⒹ. Zweifellos gestatten diese IKM die Abbildung vaskulärer Strukturen mit höherem Kontrast und während eines größeren Zeitfensters als traditionelle EKM, wie ein früher direkter Vergleich zwischen Gd-

DTPA und MS-325 bei Kaninchen zeigt (Abb. 23.5 ⓒⒹ). Ein direkter Vergleich zwischen MS-325 und B-22956 anhand der für die Bestimmung der Wirksamkeit wichtigsten Parameter Relaxation, gebundene Fraktion und Plasmahalbwertszeit gibt Aufschluss über das Zusammenspiel dieser Faktoren. Wird unter exakt gleichen Bedingungen gemessen, weist MS-325 eine höhere Relaxation auf $(35 \, (\text{mM} \times \text{s})^{-1}$ gegenüber $27 \, (\text{mM} \times \text{s})^{-1})$, allerdings ist die an Humanalbumin gebundene Fraktion mit 0,80 deutlich geringer als bei B-22956 mit 0,94 [1, 3]. Bei Aufnahme von dreidimensionalen MR-Angiographien mit kurzen Repetitionszeiten (TR) bei Primaten (die Bindungsverhältnisse für beide KM sind in dieser Spezies dem Menschen ähnlich) zeigt sich deutlich mehr (über 40%) intraluminales Signal im Falle des Cholsäure-Derivats B-22956 – der höhere Bindungsgrad und die sich daraus ergebenden höheren intravaskulären Konzentrationen reichen offenbar aus, um die geringere Relaxation mehr als auszugleichen (Abb. 23.6 ⓒⒹ). Die Verfügbarkeit solch leistungsfähiger IKM, die zudem eine starke Diskriminierung zwischen den T1-Werten im Blut und denen im Myokard bewirken (Abb. 23.7) könnte entscheidend zur Verwirklichung robuster, leistungsfähiger Bildgebungsverfahren für die MR-Koronarangiographie beitragen. Ein Beispiel dafür ist die dreidimensionale Gradientenechosequenztechnik mit vorbereitendem Inversionspuls, bei der der Beginn

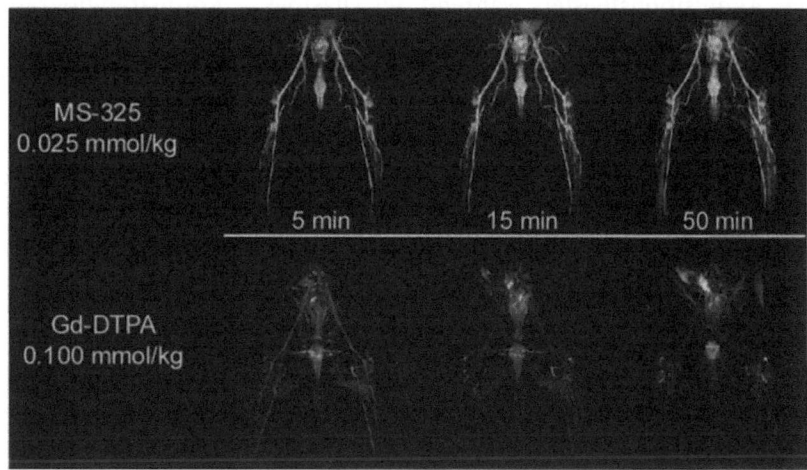

Abb. 23.5. Vergleichende MR-Angiographie am Kaninchen mit Gd-DTPA (0,1 mmol/kg) und mit MS-325 (0,025 mmol/kg). Bei Einsatz der intravasalen Kontrastmittel MS-325 zeigt sich eine weitaus höhere Wirksamkeit und ein längeres Zeitfenster für die Messungen ⓒⒹ

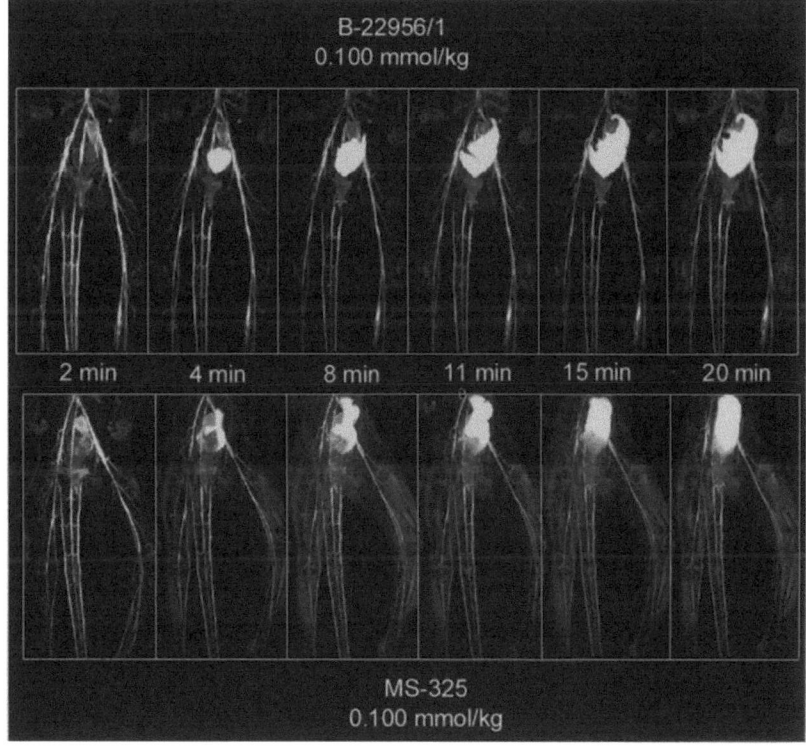

Abb. 23.6. Direkter Vergleich zwischen den proteinbindenden Chelaten MS-325 und B-22 956 bei einem Affen (Macaca fascicularis). Obwohl MS-325 mit 35 $(mM \times s)^{-1}$ die höhere Relaxivität aufweist als B-22 956 (27 $(mM \times s)^{-1}$), wird dies durch die stärkere Proteinbindung des letzteren (94%, vergleichbarer Wert für MS-325: 80%) und der daraus resultierenden höheren Plasmakonzentration mehr als ausgeglichen ⓒⒹ

des Akquisitionsfensters während der Diastole zwecks Maximierung des Kontrasts so gewählt werden kann, dass die volle Gleichgewichtsmagnetisierung des Blutes voliegt, während die des Myokards sich gerade im Nulldurchgang befindet (Abb. 23.8). Solche dreidimensionalen, navigatorunterstützten IR-FLASH-

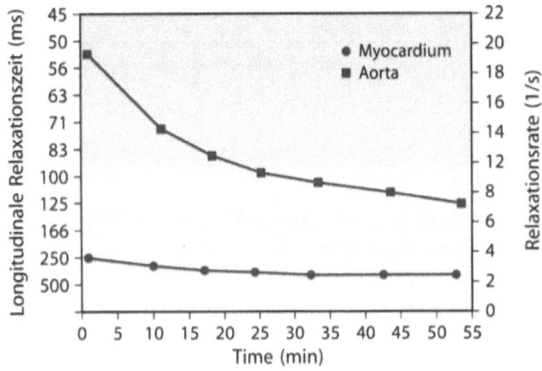

Abb. 23.7. In-vivo-Messung der Relaxationszeiten (T1) im Blut und im Myokard eines Schweines bei 1,5 T nach Gabe von 0,1 mmol/kg von B-22956 i.v. Der T1-Wert im Blut liegt anfangs knapp über 50 ms und kann fast eine halbe Stunde unter 100 ms gehalten werden; selbst nach einer Stunde ist er nicht höher als 120 ms. Der T1-Wert im Myokard ist deutlich höher (ca. 250 ms) und weitgehend konstant, wodurch eine effiziente Unterdrückung des Myokardsignals erleichtert wird (mit freundlicher Genehmigung von Jie Zheng, Bracco SpA @ Northwestern University, Chicago)

Koronarangiographien am Schwein nach Gabe von B-22956 haben gezeigt, dass dieser hohe Kontrast mindestens eine Stunde lang vorhält (Abb. 23.9). Entsprechende Versuche an Tieren mit milden, durch Ballondilatation und fettreiche Diät erzeugten Stenosen der proximalen Herzkranzgefäße belegen das diagnostische Potential solcher intravasaler KM (Abb. 23.10).

23.3.3 Makromolekulare Kontrastmittel auf Gadolinium-Basis

Bei kovalenter Bindung mehrerer Gadolinium-Chelat-Komplexe an Makromoleküle mittlerer Größe entstehen Kontrastmittel, die durch eine begrenzte Diffusion durch das vaskuläre Endothel, aber durch freie Diffusion durch die Fenestrae der Glomeruli charakterisiert sind. Demzufolge weisen diese KM ähnlich kurze Plasmahalbwertszeiten auf wie traditionelle EKM, allerdings sind die Plasmakonzentrationen zu jedem Zeitpunkt um ein Vielfaches höher als im Falle der EKM. Solche KM erfahren ebenso eine Erhöhung der Relaxation aufgrund langsamerer molekularer Rotation, sodass auch für diese Kategorie ein erfolgreicher Einsatz in der kardialen MRT vorhergesehen werden kann.

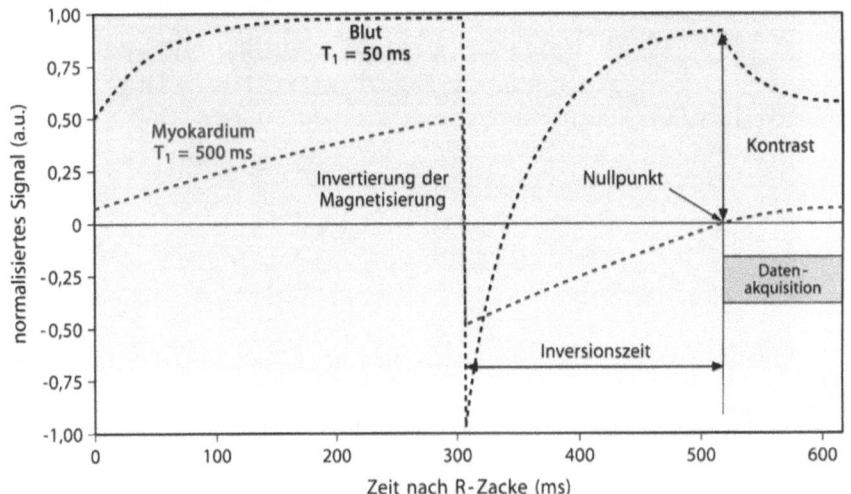

Abb. 23.8. Entwicklung der Magnetisierung im Blut und im Myokard während eines Herzzyklus bei Aufnahme einer IR-3D-GRE-Koronarangiographie unter Verwendung eines effizienten IKM. Das IKM sorgt für eine starke Diskriminierung der T1-Werte von Blut und Myokard, so dass bei Beginn der Akquisition die Magnetisierung des Blutes seinem Gleichgewichtswert entspricht, während die des Myokards gleich Null ist. Außerdem sorgt das IKM für einen möglichst geringen Abfall der Magnetisierung wahrend des Zeitfensters, der Akquisition

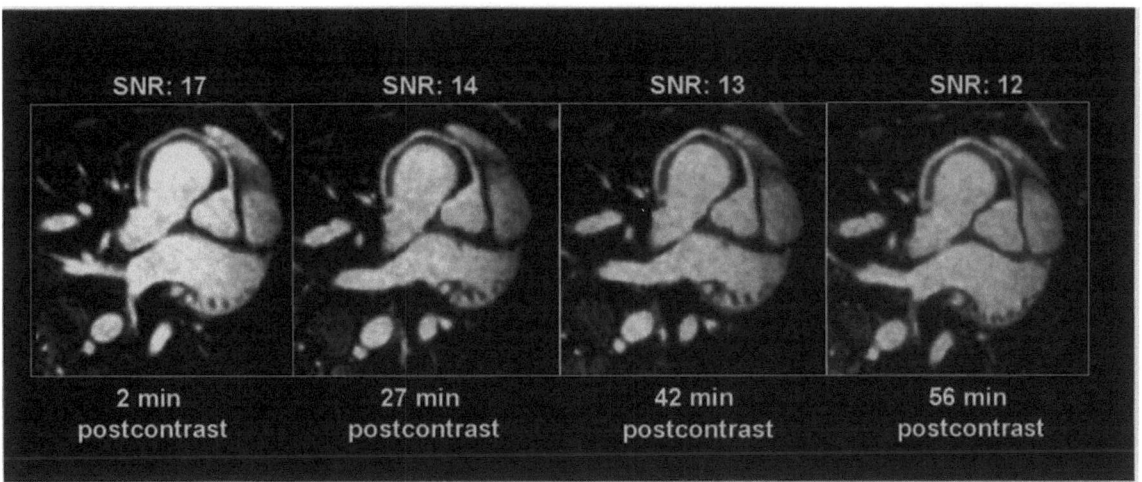

Abb. 23.9. Navigatorunterstütze, segmentierte 3D-Gradiente-necho-Koronarangiographie (IR-3D-GRE) mit Inversionspuls-vorbereitung am Schwein. Gezeigt wird eine multiplanare Rekonstruktion der RCA bis etwa eine Stunde nach i.v.-Gabe von 0,1 mmol/kg B-22956. Hohes intraluminales Signal und hoher Gefäß-Muskel-Kontrast bleiben eine Stunde lang erhalten. *SNR* Signal/Rausch-Verhältnis (mit freundlicher Genehmigung von Jie Zheng, Bracco SpA @ Northwestern University, Chicago)

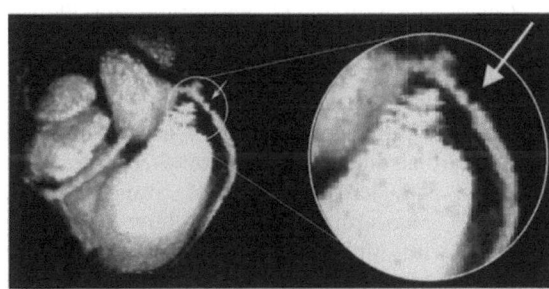

Abb. 23.10. Navigatorunterstützte IR-3D-GRE-Koronarangiographie an einem Schwein mit atherosklerotischen, durch Ballondilatation und anschließende dreiwöchige fettreiche Diät induzierten Veränderungen der proximalen Herzkranzgefäße. Selbst milde Stenosen können durch die hohe räumliche Auflösung und den hohen Kontrast in diesem realistischen Modell atherosklerotischer Plaques nachgewiesen und genau beobachtet werden (s. Text auf der Abb.)

Zur Zeit werden zwei unterschiedliche Ansätze verfolgt. Der erste gründet auf die sogenannte Dendrimeren-Technologie. Dendrimere sind sternförmige, aus einem polyfunktionalen, kleinen zentralen Molekül durch wiederholte Anwendung derselben Reaktion wachsende Makromoleküle, an deren Enden Gd-Chelat-Komplexe kovalent gebunden sind. Schering entwickelt unter dem Namen Gadomer-17 z.Zt. ein solches KM mit 24 Gd-Chelaten pro Molekül und einer Molmasse von 17 453 Dalton (Abb. 23.11 ⓒⒹ). Der zweite Ansatz gründet auf die Substitition eines zentralen zyklischen Gd-Chelats wie Dotarem mit vier raumfordernden hydrophilen Substituenten, deren Größe für die Kinetik der Extravasation bestimmend sind: die Fa. Guerbet (Aulnay sous Bois, Frankreich) hat bisher zwei Moleküle vorgestellt, eines in derselben Klasse wie Gadomer-17 (P 792), und ein zweites mit geringerer Molmasse (P-760, Molmasse 5293) [2] wobei letzteres durch eine höhere Permeabilität für das Gefäßendothel und daher auch durch ein größeres Verteilungsvolumen gekennzeichnet ist.

23.4 | Ausblick

Mitte dieses Jahrzehnts werden mit aller Wahrscheinlichkeit zwei wichtige Entwicklungen zum breiten Einsatz in der klinischen Praxis kommen, zum Einen effiziente Navigatoren zur Kontrolle der Atmungsartefakte und zum Anderen intravasale Kontrastmittel mit hoher Relaxation und langer Plasmaverweilzeit, die innerhalb einer Untersuchung zur hochaufgelösten Abbildung von Perfusionsdefekten, Bestimmung der Vitalität und Koronarangiographie eingesetzt werden können.

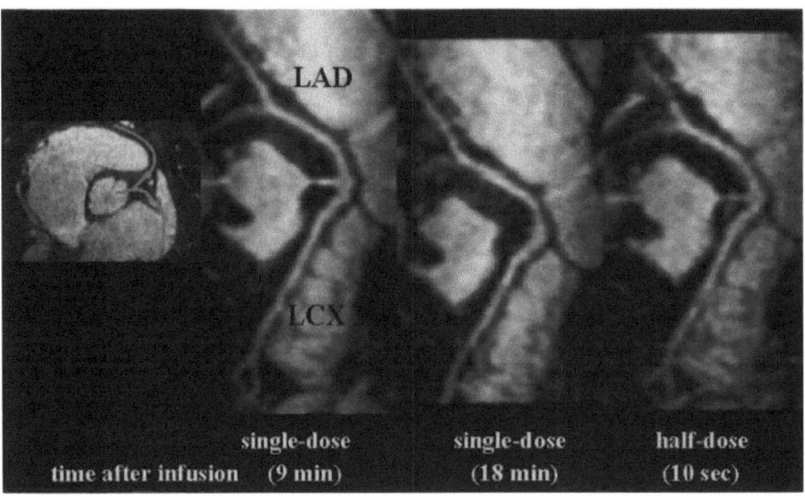

Abb. 23.11. Navigatorunterstützte IR-3D-GRE-Koronarangiographie an einem normalen Schwein nach Gabe von 0,1 mmol/kg des dendrimerischen, makromelukalaren IKM Gadomer-17. Die linke Koronararterie (LAD) und die Arteria Circumflexa (LCX) werden mit einer multiplanaren Reformatierung auf einer Ebene abgebildet (mit freundlicher Genehmigung von Debiao Li)

Literatur

1. Cavagna FM, Anelli PL, Lorusso V et a (2001) B-22956, A New Intravascular Contrast Agent for MR Coronary Angiography. Proc Intl Soc Mag Reson Med 9:519
2. Corot C, Port M, Raynal I, Dencausse A et al (2000) Physical, chemical and biological evaluations of P760: A new gadolinium complex characterized by a low rate of interstitial diffusion. J Magn Res Imaging 11:182–191
3. De Haen C, Anelli PL, Lorusso V et al (2001) A New Intravascular Contrast Agent for MR Coronary Angiography; B-22956. Investigative Radiology, in press
4. Hofman MBM, Bedaux WLF, Wielopolski PA et al (2000) Improvement of MR Coronary Angiography in Patients using the New Blood Pool Contrast Agent Clariscan. Proc Intl Soc Mag Reson Med 8:265
5. Ogan MD, Schmiedl U, Moseley E et al (1987) Invest Radiol 22:665–671
6. Parmalee DJ, Walovitch RC, Quellet AS et al (1997) Preclinical evaluation of the pharmakokinetics, biodistribution and elimination of MS-325, a blood pool agent for Magnetic Resonance Imaging. Invest Radiol 32:741–747
7. Pruessman KP, Weiger M, Scheidegger MB, Bösiger P (1999) SENSE: Sensitivity Encoding for Fast MRI. Magn Reson Med 42:952–962
8. Taylor AM, Panting JR, Keegan J et al (1999) Safety and preliminary findings with the intravascular contrast agent NC100 150 injection for MR coronary angiography. JMRI 9:220–227
9. Wagenseil JE, Johansson LO, Lorenz CH (1999) Characterization of T1 Relaxation and Blood-Myocardial Contrast Enhancement of NC100150 Injection in Cardiac MRI. JMRI 10:784–789
10. Wendland MF, Saaed M, Lund G et al (1999) Contrast Enhanced MRI for Quantification of Myocardial Viability. JMRI 10:694–702
11. Wilke NM, Jerosch-Herold M, Wang Y et al (1997) Myocardial Perfusion Reserve Assessment with Multislice, Quantitative, First Pass MR Imaging. Radiology 204:373–384

Zusätzliche Materialien auf der CD-ROM

■ Prinzip der navigatorgesteuerten Datenakquisition

■ Koronarangiographie mit intravaskulärem Kontrastmittel auf Eisenbasis (Nycomed, Clariscan)

■ Funktionsweise eines niedermolekularen Proteinbinders

■ Molekülstruktur einiger intravaskulärer Kontrastmittel

■ Vergleichende MR-Angiographie am Kaninchen

■ Vergleich zwischen den proteinbindenden Chelaten MS-325 und B-22956

■ Koronarangiographie an einem Schwein (Gadomer-17)

KAPITEL 24

Neue Messverfahren: Echtzeitabbildungsverfahren

OLIVER WEBER und PETER BOESIGER

24.1 | Einführung

Trotz ihrer herausragenden Eigenschaften hat die traditionelle Magnetresonanztomographie (MRT) bei kardiologischen Fragestellungen im Vergleich zur Ultraschallbildgebung einige Nachteile. Dies sind insbesondere die aufwendige Planung, die Notwendigkeit, Bilddaten über mehrere Herzphasen aufzunehmen sowie die rechenintensive Rekonstruktion, welche zu einer verzögerten Verfügbarkeit der Bilder führt. Auch wenn eine merklich bessere Sensitivität und Spezifizität der MR-Methoden gezeigt worden sind [10], haben sie sich gegen die interaktive und intuitive Ultraschalluntersuchung für die Darstellung der Herzfunktion im klinischen Routinebetrieb noch nicht durchzusetzen vermocht.

Schnellere und stärkere Gradientensysteme in Verbindung mit geeigneten Abbildungsverfahren wie Fast Low Angle Shot (FLASH) [5], segmentiertem Echo Planar Imaging (EPI) [9] und Spiral Planar Imaging (SPI) [1, 2] ermöglichen inzwischen drastisch verkürzte Messzeiten und sogar sogenannte Echtzeitabbildungen [3, 8, 13]. Darunter versteht man generell Sequenzen, die es erlauben, bewegte Vorgänge so schnell abzubilden, dass die Bewegung ,eingefroren' wird. Eine Aufteilung des Messvorganges auf mehrere Herzzyklen wird dadurch überflüssig. In diesem Kapitel werden Echtzeitabbildungsverfahren und Systeme, welche auch die Bildrekonstruktion in Echtzeit erlauben [4, 6, 7], vorgestellt. Anschließend wird kurz auf deren Anwendungen für die Abbildung der Herzbewegung [15, 16] eingegangen.

24.2 | Abbildungsverfahren

Die für die Abbildung der Herzbewegung benötigten Aufnahmezeiten werden vor allem durch den Herzrhythmus vorgegeben. Auf Frequenzanalysen basierende Betrachtungen haben gezeigt, dass Herzfrequenz und verfügbare Bildrate die Genauigkeit der abgebildeten Herzbewegung bzw. der daraus abgeleiteten quantitativen Parameter beeinflussen [14]. Höhere Bildraten vermögen dabei die Herzbewegung mit höherer Genauigkeit abzubilden, und für geringere Herzfrequenzen sind bei gleicher Genauigkeit geringere Bildraten nötig.

Mit aktuellen MR-Systemen und konventionellen Abbildungsarten lassen sich Bildraten im Bereich von 10–20 Bildern pro Sekunde mit einer 128^2-Aufnahmematrix sowohl mit segmentiertem Gradienten-EPI als auch mit segmentiertem SPI erreichen. Bei geeignet reduzierter k-Raum-Abtastung erlaubt zum Beispiel EPI mit 3 Anregungspulsen, jeweils gefolgt von einem Echotrain mit 13 Echos, die Aufnahme eines kompletten Bildes in 48 ms (effektives TE = 4,6 ms, TR = 16 ms) [15]. Statt, wie bei EPI und den meisten anderen konventionellen Abbildungsarten, den k-Raum zeilenweise abzutasten, kann er auch spiralförmig abgetastet werden. Die Spiralarme beginnen üblicherweise im Zentrum des k-Raums, um die Echozeit kurz zu halten. Bildartefakte aufgrund der chemischen Verschiebung des Fettsignals werden durch Unterdrückung des Fettsignals oder Frequenz-selektive Anregung des Wassers erreicht. Um mittels SPI eine ähnliche Bildqualität zu erreichen, sind leicht längere Abbildungszeiten erforderlich, z. B. 4 Anregungen, jeweils gefolgt von spiralförmigem Auslesen während 18 ms, was die Aufnahme eines kompletten Bildes in 114 ms erlaubt (TE = 4,8 ms, TR = 28,5 ms) [2].

Die heute verfügbaren Rechenkapazitäten erlauben es, die in Echtzeit aufgenommenen Bilder auch mit entsprechender Geschwindigkeit, d.h. sofort nach Aufnahme, zu rekonstruieren. Dies bereitet den Weg für neue Anwendungen wie z.B. interaktive Messungen, d.h. Anpassung gewisser (vor allem geometrischer) Parameter während der Messung, sowie auch den Einsatz für die klinische Diagnostik, z.B. für eine schnelle Untersuchung der Herzfunktion in verschiedenen Schichten und Orientierungen analog zum Ultraschall. Durch Rekonstruktion eines neuen Bildes bereits nach der Aktualisierung eines Teils des k-Raums („sliding window reconstruction") kann die Rate der angezeigten Bilder noch vergrößert werden, womit sich eine Rate von 18–20 Bildern pro Sekunde erreichen lässt.

Die Vor- und Nachteile von EPI und SPI halten sich in etwa die Waage (Abb. 24.1 und ⊙): SPI weist einen geringeren Kontrast zwischen Blut und Muskel auf als EPI, profitiert dafür aber von einem höheren Signal-Rausch-Verhältnis. Die längere Aufnahmezeit pro Bild hat keinen nennenswerten Einfluss auf die Bildqualität, da SPI nur eine geringe Anfälligkeit auf Bewegung aufweist. Mit der Sliding

Window Reconstruction lassen sich nahezu identische Bildwiederholraten erreichen, sodass mit beiden Methoden die Bewegung flüssig wahrgenommen wird. Aufgrund der längeren Aufnahmedauer ist allerdings bei quantitativer Auswertung mit leicht größeren Ungenauigkeiten für SPI zu rechnen. Sind die inhärenten Kontrastverhältnisse unbefriedigend, können sie mittels Vorpulsen (z.B. T2-Präparationspulsen, Black-blood-Pulsen) beeinflusst werden [15].

Als Alternative zu EPI und SPI bietet sich aufgrund des guten Kontrasts zwischen Blut und Myokard auch für die Echtzeitabbildung eine kompensierte Gradientenechosequenz (balanced FFE) [12] an. Es müssen jedoch gewisse Abstriche im Bezug auf die Abbildungsgeschwindigkeit in Kauf genommen werden, und Messungen unter Belastung weisen vermehrt Bewegungsartefakte auf.

24.3 | Anwendungen

Die beschriebenen Abbildungssequenzen lassen sich hervorragend in Verbindung mit einer interaktiven Oberfläche verwenden, was eine rasche Definition der gewünschten Abbil-

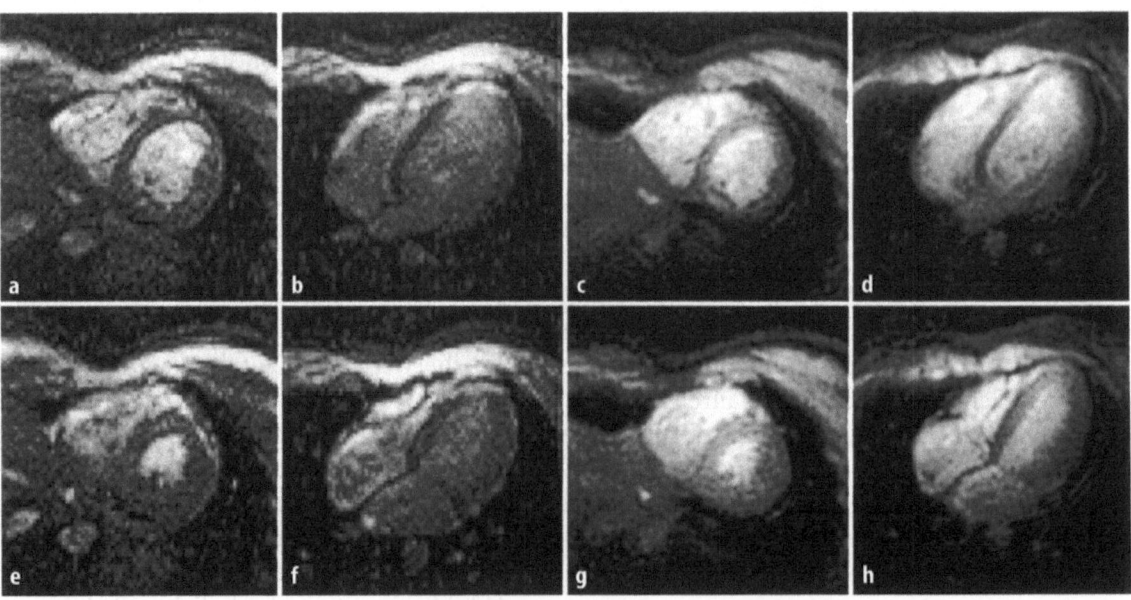

Abb. 24.1. Beispielbilder (**a, c, e, g** Kurzachsenschnitte und **b, d, f, h** Vierkammerblicke) aus in Echtzeit aufgenommenen Serien: **a–d** enddiastolische Phase, **e–h** endsystolische Phase; **a, b, e, f** segmentiertes Echo Planar Imaging (EPI), 48 ms pro Bild; **c, d, g, h** segmentiertes Spiral Planar Imaging (SPI), 114 ms pro Bild

dungsschichten, wie zum Beispiel verschiedener Kurzachsenschnitte oder eines Vierkammerblickes, erlaubt. Bei kontinuierlicher Messung lässt sich die Herzbewegung in Echtzeit mit hoher Qualität aufnehmen und nach vernachlässigbarer Verzögerung (<100 ms) darstellen. Mit den besprochenen Methoden lässt sich die Herzbewegung in Ruhe in guter Übereinstimmung mit konventionellen Abbildungsarten [11] mit einer mittleren Genauigkeit der Parameter wie Auswurfrate oder Volumen von ca. 5–7% messen, während die Fehler unter Belastung aufgrund der höheren Herzraten leicht größer sind [14].

Auch in Untersuchungen unmittelbar nach körperlicher Belastung (Treten auf einem Ergometer) erweisen sich die Abbildungsarten trotz des starken Anstiegs der Herzfrequenz als sehr robust und erlaubt die Beurteilung der Herzbewegung entsprechend der Stressechokardiographie.

24.4 | Schlussfolgerungen

Die verfügbaren Methoden und Systeme erlauben eine sofortige Visualisierung der Herzanatomie sowie der Herzbewegung in hoher Qualität. Dies erlaubt eine schnelle Planung und eine schnelle Beurteilung der Herzfunktion. Da die Untersuchung auch unter Belastung anwendbar ist, eignet sie sich als Ergänzung oder gar als Ersatz der gegenwärtig verwendeten Methoden. Sie weist daher das Potenzial auf, sich als Methode der Wahl für die schnelle Analyse der Herzbewegung in der Klinik zu etablieren.

| Literatur

1. Ahn, BC, Kim JH, Cho ZH (1986) High-speed spiral-scan echo planar NMR imaging. IEEE Trans Med Imag MI-5:2–7
2. Bornert P, Schomberg H, Aldefeld B, Groen J (1999) Improvements in spiral MR imaging. MAGMA 9:29–41
3. Chapman B, Turner R, Ordidge RJ, Doyle M, Cawley M, Coxon R, Glover P, Mansfield P (1987) Real-time movie imaging from a single cardiac cycle by NMR. Magn Reson Med 5:246–254
4. Eggers H, Proksa R (1999) Multiprocessor System for Real-Time Convolution Interpolation Reconstruction. Proc. ISMRM 95
5. Haase A, Frahm J, Matthaei D, Hanicke W, Merboldt KD (1986) FLASH imaging. Rapid NMR imaging using low flip-angle pulses. J Magn Reson 67:258–266
6. Hardy CJ, Darrow RD, Nieters EJ, Roemer PB, Watkins RD, Adams WJ, Hattes NR, Maier JK (1993) Real-time acquisition, display, and interactive graphic control of NMR cardiac profiles and images. Magn Reson Med 29:667–673
7. Kerr AB, Pauly JM, Hu BS, Li KC, Hardy CJ, Meyer CH, Macovski A, Nishimura DG (1997) Real-time interactive MRI on a conventional scanner. Magn Reson Med 38:355–367
8. Matthaei D, Haase A, Henrich D, Duhmke E (1990) Cardiac and vascular imaging with an MR snapshot technique. Radiology 177:527–532
9. McKinnon GC (1993) Ultrafast interleaved gradient-echo-planar imaging on a standard scanner. Magn Reson Med 30:609–616
10. Nagel E, Lehmkuhl HB, Bocksch W, Klein C, Vogel U, Frantz E, Ellmer A, Dreysse S, Fleck E (1999) Noninvasive diagnosis of ischemia-induced wall motion abnormalities with the use of high-dose dobutamine stress MRI: comparison with dobutamine stress echocardiography. Circulation 99:763–770
11. Nagel E, Schneider U, Schalla S, Ibrahim T, Schnackenburg B, Bornstedt A, Klein C, Lehmkuhl HB, Fleck E (2000) Magnetic Resonance Real-Time Imaging for the Evaluation of Left Ventricular Function. J Cardiovasc Magn Reson 2:7–14
12. Oppelt A, Graumann R, Barfuss H, Fischer H, Hartl W, Schajor W (1986) FISP – a new fast MRI sequence. Electromedica 54:15–18
13. Rzedzian RR, Pykett IL (1987) Instant images of the human heart using a new, whole-body MR imaging system. AJR Am J Roentgenol 149:245–250
14. Setser RM, Fischer SE, Lorenz CH (2000) Quantification of Left Ventricular Function with Magnetic Resonance Images Acquired in Real Time. J Magn Reson Imag 12:430–438
15. Weber OM, Eggers H, Spiegel MA, Scheidegger MB, Proksa R, Boesiger P (1999) Real-time interactive magnetic resonance imaging with multiple coils for the assessment of left ventricular function. J Magn Reson Imaging 10:826–832
16. Yang PC, Kerr AB, Liu AC, Liang DH, Hardy C, Meyer CH, Macovski A, Pauly JM, Hu BS (1998) New real-time interactive cardiac magnetic resonance imaging system complements echocardiography. J Am Coll Cardiol 32:2049–2056

Zusätzliche Materialien auf der CD-ROM

■ Echtzeitdarstellung eines Vierkammerblicks

■ Echtzeitdarstellung eines Kurzachsenschnitts

Kapitel 25

Parallele Bildgebung
Klaas Prüssmann und Peter Boesiger

Bei der Weiterentwicklung der Gradientensysteme sind bereits heute so hohe Schaltraten der Gradientenspulen gebräuchlich, dass sie zur Reizung peripherer Nerven führen können. Daher ist eine weitere erhebliche Beschleunigung der Bildgebung auf diesem Wege fraglich.

25.1 | Methoden

Ein alternativer Ansatz zur Verkürzung der Messzeiten besteht in der Verwendung von Gruppen mehrerer parallel betriebener, an der Körperoberfläche platzierter Empfangsspulen [7]. Es ist gezeigt worden, dass die räumlich inhomogene Sensitivität der einzelnen Spulenelemente zur räumlichen Kodierung des Resonanzsignals verwendet werden kann [1, 3, 4, 8]. Insbesondere kann die simultane Kodierung durch mehrere verschiedene Sensitivitäten die sequentielle Gradientenkodierung zum Teil ersetzen und ermöglicht so erhebliche Verkürzungen der Messzeit. Praktische Verwendung finden gegenwärtig vor allem zwei Methoden: SENSE (SENSitiviy Encoding) [4] und SMASH (SiMultaneous Acquisition of Spatial Harmonics) [8].

Im k-Raum-Bild der Signalakquisition erlauben die parallelen Verfahren, den Abstand der abgetasteten k-Raum-Linien zu erhöhen und so deren Anzahl zu reduzieren. Bei herkömmlicher Bildrekonstruktion für jede Einzelspule hat dies zur Folge, dass sich das Field-of-view (FOV) in der Phasenkodierrichtung proportional verkleinert. Über das FOV hinausragende Bildanteile werden dabei am gegenüberliegenden Bildrand als Faltungsartefakte dem eigentlichen Bild superponiert. Dies bedeutet, dass jeder Bildpunkt im reduzierten FOV die Überlagerung zweier oder mehrerer Signalanteile von äquidistanten Ursprungsorten repräsentiert. Die Bilder der einzelnen Spulen sind daher diagnostisch nicht verwendbar. Aufgrund der parallelen Akquisition mit mehreren Spulen können die Faltungsartefakte jedoch eliminiert werden. Entscheidend ist, dass bei der Superposition äquidistanter Signalanteile jede Komponente mit der lokalen Sensitivität der verwendeten Spule individuell gewichtet wird. Da die einzelnen Spulenelemente stark verschiedene Sensitivitätsprofile aufweisen, können die Signalkomponenten daher in einem zusätzlichen Rekonstruktionsschritt rechnerisch getrennt werden.

Im Falle nichtrektilinearer k-Raum-Abtastung, z.B. mit Spiral-Trajektorien, erlaubt die Verwendung mehrerer Empfangsspulen gleichermaßen eine Reduktion der Abtastdichte und so eine erhebliche Zeitersparnis. Die Bildrekonstruktion ist in diesem Fall jedoch mit erhöhtem Rechenaufwand verbunden [4, 5].

Der Reduktionsfaktor R, d.h. der Faktor, um den der Abstand der k-Raum-Linien erhöht und somit die Messzeit reduziert wird, kann eine ganze oder gebrochene Zahl sein, höchstens jedoch gleich der Anzahl der verwendeten Spulen. Der Grad der Reduktion beeinflusst neben der Dauer der Messsequenz auch das SNR des resultierenden Bildes. Einerseits ist das SNR wie in der konventionellen MRT proportional zur Quadratwurzel der gesamten Akquisitionszeit und somit umgekehrt proportional zur Quadratwurzel von R. Andererseits tritt bei der Kodierung durch Spulensensitivitäten eine zusätzliche SNR-Reduktion auf, welche sich vor allem bei ungünstigen geometrischen Verhältnissen der Spulensensitivitäten bemerkbar macht. Dies wird formal beschrieben durch den sogenannten lokalen Geometriefaktor g, der idealerweise gleich 1 ist und bei ungünstigen Sensitivitätsverhältnissen durch erhöhte Werte den relativen SNR-Verlust anzeigt [4]. Im Allgemeinen wächst g mit zunehmender Reduktion. Dadurch ist der Reduktionsfaktor praktisch auf Werte bis etwa 4,0 beschränkt.

Bei allen parallelen Akquisitionsverfahren erfordert die Bildrekonstruktion unabhängige Information über die Sensitivitäten der verwendeten Spulen. Diese wird durch eine Referenzmessung gewonnen, die zusätzlich zur eigentlichen Bildgebung durchgeführt werden muss. Die Referenzmessung bedeutet allerdings keinen erheblichen Zeitaufwand, da zur Bestimmung der Spulensensitivitäten eine relativ grobe räumliche Auflösung ausreicht.

25.2 | Anwendungen

Die kardiovaskuläre Bildgebung bietet eine Reihe vielversprechender Anwendungen für parallele MRT-Methoden. Bei Techniken, die kontrolliertes Atmen oder das Anhalten des Atems erfordern, kann der Komfort des Patienten durch Verkürzen der Messzeit erheblich verbessert werden. Auf diese Weise wird der Anwendungsbereich solcher Techniken vergrößert und ihre Zuverlässigkeit erhöht. Alternativ kann bei gleichbleibender Messzeit die räumliche Auflösung verbessert oder das abgebildete Volumen vergrößert werden [2, 6]. Beispiele sind in den Abb. 25.1, 25.2 und auf der ⊂ᴅ demonstriert.

In der Echtzeitbildgebung erlaubt die parallele Akquisition eine wesentliche Steigerung der zeitlichen Auflösung. Die zur Verfolgung der Herzbewegung notwendige Rate von etwa 30 Bildern pro Sekunde wird von herkömmlichen MRT-Verfahren selbst mit modernsten Gradientensystemen kaum erreicht. Hier bietet die Spulenkodierung einen entscheidenden Geschwindigkeitsvorteil und ermöglicht Bildwiederholraten, die jenen der Ultraschallbildgebung vergleichbar sind [9], (Abb. 25.3). Bei etwas reduzierter räumlicher Auflösung ermöglicht die parallele Signalakquisition sogar simultane Echtzeitbildgebung mehrerer Schichten. Diese Option ist von besonderem Interesse für die Überwachung der Herzfunktion. Mit ihrer Hilfe könnten etwa Herzuntersuchungen unter physiologisch oder pharmakologisch induzierter Belastung im MRT durchgeführt werden.

Neben den genannten Herzuntersuchungen stellt die Angiographie mit Hilfe von Kontrastmitteln einen wichtigen Anwendungsbereich der neuen Methoden dar. Die verfügbare Messzeit ist bei solchen Untersuchungen in zweifacher Weise limitiert: einerseits durch das Vermögen des Patienten, den Atem anzuhalten, andererseits durch die begrenzte Dauer der Kontrastmittelpassage. Hier ermöglicht die Kodierung durch Spulensensitivitäten zum einen eine deutlich verbesserte räumliche Auflösung in dreidimensionalen Datensätzen. Zum andern eröffnet der parallele Ansatz die Möglichkeit der kontinuierlichen Volumenangiographie mit relativ hoher zeitlicher Auflösung [10].

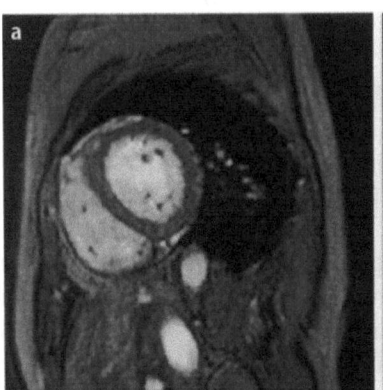 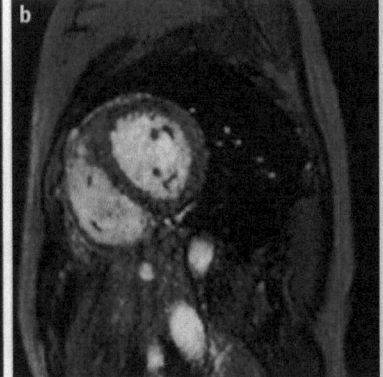 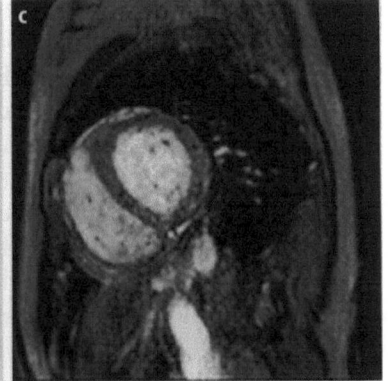

Abb. 25.1. Parallele Bildgebung am Beispiel einer Kurzachsenansicht. **a** Herkömmliches Verfahren mit vollständiger Gradientenkodierung (14 Herzschläge); **b** SENSE mit Reduktionsfaktor R=2,0 (7 Herzschläge); **c** SENSE mit Reduktionsfaktor R=2,3 (6 Herzschläge). (Aus [6])

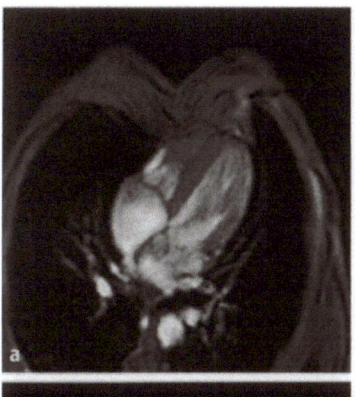

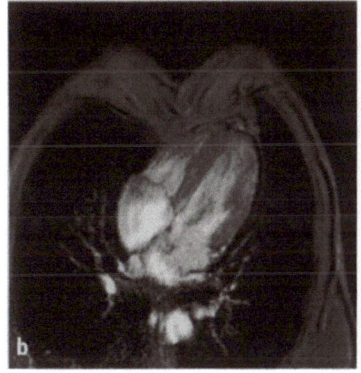

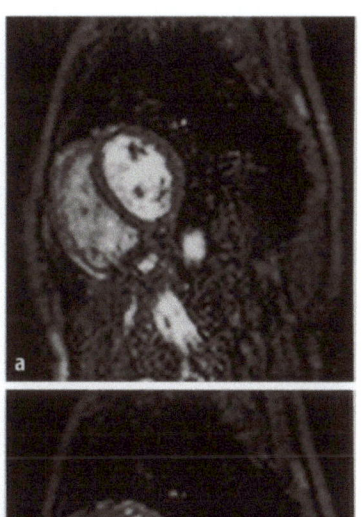

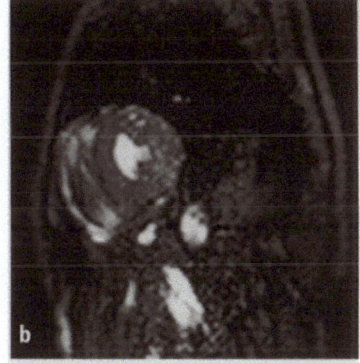

Abb. 25.2. Parallele Bildgebung zur Verbesserung der räumlichen Auflösung am Beispiel eines Längsachsenschnitts. **a** Herkömmliches Verfahren mit vollständiger Gradientenkodierung. **b** Doppelte Auflösung bei gleicher Messzeit mit SEN-SE (R=2,0) durch Verbesserung der Matrix von 128×128 auf 256×256. (Aus [6])

Abb. 25.3. Zwei Einzelbilder einer Echtzeitserie in Kurzachsenansicht, aufgenommen mit SENSE (R=3,0). Die Messzeit pro Bild beträgt 27 ms, entsprechend einer Wiederholrate von 37 Bildern pro Sekunde. (Aus [6])

Literatur

1. Hutchinson H, Raff U (1988) Fast MRI data acquisition using multiple detectors. Magn Reson Med 6:87–91
2. Jakob PM, Griswold MA, Edelman RR, Manning WJ, Sodickson DK (1999) Accelerated cardiac imaging using the SMASH technique. J Cardiovasc Magn Reson 1:153–157
3. Kelton JR, Magin RL, Wright SM (1989) An algorithm for rapid image acquisition using multiple receiver coils. Proc. SMRM p 1172
4. Pruessmann KP, Weiger M, Scheidegger MB, Boesiger P (1999) SENSE: Sensitivity encoding for fast MRI. Magn Reson Med 42:952–962
5. Pruessmann KP, Weiger M, Boernert P, Boesiger P (2001) Advances in Sensitivity Encoding with Arbitrary K-space trajectories. Magn Reson Med (in press)
6. Pruessmann KP, Weiger M, Boesiger P (2001) Sensitivity-Encoded Cardiac MRI. J Cardiovas Magn Reson 3:1–9
7. Roemer PB, Edelstein WA, Hayes CE, Souza SP, Mueller PM (1990) The NMR phased array. Magn Reson Med 16:192–225 (1990).
8. Sodickson DK, Manning WJ (1997) Simultaneous acquisition of spatial harmonics (SMASH): ultrafast imaging with radiofrequency coil arrays. Magn Reson Med 38:591–603
9. Weiger M, Pruessmann KP, Boesiger P (2000) Cardiac real-time imaging using SENSE. Magn Reson Med 43:177–184
10. Weiger M, Pruessmann KP, Kassner A, Roditi G, Lawton T, Reid A, Boesiger P (2000) Contrast-enhanced 3D MRA using SENSE. J Magn Reson Imaging 12:671–677

Zusätzliche Materialien auf der CD-ROM

■ Parallele Bildgebung (Echtzeit)

KAPITEL 26

Neue Bewegungskorrekturverfahren

MARKUS WEIGER und PETER BOESIGER

In Kapitel 5 werden Verfahren zur Bewegungsunterdrückung beschrieben, die heutzutage weitgehend auf kommerziellen MR-Geräten implementiert sind: Navigatoren zur Bestimmung der Atemposition für Schichtverfolgung, Gating oder Triggering; EKG-Triggering zur Synchronisation der Messung mit der Herzbewegung. Obwohl diese Techniken bereits recht leistungsfähig sind und gute Ergebnisse erzielen, sind höhere Effizienz und Zuverlässigkeit wünschenswert. Arbeiten zu Ansätzen und Entwicklungen in dieser Richtung werden hier diskutiert.

26.1 Atembewegung

26.1.1 k-Raum-Anordnung

Bei jeder MRI-Messung kann die zeitliche Abfolge der Profile (= Phasenkodierschritte) im k-Raum definiert werden. Dieser Freiheitsgrad bildet die Basis einer Reihe von Verfahren zur Reduzierung von Bewegungsartefakten, die durch Atmung verursacht werden.

Die Atembewegung verläuft zeitlich näherungsweise periodisch. Bei linearer Abfolge der gemessenen Profile spiegelt sich diese Periodizität im k-Raum wider (Abb. 26.1 a). Eine solche Überlagerung der Messdaten verursacht im durch Fourier-Transformation rekonstruierten Bild Artefakte mit reziproker Periodizität [13]. Das heißt, das Messobjekt wird mehrfach im Bild entlang der Phasenkodierrichtung in gleichen Abständen repliziert. Diese Art von Artefakten wird als „ghosting" bezeichnet.

Um die periodische Abfolge im k-Raum zu verhindern, kann die Reihenfolge der Akquisition geändert werden. Das Verfahren *Respiratory Ordered Phase Encoding* (ROPE) [1] strebt einen monotonen Verlauf der Atemposition in Abhängigkeit von der k-Raum-Position an (Abb. 26.1 b), während *Centrally Ordered Phase Encoding* (COPE) [4] dasselbe Prinzip anwendet, aber eine symmetrische Verteilung um die k-Raum-Mitte bevorzugt. Durch beide Anordnungen wird das Ghosting eliminiert, es verbleibt jedoch eine gewisse Verschmierung des Objekts, auch „blurring" genannt. Zur Durchführung von ROPE oder

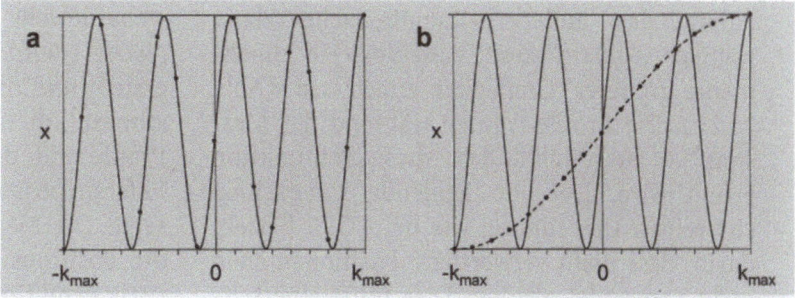

Abb. 26.1. Schematische Darstellung der MRI-Datenaufnahme während einer periodischen Bewegung. Die zeitliche Abfolge der Akquisition der Phasenkodierschritte bestimmt die Verteilung der Bewegungspositionen x im k-Raum: **a** Bei sequenzieller Akquisition spiegelt die Verteilung der Messpunkte den periodischen Bewegungsverlauf wider, was zu Ghosting-Artefakten im Bild führt; **b** ROPE: Durch geeignete Umordnung wird eine monotone Verteilungsfunktion erreicht

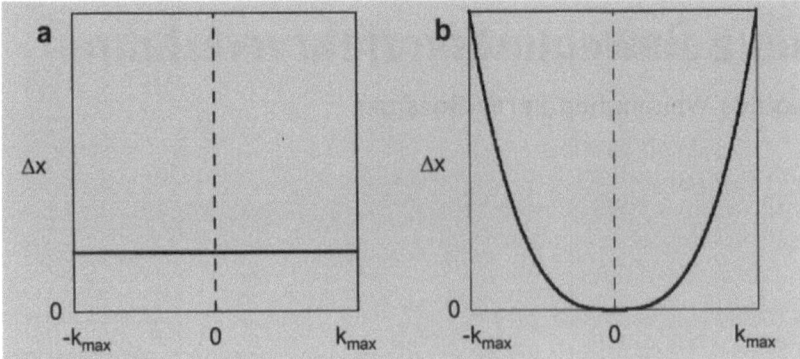

Abb. 26.2. Verschiedene Gating-Strategien. **a** Beim konventionellen Gating wird für jedes Profil im k-Raum derselbe Schwellwert für die Abweichung Δx von der Referenzposition gefordert; **b** Bewegungsadaptives Gating (MAG) gibt eine Schwellwertfunktion vor, die für äußere k-Raum-Bereiche zunehmend größere Abweichungen zulässt. Dadurch kann eine höhere Effizienz erreicht werden

COPE wird vor der eigentlichen Messung über einen Zeitraum die Atemstatistik bestimmt. Unter der Annahme, dass diese Statistik beibehalten wird, wird während der anschließenden Messung jeder aktuellen Atemposition ein Profil zugeordnet. Abgesehen von der notwendigen Vormessung ist diese Methode der Umordnung maximal effizient, da jedes gemessene Profil verwendet wird. Problematisch sind jedoch Änderungen der Atemstatistik, die gegen Ende der Messung schlechte Zuordnungen verursachen und daher zu Bildartefakten führen können.

Dem Problem, Bildqualität in effektiver Weise zu sichern, widmet sich das bewegungsadaptive Gating (MAG = Motion-Adapted Gating) [12]. Es kann als eine Kombination aus Gating und ROPE bzw. COPE verstanden werden. Im Gegensatz zum konventionellen Gating wird nicht für alle Profile derselbe Maximalabstand von der Referenzposition gefordert (Abb. 26.2 a). Basierend auf der Annahme, dass äußere k-Raumbereiche relativ weniger „wichtig" sind, wird dort ein zunehmend größerer Grenzwert zugelassen (Abb. 26.2 b). Die Profile werden während der Messung so ausgewählt, dass diese Sollfunktion erfüllt wird. Der entscheidende Unterschied zur reinen Umordnung wie bei COPE besteht darin, dass nicht verwertbare Positionen auch nicht verwendet werden. Dies führt einerseits zu einer garantierten Mindestqualität des Ergebnisses, verursacht andererseits aber verlängerte Messzeiten. Die im Vergleich zum konventionellen Gating erhöhte Effizienz kann entweder für kürzere Messzeiten oder für eine verbesserte Bildqualität eingesetzt werden. Ähnliche Ansätze wie MAG verfolgt das Verfahren HOPE (*Hybrid Ordered Phase Encoding*) [5].

26.1.2 Referenzposition

Ein zentrales Problem aller Gating-Verfahren stellt die Bestimmung der besten Atemreferenzposition dar. Als besonders geeignet hat sich der ausgeatmete Zustand erwiesen, da dieser statistisch bevorzugt ist und somit eine hohe Effizienz ermöglicht. Im Allgemeinen wird in einer Vormessung diese Position ermittelt und für die weitere Messung verwendet.

Der *Diminishing Variance Algorithm* (DVA) [7] integriert diese Vormessung in die tatsächliche Messung. Es werden zunächst alle Profile einmal ohne Gating aufgenommen, wobei jeweils die zugehörige Atemposition registriert wird. Daraus wird eine Atemstatistik erstellt und die optimale Referenzposition bestimmt. Im weiteren Messverlauf werden die Profile mit dem größten Abstand zu dieser Referenzposition nochmals gemessen und ersetzt. Die Messung wird abgebrochen, sobald die Positionsverteilung eine vorgegebene Statistik erfüllt oder wenn eine maximal erlaubte Messzeit überschritten wird. Der Vorteil des Verfahrens gegenüber konventionellem Gating besteht (über die integrierte Vormessung hinaus) darin, dass bei Abbruch zu einem Zeitpunkt nach der initialen Akquisition immer ein kompletter Datensatz vorliegt. Aus diesem kann ein Bild rekonstruiert werden, dessen Qualität jedoch nicht garantiert ist.

Ungünstigerweise kann die beste Referenzposition beträchtlich variieren, vor allem während langer Messungen. Es gibt z.B. häufig einen kontinuierlichen Drift der Atemkurve [11]. Durch solche Änderungen wird die Effizienz reduziert und die Messzeit erheblich verlängert. Diese Schwierigkeit kann durch kontinuierliches Erneuern der Atemstatistik während der Messung behoben werden [9]. Dabei wird fortlaufend überprüft, ob ein Beibehalten der aktuellen Referenzposition sinnvoll ist oder ob eine neue, günstigere Position gewählt werden sollte. Letzteres verursacht allerdings, dass einige Profile erneut gemessen werden müssen.

Zu den beschriebenen Verfahren ist anzumerken, dass die Auswertung der Navigatordaten und die daraus resultierenden Entscheidungen in Echtzeit erfolgen müssen. Die teils aufwändigen Algorithmen benötigen daher eine effiziente Umsetzung und stellen hohe Anforderungen an die Rechenleistung und die interne Datenkommunikation des verwendeten MR-Geräts.

26.1.3 Navigator

Im Allgemeinen wird zur Bestimmung der Atemposition ein Navigator in der rechten Diaphragmahälfte platziert (z.B. [10]). Da dieses Vorgehen nur eine eindimensionale Positionsinformation liefert, wird dabei davon ausgegangen, dass die dreidimensionale Bewegung des Herzens durch Atmung mit dieser eindimensionalen Information vollständig korreliert. Untersuchungen haben jedoch gezeigt, dass dies nicht immer der Fall ist. Wird mit einer hohen räumlichen Auflösung gemessen, wie z.B. in der Koronarbildgebung, können solch geringe Abweichungen eine Rolle spielen. Es bietet sich daher an, mehr als einen Navigator zu verwenden, um die Bewegung vollständig zu erfassen, und eigene Gating-Grenzen für jede Richtung zu verwenden [8]. Dies bedeutet allerdings einen erhöhten Zeitaufwand für die Navigatorpulse und die Echtzeitverarbeitung der Daten.

26.2 | Herzbewegung

26.2.1 EKG-Triggering

Trotz der großen Bedeutung des Triggering oder Gating mittels EKG für die MR-Herzbildgebung weisen die im Allgemeinen verwendeten Verfahren zur Detektion des QRS-Komplexes hohe Fehlerquoten auf. Algorithmen, die unter normalen Bedingungen sehr zuverlässig arbeiten, können die innerhalb eines MR-Gerätes aufgenommenen EKG-Signale oft nicht mehr ausreichend gut analysieren. Der Grund für diese Probleme liegt in der Störung des EKG-Signals durch andere elektromagnetische Effekte, wie das Schalten der Gradienten oder die elektrischen Felder, die vom im starken statischen Magnetfeld fließenden Blut verursacht werden.

Abhilfe kann hier ein Algorithmus schaffen, der die Signale eines Vektorkardiogramms auswertet und dadurch eine deutlich erhöhte Erfolgsrate aufweist [3]. Die verbesserte Information kann darüber hinaus dem Patienten-Monitoring dienen. Es ist jedoch ein etwas größerer Aufwand an EKG-Hardware nötig.

26.2.2 Schichtverfolgung

Bei der Erstellung von Mehrphasenbildern besteht das Problem, dass bei wiederholter Anregung derselben ortsfesten Schicht sich das Herz zu einem gewissen Grad durch diese Schicht hindurch bewegt und man eine Serie von Bildern erhält, die nicht vom *anatomisch* genau gleichen Ort stammen. Dies kann vor allem in quantitativen Bewegungs- oder Flussmessungen zu großen Fehlern führen. Es gibt zwei Möglichkeiten, diese Ungenauigkeit zu unterbinden, eine passive und eine aktive:
- Die passive Variante [2] wird durch ein Labeling-Verfahren mit Differenzbildung ermöglicht. Die interessierende Schicht wird zweimal gemessen, einmal mit und einmal ohne Labeling (z.B. Invertierung der Magnetisierung) vor der eigentlichen Akquisition der Serie von Herzphasen. Die beiden Bilder derselben Herzphase werden jeweils komplex subtrahiert. Die Schichtverfolgung wird dadurch ermög-

licht, dass beim Labeling die Schicht mit gewünschter Schichtdicke angeregt, bei der Bildgebung jedoch eine dickere Schicht gemessen wird, die die ganze zu erwartende Schichtbewegung einschließt. Die Subtraktion extrahiert dann die gewünschte Schicht.

■ Die aktive Variante [6] ermittelt in einer speziellen vorausgehenden Messung die stattfindende Herzbewegung. Aus der so gewonnenen Information wird die zu erwartende Bewegung der zu messenden Schicht ermittelt. Während der eigentlichen Messung wird die anatomische Position beibehalten, indem die angeregte Schicht mit der Bewegung mitgeführt wird. Mit dieser Methode können z.B. Flussmessungen in der Aorta nahe der Herzklappe durchgeführt werden.

Literatur

1. Bailes DR, Gilderdale DJ, Bydder GM, et al. (1985) Respiratory ordered phase encoding (ROPE): a method for reducing respiratory motion artefacts in MR imaging. J Comput Assist Tomogr 9(4):835–838
2. Fischer SE, McKinnon GC, Scheidegger MB, et al. (1994) True myocardial motion tracking. Magn Reson Med 31(4):401–413
3. Fischer SE, Wickline SA, Lorenz CH (1999) Novel real-time R-wave detection algorithm based on the vectorcardiogram for accurate gated magnetic resonance acquisitions. Magn Reson Med 42:361–370
4. Haacke EM, Patrick JL (1986) Reducing motion artifacts in two-dimensional Fourier transform imaging. Magn Reson Imag 4:359–376
5. Jhooti P, Wiesmann F, Taylor AM, et al. (1998) Hybrid ordered phase encoding (HOPE): an improved approach for respiratory artifact reduction. J Magn Reson Imaging 8(4):968–980
6. Kozerke S, Scheidegger MB, Pedersen EM, et al. (1999) Heart motion adapted cine phase-contrast flow measurements through the aortic valve. Magn Reson Med 42(5):970–978
7. Sachs TS, Meyer CH, Irarrazabal P, et al. (1995) The diminishing variance algorithm for real-time reduction of motion artifacts in MRI. Magn Reson Med 34(3):412–422
8. Sachs TS, Meyer CH, Pauly JM, et al. (2000) The real-time interactive 3-D-DVA for robust coronary MRA. IEEE Trans Med Imaging 19(2):73–79
9. Sinkus R, Bornert P (1999) Motion pattern adapted real-time respiratory gating. Magn Reson Med 41(1):148–155
10. Stuber M, Botnar RM, Danias PG, et al. (1999) Submillimeter three-dimensional coronary MR angiography with real-time navigator correction: comparison of navigator locations. Radiology 212(2):579–587
11. Taylor AM, Jhooti P, Wiesmann FW, et al. (1997) MRI navigator echo monitoring of temporal changes in diaphragm position; implications for magnetic resonance coronary angiography. Proc Ann Meet Int Soc Magn Reson Med, Vancouver, p 912
12. Weiger M, Bornert P, Proksa R, et al. (1997) Motion-adapted gating based on k-space weighting for reduction of respiratory motion artifacts. Magn Reson Med 38(2):322–333
13. Wood ML, Henkelman RM (1985) MR image artifacts from periodic motion. Med Phys 12(2):143–151

Anhang
Pulssequenzen für die Herzuntersuchungen

■ Anatomie

	T1-Wichtung	T2-Wichtung
Sequenztyp	TSE	TSE
Technik	2D/M2D/MS	2D/M2D/MS
Kontrasttyp	T1	T2
Schichtdicke	≤6 mm	≤6 mm
Pixelgröße	≤1,3×2 mm	≤1,3×2 mm
TR	500–600 ms	1600–2500 ms
TE	15–25 ms	90–120 ms
Spinpräparation	Black Blood	Black Blood
Synchronisation mit der Herzbewegung	Triggerung	Triggerung
Unterdrückung der Atembewegung	Atemstopp	Atemstopp
Fettsignalunterdrückung	Optional	Optional

■ Funktion

	Steady State Free Precession	Turbo-Gradienten-Echo
Sequenztyp	SSFP	Turbo GE
Technik	2D/M2D	2D/M2D
Schichtdicke	≤8 mm	≤8 mm
Pixelgröße	≤1,5×2,5 mm	≤1,5×2,5 mm
TR	minimal	minimal
TE	minimal	minimal
Flipwinkel	50°–60°	20°–30°
Zeitliche Auflösung	<50 ms	<50 ms
Synchronisation mit der Herzbewegung	Triggerung/Gating	Triggerung
Unterdrückung der Atembewegung	Atemstopp	Atemstopp

■ Perfusion

	Turbo-Gradienten-Echo	Turbo-Gradienten-Echo EPI-Hybrid
Sequenztyp	Turbo GE	Turbo GE-EPI
Technik	MS	MS
Kontrasttyp	T1	T1
Schichtdicke	≤10 mm	≤10 mm
Pixelgröße	≤2,5×3,5 mm	≤2,5×3,5 mm
Schichtzahl	≥3/Herzschlag (diastolisch)	≥3/Herzschlag (diastolisch)
TR	minimal	minimal
TE	minimal	minimal
Flipwinkel	15°–20°	20°
Vorpuls	90°	90°
Delay	100–200 ms	100–200 ms
Synchronisation mit der Herzbewegung	Triggerung	Triggerung
Unterdrückung der Atembewegung	Atemstopp	Atemstopp

■ Narbendarstellung (Late Enhancement)

Sequenztyp	Turbo-Gradienten-Echo
■ Technik	2D/3D
■ Kontrasttyp	T1
■ Schichtdicke	≤5 mm
■ Pixelgröße	≤1,3 mm
■ TR	minimal
■ TE	minimal
■ Flipwinkel	15°
■ Vorpuls	180°
■ Delay	200–225 ms (HF-abhängig)
■ Synchronisation mit der Herzbewegung	Triggerung
■ Unterdrückung der Atembewegung	Atemstopp

■ Koronaranatomie (nativ)

Sequenztyp	Turbo-Gradienten-Echo
■ Technik	3D
■ Schichtdicke	≤2 mm
■ Pixelgröße	≤1 mm
■ TR	minimal
■ TE	minimal
■ Flipwinkel	30°
■ Aufnahmezeit/Herzschlag	<100 ms (spätdiastolische Ruhephase)
■ Spinpräparation	T2 (Myokardsignalunterdrückung)
■ Fettsignalunterdrückung	obligat
■ Synchronisation mit der Herzbewegung	Triggerung
■ Unterdrückung der Atembewegung	Navigatortechnik*

* Bevorzugt prospektive Navigatortechnik mit Schichtkorrektur

■ Abkürzungen

TSE	Turbo-Spin-Echo
2D	Einzelschicht
MS	Multislice
M2D	Multiple Einzelschichten
SSFP	Steady State Free Precession (Balanced FFE, Fiesta, True Fisp)
Turbo GE	Turbo-Gradienten-Echo

Sachverzeichnis